からだの病気の
こころのケア

チーム医療に活かす
心理職の専門性

鈴木伸一 編著
Shinichi Suzuki

北大路書房

はじめに

　心理師として仕事をするようになって間もない頃，補助人工心臓を導入した拡張型心筋症の患者の面談を担当したことがあった。その当時の補助人工心臓は，初期の体外型で，小さな冷蔵庫ほどの大きさがあり，ポンプが動くたびに耳障りな金属音が病室に冷たく響くものであった。担当した患者は，補助人工心臓を導入しなければ生きながらえることができない状態にまで心臓の機能は低下していた。つまり，補助人工心臓を導入したことで患者の生命予後は改善したわけだが，私が病室に伺うたびに患者は次のように話していた。「私はこの機械がうらめしい」「この人工心臓がなければ，1日たりとも自分は生きていられないのに，この音に耐えられない。今すぐにでもこの機械を止めてしまいたいという衝動に駆られている」……。
　この患者との出会いは，私に医療が抱える矛盾と悲劇を痛感させた。そして，「からだの病気」を抱えた患者の「こころのケア」を日本の医療の中にしっかりと根付かせることを，自分のライフワークにしようと思ったエピソードの1つとなった。
　「患者の命を救うこと，病気を治すこと，それが何よりも患者の望みをかなえることだ」。この大義は，総論的には真実であることは間違いないが，各論的に言えば患者の本質的な望みに叶っていないこともある。かつて，衛生状態や栄養状態が十分とは言えなかった時代，多くの人は感染症をはじめとする急性疾患で命を落とした。この時代においては，「命を救うこと」はまさに「患者の望みをかなえること」だったのかもしれない。また，出生から最期の見取りまでを，その人の成長や生きざまを身近で見守ってきたプライマリの医師が担っていた時代は，「からだを診る」ことがすなわち，その人の「こころや生活を診る」ことであったのかもしれない。しかし，現代の日本人の病気による死亡理由は，がん，脳卒中，心疾患が主要なものとなり，中高年の2/3が生活習慣病を罹患あるいはその予備軍とされる時代になった。また，医療は極度に専門化され，医療技術や生命予後は大きく改善したが，医師―患者関係は疎遠になる一方で，「出生から最期の見取りまで」などというキーワードは存在し得なくなった。
　しかし，医療の進歩が私たちの健康で豊かな人生を支えてくれていることは間違いない事実であり，このことを否定してはいけない。高度に専門化された医療が発展しているからこそ，かけがえのない家族や仲間と過ごすことができる時間の終わりを先延ばししてくれているのである。むしろ考えなければいけないことは，現代の医療システムの中で，「からだを診る」ことと「こころや生活を診る」ことをスローガンだ

はじめに

けで両立させることはできないという認識を持つことである。そして，両立させるためには，どのような専門家によるどのような連携や役割分担が必要なのかということを真剣に考えなければならないのだ。誤解を恐れず言えば，高度に専門化された医療を実践する医師に，「こころのケア」もしてほしいと期待して，それが実現しないと失望しているだけでは何も変わらない。患者の苦痛や悩み，生活や人生といった「こころのケア」を担う専門科が，医師とともに有機的に連携しながら医療の在り方を考えていくべき時代が来たのである。そのことなしには決して全人的医療など実現しない。

　本書は，2008年に出版した『医療心理学の新展開：チーム医療に活かす心理学の最前線』の続編として編纂したものである。前書を出版して以来，日本における身体疾患患者へのメンタルケアの動向は着実に進展してきている。具体的には，全国のがん診療拠点病院において緩和ケアチームが整備されたり，診療報酬として精神科リエゾンチーム加算が認められ，各病院で身体疾患患者のメンタルケアを取り入れやすくなった。また，かねてよりの懸案であった心理師の国家資格制度が整備されるに至り，今後，医療における心理師の活躍も期待されるようになった。今まさに「からだの病気」を抱えた患者の「こころのケア」が発展する基盤が整ったと言えるであろう。

　このような状況を背景として，本書は今後の日本の医療における「こころのケア」の道しるべになることを期待して内容を吟味して編集を行った。具体的には，まず，患者の「こころ」の問題が，どのような病気やどのような治療によってもたらされるのかを，各領域で活躍する医師にご執筆いただき，「からだ」から「こころ」という視点を第一の柱とした。次に，「こころのケア」と一口に言っても，身体疾患患者へのケアは，精神医療で行われる心理療法やカウンセリング（一般的にイメージされる個別の心理相談など）などとは大きく異なるものである。したがって，チーム医療の一員として，あるいは身体医療との連携として行われる「こころのケア」とはどのようなものかという視点を第二の柱とした。そして，第三の柱として，上記の2つの柱を踏まえた実践としての「こころのケア」について，できるだけテーマを細分化して，かつ網羅的に紹介できるように構成した。いずれの章の著者も，各領域でのオピニオンリーダーと言って間違いない方たちであり，本書が今現在の日本における「からだの病気」の「こころのケア」のまさに最前線である。

　本書が，医療機関における「こころのケア」の実践の手がかりとして活用されるとともに，医師や看護師，メディカルスタッフの参考書となること，さらには，身体疾患患者のメンタルケアの専門家を目指す公認心理師の必須教科書として活用されることを期待したい。最後に，本書の編集にあたっては，草案の段階から相談にのってい

ただき，本書の重要性を理解して，常にあたたかなご支援をいただいた北大路書房編集部の薄木敏之氏に心より感謝を申し上げたい。また，医療心理学の普及と発展への強い思いを共有し，その実現のために力を注いでくれる仲間や研究室のスタッフ・卒業生，さらには常に陰ながら私を支えてくれている家族にも感謝の気持ちを伝えたい。

心理師の新しい扉が開かれた年
2015 年 12 月

鈴木　伸一

目　次

はじめに　i

第一部　患者の生活を取り巻く「からだ」と「こころ」の悩みを理解する　1

第1章　「からだの病気」の患者たちへの「こころのケア」が求められている　2

1節　日本の医療の現状　2
2節　身体疾患患者の精神的問題　3
3節　「からだの病気」を抱えた患者の苦悩　5
4節　「からだの病気」の「こころのケア」の構成要素　8
5節　チーム医療における「こころのケア」の展開　13
6節　本書の構成　16

第2章　がん患者の「からだ」と「こころ」　18

1節　はじめに　18
2節　がんとは何か　18
3節　がんの治療と経過　19
4節　がん医療における課題　21
5節　がん罹患に伴う体験　23
6節　がん患者の心理・行動学的問題を考える上で注意したいこと　23
7節　包括的に問題を捉える　25
8節　がん医療における専門分化と断片化　26
9節　クリニカルパスとケースマネジメント　27
10節　がん医療における精神心理的支援とそのコンサルテーションのスキルとは　28

第3章　生活習慣病患者の「からだ」と「こころ」　30

1節　はじめに　30
2節　「からだ」としての生活習慣病の理解　30
3節　「こころ」としての生活習慣病の理解　34
4節　「こころ」からみた具体的な生活習慣病指導　35
5節　まとめ　38

第4章　小児疾患の子どもの「からだ」と「こころ」　39

1節　はじめに　39
2節　疾患の特徴　39
3節　生来の個性の噴出　44
4節　身体疾患と集団適応　45
5節　成人医療への移行期の課題　46
6節　家族支援　48
7節　トラウマという視点　49
8節　おわりに　51

第5章　臓器移植患者の「からだ」と「こころ」―生体臓器ドナーを中心に―　52

1節　はじめに　52
2節　生体臓器移植の特徴と現状　53
3節　生体ドナー候補者の臓器提供の意思決定と心理社会的問題　56
4節　移植後に生じる生体ドナーの心理社会的問題　61
5節　「第三者」としての心理的支援のあり方　62

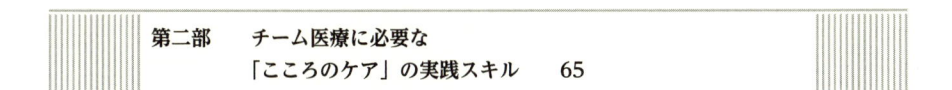

第二部　チーム医療に必要な「こころのケア」の実践スキル　65

第6章　医療スタッフへのコンサルテーション　66

1節　コンサルテーションという行為　66
2節　精神科リエゾンチームとしてコンサルテーションを行うということ　67
3節　リエゾン・カンファレンス　71
4節　まとめ　77

第7章　利用可能な社会的リソースの有効活用　78

1節　「からだの病気」が患者・家族の生活に及ぼす影響　78
2節　患者・家族の生活を支える社会的リソース　80
3節　社会的リソースの有効的な利活用の実際　88

第8章　患者を取り巻く「家族」という視点からの支援　90

1節　はじめに　90

目　次

　　2節　正常な家族から機能的な家族へ　91
　　3節　家族システムモデルとその評価尺度　94
　　4節　家族同席面接の活用　95
　　5節　おわりに　97

第三部　「からだの病気」を抱える患者への「こころのケア」の最前線　99

第9章　外来がん患者のケア　100

　　1節　外来がん治療の現状と問題点　100
　　2節　心理支援の実践例　102
　　3節　今後の課題：がんサバイバーシップを支える　111

第10章　入院がん患者のケア　113

　　1節　事例の流れと，関わりの心得　113
　　2節　症例紹介　114

第11章　子育て世代のがん患者への支援　125

　　1節　総論　125
　　2節　症例紹介　134

第12章　終末期患者のケア―緩和ケアチームの日々の関わりから―　142

　　1節　はじめに　142
　　2節　終末期のがん患者に生じる精神的苦痛　142
　　3節　実存的苦痛に対応する　143
　　4節　患者と家族，医療者の人間関係の理解と調整　151
　　5節　まとめ　152

第13章　がん患者遺族へのケア　153

　　1節　はじめに　153
　　2節　がん患者遺族に生じる問題（身体・精神・社会）　153
　　3節　遺族の評価　156
　　4節　遺族への介入　157

目　次

　　5 節　援助を求める遺族の背景　160
　　6 節　介入の実際（症例紹介）　161
　　7 節　遺族ケアの展望　166

第 14 章　小児がん患者へのケア　168

　　1 節　小児がんとは　168
　　2 節　小児がん患者の「こころ」とケア　169
　　3 節　小児がん患者へのケアの実践　175

第 15 章　入院中の乳幼児への母子サポート　179

　　1 節　発達支援　179
　　2 節　母親支援　184
　　3 節　きょうだい支援　186

第 16 章　小児疾患の子どもたちへの退院・学校復帰支援　192

　　1 節　病気とともに生きていく子どもたち　192
　　2 節　慢性疾患を抱える子どもたちが退院後の生活において直面する問題　192
　　3 節　慢性疾患を抱える子どもに対する退院後の支援の実際　196
　　4 節　慢性疾患を抱える子どもを支える環境づくりの実際　198
　　5 節　今後の課題　200

第 17 章　心臓疾患患者のケア　202

　　1 節　心臓疾患とメンタルヘルス　202
　　2 節　心臓疾患患者のメンタルヘルスを支援するシステムの可能性　204
　　3 節　当院での心臓疾患領域における取り組み　205
　　4 節　まとめ　210

第 18 章　心血管疾患患者の社会復帰と心臓リハビリテーション　211

　　1 節　心臓リハビリテーションとは　211
　　2 節　心血管疾患患者の「こころ」の状態と変化　213
　　3 節　おわりに　220

目　次

第 19 章　糖尿病患者へのケア　221
　　1 節　糖尿病患者の心理的課題　221
　　2 節　糖尿病チーム医療における心理的介入　222
　　3 節　個人対象の心理療法　224
　　4 節　集団療法　225
　　5 節　治療チームにおける連携　231

第 20 章　重篤な肥満患者へのケア　234
　　1 節　高度肥満患者の心理特性　234
　　2 節　認知行動療法の応用　237
　　3 節　肥満チーム医療での役割分担と認知行動療法　239
　　4 節　今後の問題点　242

第 21 章　腎疾患・透析患者へのケア　244
　　1 節　はじめに　244
　　2 節　患者・医療者それぞれの心理ケア・ニーズ　247
　　3 節　実践例　250
　　4 節　まとめ　255

第 22 章　脳損傷患者（高次脳機能障害患者）へのケア
　　　　　―広島県立障害者リハビリテーションセンター―　257
　　1 節　はじめに　257
　　2 節　脳損傷の原因とその後遺症について　257
　　3 節　高次脳機能障害者に対する認知リハビリテーション　259
　　4 節　まとめ　271

第 23 章　慢性疼痛患者へのケア　272
　　1 節　はじめに　272
　　2 節　まず，線維筋痛症の病態と痛みが起こる特徴を理解する　272
　　3 節　痛み関連行動が強まる要因を探る　273
　　4 節　家族参加型認知行動療法的アプローチによる心理教育的働きかけの強化　277
　　5 節　最後に　282

第24章 「こころのケア」のこれから　284

　1節　日常的な医療サービスとしての「こころのケア」　284
　2節　どこに行っても「こころのケア」が身近なものになる　286
　3節　公認心理師の活用と専門心理師制度の創設に向けて　286
　4節　結語　287

引用・参考文献　289
索　引　309

第一部

患者の生活を取り巻く
「からだ」と「こころ」の悩みを理解する

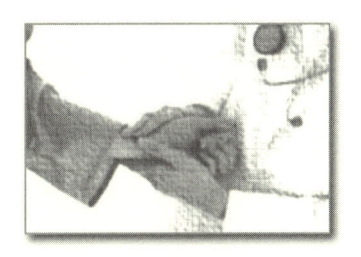

第 1 章

「からだの病気」の患者たちへの「こころのケア」が求められている

1節　日本の医療の現状

　わが国の平均寿命や健康寿命は，国際比較において常に上位に位置づけられており，日本は医療先進国であることは疑わざる事実であろう。また，日本は世界的に見ても非常にまれな皆保険制度を有し，国民が比較的安価にかつ自由に医療機関を選択して診療を受けることができる状況にあることから，医療アクセスの利便性から見ても恵まれた国だといえよう。

　しかし，国際比較調査グループ ISSP（Internatonal Social Survey Programme）が行った 31 の国と地域における「健康」に関する調査結果によれば，日本において，医師の治療に満足している人の割合は 70％，医師を信頼している人の割合は 62％であるが，この割合の国際比較においては，満足度は 28 位，信頼度は 23 位と他国に比べて劣位となっている（村田・荒牧，2014）。

　近年の医療技術の進歩やバイオテクノロジーの発展は，患者の生命予後を飛躍的に改善した。しかし，臓器移植や人工デバイスの植え込み，各種の薬物療法や放射線治療などといった先進医療を受けるにあたっての患者の身体的・精神的負担は，むしろ増える傾向にあり，患者の QOL は必ずしも改善していないのが現状である。また，インフォームド・コンセントの推進にあたり，患者は診断時などに多くの医療情報を提供され，治療に際しての意思決定を迫られるようになったが，どのような観点から意思決定を行えばよいか混乱する時代になっているといえよう。インターネット等で意思決定の参考になる情報を得ようとする患者や家族は少なくないが，玉石混交の医療情報が氾濫する IT 情報化社会の中で，調べれば調べるほど困惑することのほうがむしろ多いのかもしれない。

また，病気における生命予後が改善されたということは，逆にいえば，病気を抱えながら長期に日常生活を送っていく時代になったといえるが，療養しながら仕事を継続したり，子育てや介護を行うことを強いられる患者の負担軽減のための支援制度は整っているとはいえない。

全人的医療の重要性が指摘されてから長くの時を経たが，医療が舵をとっている方向性は，臓器→細胞→遺伝子といった細部へと突き進んでおり，これらの発展と全人的医療がどのように融和するのか路すら見えない。一方，時代の変遷とともに患者のニーズは多様化していき，治療の成果のみならず，医療機関のホスピタリティーや医療スタッフの対応についても高い水準が求められる時代になった。また，医療行為の質に対する社会の目も厳しくなる一方であり，医療機関におけるリスクマネジメントが厳しく問われる時代にもなっている。これらの動向は，時には医療トラブルや訴訟などへと発展する事例の増加にもつながっている。さらにこのような医療における緊張感は，間接的にではあるが，医療事故リスクの比較的高いと思われる産婦人科や小児科，救命救急科，あるいはへき地医療などを志す医師の減少にもつながっており，医療先進国といわれているにもかかわらず，診療科や地域における医師の偏重を招き，部分的に医師不足に陥っている現状にある。

2節　身体疾患患者の精神的問題

日本人を含む先進国の人が罹患しやすい主要な疾患は，時代の変遷とともに感染症などの急性疾患から，生活習慣病をはじめとする慢性疾患へと移行しており，患者の多くが長期療養を余儀なくされるようになってきた。また，医療の発展は生命予後を飛躍的に改善したが，その一方で患者の身体的・精神的負担はむしろ増える傾向にあり，患者の QOL は必ずしも改善していない。このような現状を背景として，身体疾患患者の抑うつ状態や不安症などの精神的問題が散見されるようになっている。表1-1 は，身体疾患患者におけるうつ病の有病率を示したものであるが（Wise & Rundell, 2002)，この割合は一般サンプルにおける有病率よりも明らかに高い値となっている。わが国においても，がん患者や心臓疾患患者における有病率調査が行われているが，がん患者では5～7%（国立がん研究センター東病院臨床開発センター精神腫瘍学開発分野の資料：http://www.ncc.go.jp/jp/ncce/rcio/research/pod/pod_01.html)，心臓疾患では5～8%（志賀ら，2015)，糖尿病では9%（野田ら，2015）の患者が何らかの精神的問題を抱えているというデータが示されている。また，身体疾患患者がこのような精神的問題を抱えることは，治療アドヒアランスを低下させることにもつながることが指摘されており，身体疾患患者におけるメンタルケアの重要性

がクローズアップされるようになっている。

その1つとして、身体疾患患者の日常診療において、うつ症状などの主要な精神症状のスクリーニングを行うことが推奨されるようになった。その目的は、日常診療でスクリーニングのカットオフ値を超えるような患者を早期に発見し、必要に応じて精神科的対応を行っていこうとするものである。このような取り組みは、身体疾患患者の精神的問題への対応の1つとしては評価できるが、あくまでも身体疾患患者の精神疾患の併存を診断して早期に治療につなげようというものであり、残念ながら患者が抱えるさまざまな心理的な苦悩に対応していこうという積極的な「こころのケア」を意図しているものではない。

◆表1-1　身体疾患患者におけるうつ病の発症率
(Wise & Rundell, 2002)

悪性腫瘍	20-38	(％)
冠動脈疾患	16-19	
脳卒中	27	
認知症	11-40	
糖尿病	24	
てんかん	55	
血液透析	6.5	
HIV感染症	30	
甲状腺機能異常	31	
多発性硬化症	6-57	
Parkinson病	28-51	
慢性疲労症候群	17-46	
慢性疼痛	21-32	

先にも述べたように、身体疾患患者が抱える心理的な問題は多様である。それらが深刻化していくことで、時には「うつ病」などの精神疾患に至るケースもあるが、その前段階における患者の苦悩をケアしなければ、全人的医療の実現など決してありえない。つまり、身体疾患の治療を行うということは、身体疾患に伴う患者の苦悩を理解し、医療的見地からだけでなく、患者の日常生活や人生を含む「からだ」と「こころ」のはざまで起こる患者の苦悩をケアしていく必要がある。つまり、病気を抱える患者のさまざまな身体的・心理的・社会的問題を患者の生活や人生という視点から捉えて、包括的にケアしていくことが求められているのである。

それでは、この患者の生活を支えていく包括的ケアの学問的・理論的な柱となるものは、どのようなものであろうか。まず、身体疾患患者が抱える心理社会的問題の特徴や医療コミュニケーション、あるいは意思決定プロセスなどに関する心理学的背景や理論的枠組みについては、これまで医療心理学や健康心理学の領域で研究がなされてきた。また、身体疾患や精神疾患患者の精神症状および心理的苦痛の改善の方略としては、認知行動療法に基づく体系的なプログラムが数多く開発され、その効果が実証的に検討されてきている。さらに、身体疾患の受療行動の促進や健康行動の形成に有効な支援方略に関しては、行動医学の領域で積極的に検討されてきている。

これらの諸領域がこれまで培ってきた学問的・実践的な成果を、チーム医療の枠組みの中で機能的に展開することで、患者の生活を支えていくための包括的ケアを実現

第1章 「からだの病気」の患者たちへの「こころのケア」が求められている

することが，「からだの病気」の「こころのケア」の本質といえるだろう。そこで，本章の以下の項では，「からだの病気」を抱えた患者の心理社会的問題の基本的特徴を紹介するとともに，「こころのケア」を構成する主要な要素を解説し，それらをチーム医療の中でどのように展開していくかを紹介することで，日本における「からだの病気」の「こころのケア」の枠組みの理解につなげたい。

3節 「からだの病気」を抱えた患者の苦悩

　「からだの病気」を抱えた患者の「こころのケア」というと，以前は終末期患者における緩和ケアやホスピスケアなどのイメージが強かった。しかし，平成18年にがん対策基本法が施行されたことにより，少なくともがん医療においては，終末期患者に限らず，病気と診断された時期から，患者およびその家族に対して，病気に伴う不安やストレスの緩和，さらには病気に伴う生活障害への支援が重要視され，がん診療拠点病院等に心理師等が配置されるようになっている。

　それでは，このようながん医療における取り組みは，「からだの病気」を抱えた患者の「こころのケア」の促進にどの程度貢献しただろうか。まず，がん患者においては，入院治療中の痛みや不安，予後への心配などについて相談しやすい環境は整いつつあるように思える。しかし，退院後の外来診療やその後の経過観察の段階におけるさまざまな生活上の問題や不安については，十分な対応がなされている状況にはない。

　一方，がんとともに，日本人の主要な死亡原因として列挙される心臓疾患や脳血管疾患，生活習慣病をはじめ長期療養が必要とされる慢性疾患，さらには，患者のみならず家族にとっても過酷な療養生活が余儀なくされる神経難病など，「こころのケア」を必要とするさまざまな疾患においてはどうだろうか。患者が抱える心理社会的問題の実態とそれらの状態が原疾患にどのような影響を及ぼすかについては少しずつ研究されるようになっており，先進的な医療機関においては独自のケアへの取り組みが行われるようになっている。しかし，がん医療と異なり，これらの疾患においては，診療システムの中に「こころのケア」が明確に位置づけられる段階（法的整備を含む）には至っておらず，患者の求める全人的医療の実現にはほど遠い状況である。

　ところで，「からだの病気」を抱えた患者はどのような苦悩と向き合っているのだろうか。もちろん治療に伴う不安やストレスが大きいことは言うまでもないが，それだけではない。病気を抱えることによって，生活の変化を余儀なくされ，仕事や家庭生活に大きな困難が生じることも少なくない。病気の種類や重症度によっても異なるが，多くの患者が抱える苦悩としては，次のようなものがあるといえる。

1. 病気に伴う問題

　病気の苦悩の始まりは，多くの場合，何らかの自覚症状や健康診断の指摘を受けての精密検査から始まる。長時間待たされ，不快な検査によって不安やストレスを経験し，さらには検査結果が出るまで1〜2週間待たされ，落ち着かない日々を送ることになる。診断結果が告げられた後は，矢継ぎ早に病状や今後の治療について説明され，自己選択を迫られるが，状況を受け止めることもできず混乱してしまうことも少なくない。少しの猶予期間をもらい，情報収集して冷静に判断しようと思うが，情報を集めれば集めるほど不安が募ってしまう。とりとめのない不安を誰かに相談したい気分にもなるが，身近に相談できる専門家がいる人は少ないであろう。家族は心配してくれるが，逆に心配させてはいけないと，率直な気持ちを話すことを躊躇することもあるのではないだろうか。方針が決まり治療が始まってからは，病状の変化や予後への不安はもちろんのこと，慢性的な痛みや薬の副作用，食事や排せつの困難などが伴う場合には，大きな心理的な苦痛を抱えることになる。病状が快方に向かえば，このような苦悩は次第におさまっていくが，予後不良の場合には，苦悩はより深刻な状態へと深まっていく。

　一方，病状が寛解して，医療的なケアが一段落したからといって，患者の苦悩は終わらない。多くの疾患において，当然のことであるが再発や病状悪化を早期発見するために定期的な検査による経過観察が行われる。医療者から見れば，患者にとって「有益」な「ごく当たり前」の行為であることは言うまでもないが，患者からみれば，検査のたびに「再発の恐怖」や「病状悪化の不安」にさらされることになる。つまり，体調も悪くなく日常生活も元気に過ごせているのにもかかわらず，「病気の亡霊」がいつまでも付きまとう生活を送ることもある。このような生活の中で，時には再発を恐れて心気的，強迫的な行為（頻繁に医療機関を受診したり，再発の兆候がないか確認する行為を過剰に行うなど）が習慣化して，生活障害を引き起こしてしまうこともある。

2. 生活上の問題

　病気の発症は，それ以前に患者が送っていた日常生活を大きく変えてしまうことが少なくない。病状管理のために，食事や運動，飲酒や喫煙などに制限やルールが決められたり，服薬や通院などのようにそれまでにはない行動が優先される生活になる。当然，趣味や旅行も以前のようには楽しめなくなってしまう。このような生活制限が一時的なものであれば，病状管理のために前向きに取り組むことができるであろうが，生活習慣病をはじめ長期の療養が必要とされる慢性疾患においては，「終わりのない

窮屈な生活」に耐えることを余儀なくされ，その苦悩を背景としてうつ病へと発展するケースも少なくない。また，病状によっては学業や仕事を長期に休まなければならない状況になり，その結果として学校や職場で不適応状況になり，病状が回復したのちも復帰困難になるケースもある。さらには，休職期間が長期化する場合や受診のために仕事を頻繁に休まなければならないケースなどでは，就業の維持が難しくなり，退職を余儀なくされ，その後の経済的な困窮に悩む患者もいることは事実である。

3. 人間関係やコミュニケーションに関する問題

(1) 医療者との関係

　患者にとって主治医は自分の治療をゆだねる重要人物である。だからこそ，主治医に自分の病気や治療について質問したいことはたくさんあるし，聞いてもらいたい不安や悩みもたくさんある。しかし，短い診療時間で伝えられることは限られているし，勇気を持って不安や疑問を投げかけてみても，期待したような回答は返ってこないこともある。どこかで遠慮しながら，戸惑いながら，控えめに会話している患者が多いのではないだろうか。このような医師と患者との「すれちがい」は，ややもすると「医師の怠慢」という指摘につながるかもしれないが，実はこれらの問題は両者のスタンスの違いによって，しかるべくして生じている。

　というのは，一般論でいえば，医師は患者に対して「病気（病変や機能障害など）」を把握して治療しようというスタンスで向き合っているが，患者は，病気によって生じたさまざまな「心身の苦痛や生活障害」を改善しほしいというスタンスで医師と向き合っている。そもそも「見ているもの」が違うのである。したがって，この「すれちがい」をできるだけ小さくするためには，医師と患者の橋渡しをするような媒介者が医療に必要なのである。その役割として心理師の活躍が期待されている。

(2) 家族との関係

　患者にとって家族は最も身近で支えになってくれるかけがえのない存在だが，一方で，患者と家族の相互に優しさや思いやりがあればあるほど，遠慮や躊躇，戸惑いや葛藤が募り，コミュニケーションが難しくなっていくことがある。例えば，患者は自分の病状への不安や死の恐怖など，自分1人では耐えられないような苦悩を抱えていて，本当は家族に吐露し，泣きたい気持ちであっても，心配させたくないと気丈にふるまおうとする。一方，家族はつらそうにしている本人を前に，家族自身もさまざまな不安で押しつぶされそうな気持ちでありながらも，少しでも患者に安らかであって

ほしいと明るく接するように心がける。結果として，家族のコミュニケーションは形骸化していく（しかし，この安らかな形骸化にも家族としての大切な意味があるようにも思われるが…）。

　また，治療の後遺症や薬の副作用等で，性器に外見的・機能的障害が生じるケースなどでは，夫婦の性生活やコミュニケーションに困難が生じるようになることも少なくない。しかし，わが国の文化的背景からか，このような問題についてはあまり多くの報告がなされていないのが現状である。

　さらに，子育て世代の患者においては，親として自分の病状を子どもにどのように説明したらいいかについて悩むことも多い。特にがんなど，治療の過程で外見上の変化（脱毛や乳房の切除など）を伴う疾患や，予後の見通しがあまり良くない病状の患者などは，子どもをできるだけ動揺させないようにしながらも，子どもなりに受け止めることができるように伝えるにはどうしたらよいかについて悩んでいる。

4. 人生や自己の存在に関する苦悩（結婚，出産，夢，余命）

　病気は，時に患者の人生を大きく変えてしまう。患者はこの衝撃的な事実と向き合い，受け止め，新たな人生の価値を見出していくという大きな課題にさらされている。かつては「不治の病」だと言われていた病気についても，医療の進歩は克服してきた。しかし，先進的な治療の結果として，慢性的な機能的・器質的障害を引き起こすことがあり，それにより結婚や出産，仕事の継続などをあきらめなければならなくなることがある。また，病気をしたことにより，かつて描いていた自分の夢や自己実現の道が断たれた（と思い込む）ことによって絶望してしまうこともあるであろう。さらには，病状が次第に悪化していくにつれて，自分に残された時間が限られていることを悟る時期も来るかもしれない。このような状況において，患者は自分の存在意義，家族への思い，死の恐怖などと，どのように向き合ったらいいかを自身に問いかけているのかもしれない。

4節 「からだの病気」の「こころのケア」の構成要素

　患者の不安や心理的苦痛を緩和することは，医療スタッフにおいてとても重要な役割であることは言うまでもないが，ただ寄り添い，受け止め，励ますだけでは，患者のニーズに応えていることにはならない。患者の「苦悩」は，多様でかつ複雑であり，「こころ」という側面から見ているだけでは，その全体像を把握することはできないのである。

　したがって，「からだの病気」を抱えた患者の「こころのケア」は，「つらい」とい

う言葉の背景にある複合的な問題の悪循環を多面的・包括的に見立てていくとともに，その問題解決のための具体的戦略をプランニングしていく力量が必要である。ここでは，チーム医療において，「こころのケア」を進めていく際のコアスキルについて紹介する。

1. 包括的アセスメント

患者が「つらい」と訴えたとき，「つらさ」の背景にあるさまざまな要素を確認していくことが重要である。具体的には，図1-1および表1-2にあるように，問題の背景となりうる主要な要素（①身体症状，②精神症状，③社会・経済的問題，④心理的問題，⑤実存的問題）に分類し，各要素について，

①身体的な問題としての痛みや機能不全はないか。
②薬物療法が必要とされるような精神症状はないか，あるいは認知機能の低下や発達障害を背景とした問題はないか。
③経済的問題や人的サポートの不足といった現実的（物理的）問題はないか。
④患者の心理行動的な悪循環によって生じている心理的問題は何か。
⑤患者の価値観や人生観，死生観などで悩んでいることはあるか。

などのように網羅的にアセスメントを行っていく（このようなアセスメントの方略は，緩和ケア領域では「包括的アセスメント」という名称で推進されている）。その上で，チーム医療の各専門職でどのような役割分担と連携を行っていくべきかが検討されな

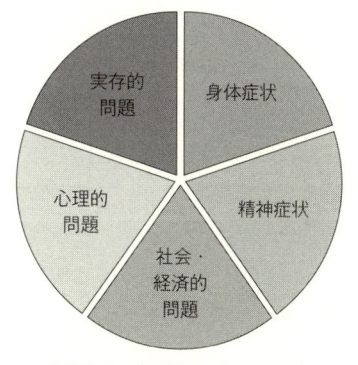

◆図1-1 包括的アセスメント

◆表1-2 背景問題の種類の具体例

問題の種類	具体例
身体症状	疼痛，倦怠感，呼吸困難感 ADLの問題など
精神症状	せん妄，うつ病，認知症 薬剤性精神症状など
社会・経済的問題	経済的問題，介護の問題 就労の問題など
心理的問題	病への向き合い方， 生活上のストレス， コミュニケーションの問題
実存的問題	生き方や自己の存在に かかわる問題

ければならない。つまり，包括的アセスメントを遂行することによって，医療的（身体的）ケアとして行えること，精神医学的なサポートの必要性の有無，公的支援制度や人的サポートの活用の可能性，不安やストレスの緩和や生活支援などカウンセリングを含む心理的援助として行うべきこと，さらには，病気との向き合い方や人生の価値など，患者の内面的な洞察を支える継続的な関わりとして成すべきことなど，患者の「つらさ」に対して，チーム医療の各専門職がどのようなアプローチを行っていけばよいかという方針と役割分担を明確にすることができるのである。

2. 不安・抑うつ，ストレスなどのマネジメント（心理的苦痛の緩和）

　認知行動療法をはじめとする解決志向型の心理療法では，不安やストレス，気分の落ち込みといったさまざまな心理的問題の改善に向けた有効な技法やプログラムが多く開発されてきた。しかしこれらのプログラムは，主に精神医療における継続的なカウンセリングを想定して開発されたプログラムであるので，身体疾患患者へのストレスマネジメントを想定した場合には，標準的なプログラムをそのまま活用するのではなく，患者のニーズや医療現場の状況に応じて工夫が必要である。なぜなら，わが国における身体疾患患者の平均入院日数は1か月程度を切る状況となっており，入院中にストレスマネジメントのための面接を実施できる回数は，多くても数回が限度である。また，外来においてはメンタルケアの時間と場所を設定することすら難しい状況がある。このような現状において，患者のニーズに応えるメンタルケアを実践していくためには，

① 「問題の本質は何か？」という発想ではなく，「患者の苦痛を維持している日常的な悪循環は何か」という発想に重点を置き，具体的でかつ実行可能なワンポイントアドバイスを心がける。
② 患者自身や家族が行える症状緩和のためのセルフコントロール法を指導する。
③ メンタルケアの担当者がすべてやるのではなく，患者の状態像と行うべきケアの方針を周囲の医療スタッフと共有し，病棟や外来で継続的な支援を行えるようにする。

などといった戦略的でかつ実践的な工夫を行っていくことが重要である。

3. 生活習慣の改善とセルフケア行動の形成・維持

　慢性疾患患者など長期の療養を必要とする患者を苦しめているのは，病態管理や予後改善のために必要とされる服薬や食事の管理，あるいは運動習慣の形成といった生

活行動（セルフケア行動）に関わる問題である。また，このようなセルフケア行動のアドヒアランスが不良であると，病状も不安定になり，そのことが不安や抑うつなどの心理的問題を引き起こすことにもなる。これらのことから，患者の生活行動の改善と健康行動の形成をねらいとしたアプローチが，地域の保健指導や入院患者の退院指導などで積極的に活用されるようになってきている（鈴木，2015）。

しかし，患者にとっては，それまでの生活習慣を改め，病態管理に必要な新しい行動を身に付けていくことは容易なことではない。多くの患者が取り組んではみるものの，失敗し，リバウンドし，挫折するという悪循環に陥る。医療者は，このような患者を対象に行動変容の必要性に関する教育的指導を行うが，実際の行動変容につながる具体的な方策に乏しく，生活改善が停滞することも少なくない。

近年，生活習慣の改善と健康行動の形成において，行動科学に基づく理論と方略が積極的に活用されるようになっている。具体的には，行動変容のプロセスを「行動変容を動機づける段階」「健康行動を形成する段階」，そして「健康行動を維持・安定させる段階」という段階的なステージに分けて，「よくない行動を減らす」という発想ではなく，「健康的な行動を増やす」という発想で指導していく。

(1) 行動を動機づける段階

導入期であるこの段階で重要なことは，対象者の問題意識を高めるとともに，どのようにしたら健康的な習慣を獲得することができるかを明確に示すことを通して，患者が主体的に行動変容に取り組めるように「やる気（見通し）」を育てることである。具体的には，行動変容の方法を心理教育した上で，セルフモニタリング法を用いて自分の生活習慣を観察・記録し，生活上の問題は何かについて患者自身が主体的に気づき，何を改善するべきか（目標行動の設定）を整理していけるように指導する。

(2) 健康行動を形成する段階

この段階では，目標行動を少しずつでも実行できるような環境を整えることが重要となる。具体的には，「いつ」「どこで」「どのような行動を」「どのように」実行すればよいかを明確に示すとともに，その行動を（忘れずに）実行するために，生活場面の中に「ちょっとしたきっかけ（プロンプト・シグナル）」を設定するなど，どのような工夫が行動の実行に効果的かを対象者と一緒に考えていく。さらに，毎日の取り組みを指導者が定期的にチェックしながら，行動遂行に対して積極的なポジティブフィードバックを行っていく。

(3) 行動を維持・安定させる段階

　健康行動が少しずつ実行されるようになってきたら，その行動を定着させるとともに，悪い癖（不健康行動）が再発しないようにしていくことがこの段階のポイントである。具体的には，「できる日」と「できない日」の生活パターンの違いを丁寧に整理し，対比させながら行動遂行を促す要素（促進要因）と，行動遂行を阻み，不健康行動を選択させてしまう落とし穴（妨害要因）について整理していく。そして，促進要因の拡充と妨害要因の除去のためにどのような工夫ができるかについても話し合っていく。

4. 病気の受容や社会適応のための支援

　病状が改善（安定）してきたからといって，すぐに社会復帰ができるわけではない。また，社会復帰した後も，治療に伴う後遺症やハンディキャップが生じている場合は，環境に適応していくには大きな困難が生じる。それは単に，身体活動の不自由さという点だけでなく，病気の受容や再発への不安，周囲の人への遠慮や偏見への懸念（特別な目で見られる），さらには人生が大きく変わってしまったことへの挫折感など，さまざまな「こころ」の問題を含んでいる。医療機関において，病状の経過観察とともに日常生活におけるさまざまな悩みについて相談ができれば患者にとっての安心感は大きいと思われるが，患者の社会適応への支援や病気に関わる不安やストレスの緩和，あるいは疾病受容のプロセスの促進などについての積極的な支援が医療機関で行われることはまれである。患者会などの当事者団体などが主体になって，これまでさまざまな取り組みが行われているが，患者同士の経験則に頼ることころが大きく，専門的なアプローチになりにくいのが実情である。患者の社会復帰支援に特化した部門や，医療の枠組みを超えた生活支援などが必要とされているのである。特に，これからの日本の医療は入院治療から在宅医療へと大きく舵を切ろうとしている。そのような流れの中で患者の生活にそくしたケアを行う専門家が必要とされる時代がきたといえよう。

5. 家族のケア

　患者の家族は「第二の患者」とも言われ，患者とともにさまざまな心理社会的苦痛を抱えることになる。家族は看病の負担に加え，治療に関わるさまざまな役割（医療者との情報交換，治療方針の決定，情報管理）を担ったり，患者以外の家族構成員の世話にも奔走しなければならないなど，多くの負担を抱えることになる。また，家族

自身も患者の発病や病状悪化に伴って大きなショックを受けていることも考慮する必要がある。したがって，患者のメンタルケアに加えて，家族のメンタルケアやストレスマネジメント，さらには身体的休息（少しの間だけでも看病から離れることができるような物的・人的支援）のための支援などを行っていくことが必要である。患者への関わり方などに関するアドバイスや家族内葛藤への支援的関与）もあわせて行うことができるとよいだろう。このようなとき，必要に応じて医療ソーシャルワーカーと連携しながら，地域の社会資源（人的・物的支援や金銭的補助制度など）についても情報提供できるようにしていくことが望まれる。

さらに，患者が亡くなられた遺族に対しては，治療の終了に伴って医療機関における家族との直接的な関わりも途絶えてしまうことが多い。しかし，遺族になられた家族に対しても心理的なケアは一定期間継続できるような体制を整えておきたい。

5節　チーム医療における「こころのケア」の展開

1. 包括的アセスメントに基づくマルチモードケア

包括的アセスメントの項でも述べたように，患者の不安や落ち込みなどといった心理的苦痛の背景には，さまざまな問題が存在している。例えば，痛みや薬の副作用に伴う身体症状などがあれば，医療的措置や薬の調整などが必要であろうし，せん妄やうつ病などの精神症状を背景とした問題であれば精神科との連携は必須である。また，経済的問題や患者の家族に生じた介護等の負担などには，社会保障制度や地域の支援制度の活用が重要となることもありうる。一方，患者の日常生活の中で生じている困りごとやストレスに対しては，有効な対処方法の検討や人間関係スキルの醸成などを通して，セルフコントロール能力の向上を図るような認知行動的アプローチが有効であろうし，不安や痛みに対する過敏性に対しては，リラクセーションなども有効であろう。さらに，死への恐怖，あるいは人生の価値や自己の存在感の喪失などといった実存的問題へは，より深い共感的支援や患者の自己洞察の促進，人生への新たな価値の創造の支援などを目的とした継続的なカウンセリングが必要となるだろう。このように，患者の苦悩の背景を重層的に捉え，それぞれに適切な対応を医療チームの各専門職が役割分担しながら多面的にケアしていくことが重要である。

2. 心理状態や患者のニーズに基づく段階的ケア

すべての患者が専門的かつ継続的な「こころのケア」を必要としているわけではない。医師や看護師の日常的な関わりのレベルで十分なサポートが提供できる状態の患

者もいれば，心理師が患者の問題に丁寧に対応しながら生活上の問題を解決していくことが必要な患者や，薬物投与も含めて精神科的な対応が必要な患者もいる。このように，患者のニーズや状態に応じて，ケアを担うスタッフの種類やケアの内容をトリアージしていくことも重要である。表1-3は，がん患者のメンタルケアに関するNICEのガイドライン（National Institute for Health and Clinical Excellence, 2004）の概要を示したものである。表にもあるように，病棟や外来における日常的なケアとしての心理的状態の重症度を手がかりとしながら，問題の深刻さに応じて，専門看護師，心理師，精神科医がレベルに応じた専門的なケアを段階的に提供していくことが推奨されている。

◆表1-3　メンタルケアの段階的な展開とスタッフの役割（NICE, 2004より作成）

心理状態のレベル	対応するスタッフ	評価内容	介　入
1	すべての医療スタッフ	心理的ニードの評価	適切な情報提供 共感的コミュニケーション
2	精神保健従事者 （MSW, 専門看護師等）	心理的苦痛のスクリーニング	問題解決技法などの心理的技法
3	訓練・認定された専門家（心理師など）	心理的苦痛の査定と精神医学的診断の一部（中程度の不安・抑うつ・怒り等）	カウンセリングと不安マネジメントなどの理論的根拠のある専門的な心理的技法
4	訓練された精神保健の専門家（精神科医・心理師）	精神医学的診断（重度のうつ病，せん妄，不安障害，パーソナリティー障害等）	精神医学的介入，認知行動療法を含む心理療法

3. 病状理解の促進と意思決定支援

インフォームド・コンセントの理念が積極的に導入されるようになるにつれ，患者には治療上のさまざまな情報が開示されるようになり，患者自身が治療の方向性を判断するように求められるようになった。しかし，医学的知識（例えば，特定の治療の成功率や副作用など）に乏しい患者にとっては，いろいろな情報が提示されても何を基準に判断したらよいかがわからずに混乱してしまうことが少なくない。また，不理解の部分について医療者に改めて質問したいことがあっても，遠慮や抵抗感などが障壁となって聞けないまま悩んでいることも多い。一方，医療者側は，「情報を伝えた」ということでインフォームド・コンセントは達成されたと思いがちであり，「患者に伝える」ということと「患者が理解する」ということの間には大きなギャップがあるのだということに気づいていないこともある。このような患者と医療者とのギャップをできるだけ小さくしていくために，患者の戸惑いや不安を取り上げながら，患者の

求める医療情報や医療者への対応を整理していき，その点を医療チームで共有することで，患者に安心感を与えることができ，患者が納得して意思決定ができるように支援していく．

具体的には，以下のような点をあげることができる．

①インフォームド・コンセント（担当医との面談など）を行った後，患者が少し落ち着いた頃を見計らって心理師や看護師等が面談を行い，医師からどのような説明があったかや（理解度の確認），不安なことや疑問点はないかを確認する，
②説明を行った者の態度や言い回しなどで不快に思ったことはないかなどを確認し，必要に応じて医療チームとしての方針や意図を説明・補足する，
③患者の理解度や疑問点，要望や不安なことなどを医療チームにフィードバックするとともに今後の対応などについて話し合う，

また，インフォームド・コンセントのときだけでなく，日常的に患者と医療スタッフとの「橋渡し役」になるような関わりを行っていくことも重要である．そのような関わりを行っていくことで，患者は治療に前向きにかつ主体的に取り組めるようになるので，医療チームが取り組む治療を効果的に進めていくことができるようになるのである．

4. 医療コミュニケーションの改善とチーム医療の質の向上

チーム医療において，質の高い医療を実践していくためには，患者自身も医療チームの一員となり，医療者と情報交換しながら治療方針を定めていくことが重要である．しかし，主治医に遠慮して自分の不安や葛藤について話すことをためらっている患者や，医療者の不用意な一言に傷ついたり憤りを感じる患者も少なからずいるのが日本の医療の現状だろう．医療現場で生じる医療者―患者間のトラブルや苦情などは，このようなコミュニケーションの問題を背景としていることが多い．

一般論として，人間関係上のトラブルにおいては，当事者（患者のみならず医療者にも）には強い感情が生じ，その人なりの「言い分」が存在するので，当事者どうしで関係修復することは容易ではない．第三者的立場の者が，両者に生じている「いきちがい」や「すれちがい」の背景にある悪循環を見定め，それを断ち切るようなアドバイスをする必要がある．それに役立つのが認知行動療法の基本技法である三項随伴性のアセスメントに基づく機能分析である．

医療場面における具体的な方策を整理すると，①医療スタッフと患者とその家族，

および周囲の他者（同室の患者など）が，どのような悪循環を形成しているかを見極める，②患者の状態や心情をどのように理解したらよいかを医療チームで共有するとともに，医療スタッフ側の態度がどのように患者に映っていたか（理解されていたか）を整理する，③問題の解決のために，誰が，どのような役割を担うか，そして，どのような方法で関わっていくかを話し合うことがポイントとしてあげられる。また，この際，医療スタッフ側のメンタルケアやストレスマネジメントを行う必要が生じることもあるので，その点にも留意しておく。

このような医療者－患者関係の調整・改善の支援は，患者支援という側面だけでなく，医療スタッフの働きやすさの向上やリスクマネジメントの側面も有しており，心理学や行動科学がチーム医療の質の向上に貢献できる重要な役割をもつことを強調しておきたい。

6節　本書の構成

メンタルケアを求める患者のニーズは，精神疾患に限らず，身体疾患においても非常に高まっている。がんや心臓病といった「いのち」と向き合う患者への緩和ケアはもちろんのこと，慢性疾患や難病などの長期療養が必要とされる患者への継続的なメンタルケア，あるいは成長発達において重要な時期を病院で過ごさなければならない小児疾患患児とその家族のサポートや，高齢者とそれを支える介護者のストレスマネジメント，さらには日本人の3分の2が罹患するという生活習慣病の予防や予後管理など，現代日本の医療が抱えるさまざまな主要なテーマに心理師の力が必要とされている。まさに，健康・医療の基盤として心理行動的アプローチが位置づけられる時代がきたといえよう。

本書は，このような社会的なニーズに応えるために，チーム医療において，いかに「からだの病気」を抱えた患者に「こころのケア」を提供していくかについて3部構成で解説していく。第一部では，主要な身体疾患患者が抱える身体的，心理的，社会的問題の概要を理解することを目的としている。各領域における主要な疾患の特徴や経過，それに伴う身体的苦痛や生活障害などを解説するとともに，それに伴って患者がどのような心理・行動的問題を抱えやすいのか，また，それらの問題に現状の医療ではどのように対応しているのかなどを，概説的に紹介する

第二部は，身体科チーム医療を基盤としたメンタルケアで必要とされるスキルの紹介を目的としている。身体疾患患者へのメンタルケアは，精神医療でイメージされる「個室での腰を据えたカウンセリング」という形式をとる（とれる）ことは非常に少ない。病棟に出向き，病棟スタッフと情報交換しながら，患者や家族，そして医療ス

タッフのニーズを的確にくみ取りながら，具体的な問題解決に有効なアドバイスをピンポイントで行うことが求められる。このような身体科チーム医療を基盤としたメンタルケアを行うためには，「いわゆる個室のカウンセリング」とは異なるそれ相応の実践スキルが必要とされる。第二部ではそのスキルの概要を概説するとともに，身体科のドクターやナース等と連携しながらチーム医療の一員としてメンタルケアを行う際のノウハウについて解説する。そして第三部では，身体疾患の各領域における「こころのケア」の実践例を紹介していく。

　なお，各章の執筆者は，わが国において，「からだの病気」を抱えた患者に「こころのケア」に関する先進的な取り組みを行っている先生方であり，その具体的な内容をご紹介いただくとともに，わが国のチーム医療の進むべき方向性を示していただいている。本書が真の全人医療の礎になることを期待したい。

鈴木伸一
早稲田大学人間科学学術院
（執筆当時）

第2章

がん患者の「からだ」と「こころ」

1節 はじめに

わが国は高齢化社会を迎え，同時にがん（悪性腫瘍）に罹患する患者も増加している。2007年のがん罹患・死亡データに基づくと，日本人の男性・女性ともにおおよそ2人に1人が一生のうちにがんの診断を受けることになる（がん研究振興財団，2012）。

事実，2015年には98万人ががんに罹患し，約400万人が治療あるいは経過観察中，37万人ががんを原因として死亡している。2025年頃には，毎年90万人ががんに罹患し，530万人が治療中または経過観察中となり，43万人が死亡する。その頃には日本人の3人に1人ががんで死亡する見込みであり，まさしくがんはわが国の国民病ともいえる。重要なことは，わが国の医療を考える上で，がんというものは罹患者数が圧倒的に多く，その影響も大きい点にある（がん研究振興財団，2012）。

2節 がんとは何か

一般に，悪性腫瘍と呼ばれるものが「がん」と総称される。悪性腫瘍とは，体内の細胞が「自律的で，とどまることなく増殖する腫瘍」を指す。具体的には，体内の通常の細胞は，秩序正しく配置も増殖もコントロールを受けているが，悪性腫瘍とは，そのコントロールを離れ，無限に増殖するようになってしまった細胞の集積（腫瘍）ということになる。

その結果，がんは，浸潤し（通常，細胞は秩序正しく並ぶものなのだが，がんになると秩序を守らなくなり，他の細胞の塊（かたまり）の中に入っていく），転移をし（通常，細胞はある一部に留まり，他の部位には移動をしないが，がんは体内の他の部位にも移動

し，そこで増殖を繰り返す)，再発をする(肉眼的には取り切ったとしても，細胞が体内に残っている限り増え続け，再び腫瘍として増殖していく)特徴を持つ。

　以前は，がんが生体のコントロールを離れる理由は不明であった。近年になり遺伝子解析の技術が進んできた。集中的な解析を通して，細胞の増殖をコントロールする遺伝子にいくつかの異常が蓄積した結果，コントロールが効かなくなった状態に至り，がんが発生することが明らかになりつつある。

3節　がんの治療と経過

　現在，がんの主要な治療手段は，①外科手術，②薬物療法（抗がん剤による），③放射線療法で，その3種類を組み合わせて治療が組み立てられる。まず，がんの経過は，患者自身が何らかの症状を自覚する，あるいは健康診断で異常を指摘される，精査の段階から始まる（図2-1）。

1．精査・診断

　何らかの異常値からがんの疑いが始まり，細胞または組織の病理検査により，がん細胞が実際に認められて，がんの診断が確定する。細胞の確認と同時に，がん細胞の性質（悪性度と呼ばれる），広がり具合から，治療の方針を決めていく。

　以前に比べると，がんの治療成績は格段に改善し治癒をする事例も多くなり，がん

精査・診断 → 術前治療（化学療法）→ 治療（手術）（化学療法、放射線治療、分子標的薬）→ 追加治療（術後化学療法、放射線治療）→ 経過観察 → 治癒／再発 → 再発治療（がん薬物療法、放射線治療、(手術)）→ 終末期 → 死亡

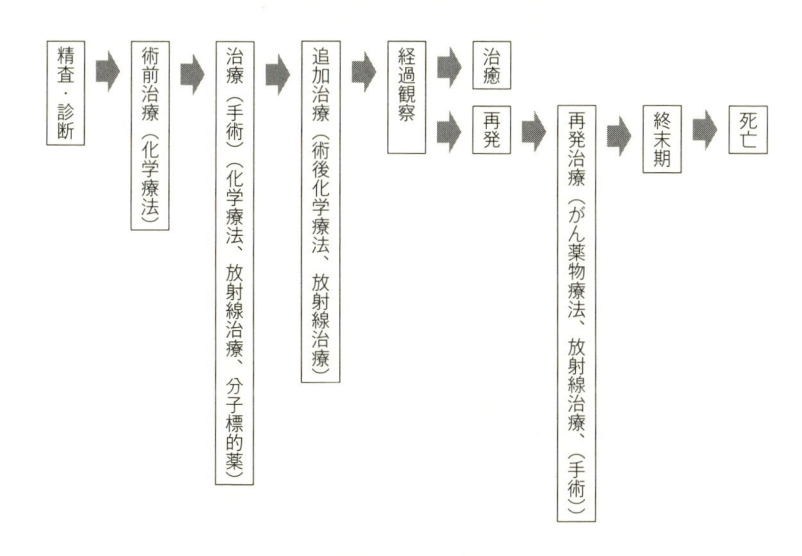

◆図2-1　がんの経過

が社会的にも認知されるようになった。しかし，がんの診断を告げられること（告知）は，患者・家族にとって，負担の大きいものである。告知にあわせて，不眠や不安，情緒的な動揺，集中困難などストレス反応（通常反応）が生じることがある。心理的な動揺の時期を過ぎると，治療に関連した情報の収集（例えば，どこの病院で治療を受けるのがよいのか，治験の情報）や仕事や経済的問題への対応（治療費の心配），通院手段や方法（地味な問題に思えるかもしれないが，治療が外来に移りつつある分，定期的な通院を行う負担は身体的にも経済的にも負担になる場合がある）治療を取り巻く環境を整備するための労力が求められる。

2. 治療

(1) がんが一部に留まっている場合

手術で病変を切除する（取りきる）ことが原則となる。病変を少しでも小さくするために，手術の前に化学療法や放射線治療が行われたり（術前化学療法），手術の後に取り残しがあった場合を想定して追加治療（術後化学療法，放射線治療）が行われたりする。

がん治療による身体的な負荷にあわせて，精神症状の出現（せん妄の出現，薬剤性の不眠，不安，抑うつ），社会適応の負担などが生じる。

(2) がんが広がっている場合

全身に広がっていると想定されるため，手術で取りきることは困難になる。抗がん剤を用いた化学療法が主流になる。

化学療法 （がん薬物療法）	がん細胞を殺す，あるいは増殖を抑制することを目的に，薬物（抗悪性腫瘍薬）を用いた治療を行うことを指す。
放射線治療	放射線が人体を通過するときに，フリーラジカルを生成し，細胞にダメージを与えること（DNA損傷，細胞膜損傷）を利用して，がん細胞を制御することを目指した治療である。
分子標的薬	がんの遺伝子検索が進んだ結果，がんの増殖にいくつもの遺伝子異常が関係していることが明らかとなった。その遺伝子異常に特化した形でがん細胞に作用させることを目的に作られた薬剤である。

従来の抗悪性腫瘍薬と異なり，正常な細胞への影響が少なく，がん細胞に特化をし

た効果が得られる特徴があり，徐々にがん薬物療法の主役になりつつある。

　分子標的薬は，吐き気や嘔吐，血液毒性は出にくく，外来でも治療しやすくした反面，手足の皮膚や爪の炎症・割れ，など独特の副作用を持ち，生活指導が欠かせない。また，全般に値段が高く，経済的な負担が重くなりがちといった特徴がある。

3．経過観察

　初回治療を終えた後に，再発の有無や合併症の確認を行う定期的な経過観察期間がある。仕事への復帰を図るタイミングにもなるが，副作用や合併症，定期的な通院が必要になる，などの条件により，復職をめぐって患者・家族に負担がかかる場合がある。また，会社にどのように説明をしたらよいのか，など，周囲とのコミュニケーションをめぐる問題が生じやすい時期でもあり，社会的な支援が必要となる。

4．再発

　以前に比べると，治癒をすることが増えつつあるが，再発に至る事例も多い。再発が認められると，大半は治癒は期待できなくなる。治療の目的は，延命と症状緩和となる。治療の中心は薬物療法と放射線治療である。症状が徐々に進行し，がんが治療耐性となった場合，あるいは身体的に余力がなくなり治療が困難になった場合には，延命目的の治療を終了し，症状を緩和する治療が中心になる。

　再発の告知は，患者・家族に死を意識させる。一方，ゴールの見えない治療を続けることが，患者・家族に際限のない経済的負担を強いる場面もあり，単に「死の恐怖」と片づけることのできない複雑な心理的負担を考える必要がある。

4節　がん医療における課題

　がん治療というと，長期間にわたる入院，抗がん剤治療に伴う悪心・嘔吐や脱毛などといった身体的苦痛のイメージがいまだに強い。確かに1980年代頃のがん治療は，抗がん剤も種類も乏しく，副作用対策の技術も未熟であった。がん治療といえば，長期にわたり入院をし，副作用に耐えながら抗がん剤治療を受け，効かなければホスピスで過ごすしかない状況であった（Carelle et al., 2002）。

　しかし，治療技術と有害事象管理方法の進展により，がん治療は劇的な変化を遂げている。外科治療では，内視鏡手術が増えている。特に大きな変化を遂げているのは，がん薬物療法である。副作用対策の進歩により，現在では半数以上が外来で行われるようになり，入院をして治療をするスタイルは激減した。さらに，経口抗がん剤や分子標的薬の登場によりさらに負担は減ってきている。

第一部　患者の生活を取り巻く　「からだ」と「こころ」の悩みを理解する

　結果として，がん治療は徐々に急性疾患（救命救急のように入院をして集中的に治療を受けるスタイルの疾患）から慢性疾患（高血圧のように，中長期に通院をして治療を受ける）の様相を呈してきている。現在のがん治療における患者の関心は，身体治療に伴う苦痛から精神心理的苦痛・社会経済的問題へと移行し，複合的になりつつある（Carelle et al., 2002）。

　図2-2は，がん専門施設に通院中の患者の支援ニーズを調査した結果である（国立がん研究センターがん対策情報センター，2012）。

　ここに示されているように，患者を取り巻く問題は，身体的問題（疼痛）や精神的問題（不眠や不安）にとどまらず，経済的な問題や介護の問題，治療に関連する情報の問題まで幅広いことがわかる。

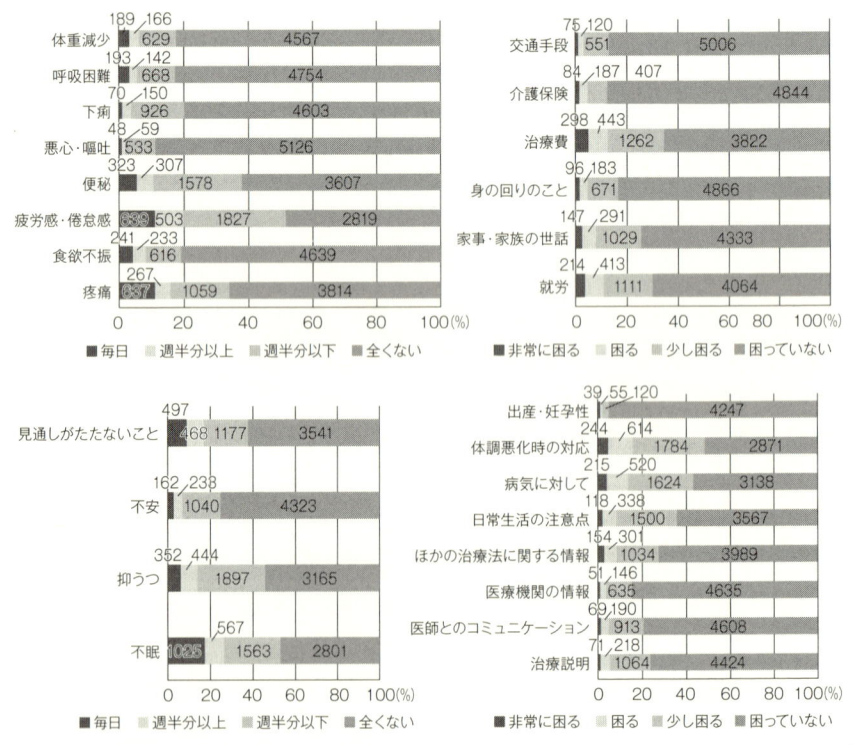

◆**図2-2　外来通院中の患者6500人の調査から**（国立がん研究センターがん対策情報センター，2012）

5節　がん罹患に伴う体験

ほとんどのがん患者とその家族は，がんに罹患したことでさまざまな情動体験を経験する。この体験を総称して，精神心理的苦痛や心理社会的苦痛と呼ぶ。

がんに対する適応とは，この精神心理的苦痛を何とか乗り越え，がんに関連した出来事を何とかコントロールしようとする試みにほかならない。

がん罹患に伴う影響は，単純に1つの出来事ではない。その影響は，がんの診断から治療，治療を終えてからの経過観察，再発と治療の再開，積極的治療の中止，など治療にまつわる一連の出来事への対処の総体であり，複合的である。この体験を大きく分けると，がんや身体に由来する因子（身体症状，精神症状），社会生活に由来する因子，対人関係に由来する因子，患者の生き方や人生観など価値観に由来する因子に分けていくことができる（図2-3）。

このようなさまざまな負荷に対処しなければならない患者は，ほぼ全員が何らかの情緒的・心理的な負担を感じ，一部の患者は精神医学的問題を経験する。しかし，がん治療とあわせて適切な支援を受けている患者は一部にとどまる（Derogatis, 1983）。

患者に適切な支援が届いていない原因の1つに，医療者が精神医学的問題や心理学的問題をどのように評価してよいかわからないために，「患者はつらそう」だけれども「どう対応してよいのかわからない」ために支援ができない問題が指摘されている。

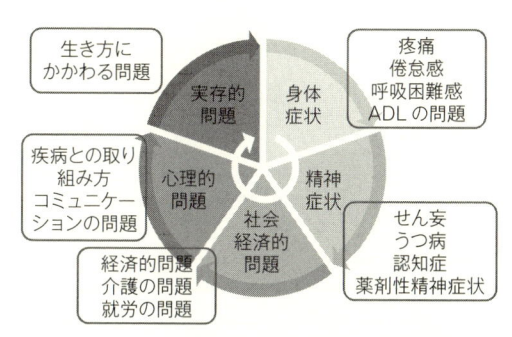

◆図2-3　がん患者を取り巻く問題の包括的な評価

6節　がん患者の心理・行動学的問題を考える上で注意したいこと

がんに伴う心理・行動学的問題を考える上で，必ず検討しなければいけないことは，

①がんへの罹患やがん治療に対する反応である心理社会的苦痛
②身体疾患（がんや治療）の症状として出てくる精神症状（せん妄や脳転移に伴う意識障害，てんかん），苦痛への適応の努力が破綻したために出てくる精神症状（医学的な対応（薬物治療）を考えなければならない状態，具体的にはうつ病やパニック障害など）

を区別することである。
　この２つでは対応すべき方法が異なるので注意をしたい。
　通常の心理社会的苦痛に対しては，その負担を軽減するための対策が求められる。それは，

- 担当医の丁寧な面談や心理的なサポート
- 病棟スタッフの共感に満ちた傾聴，情緒的サポート
- 経済的支援（高額医療）や介護保険などの社会保障制度の紹介と利用
- 退院支援サービスの利用，在宅医や訪問看護ステーションとの連携
- 患者教室を通した情報提供，ストレスマネジメント，リラクセーション

の有効性が報告されているし，看護ケアの工夫が熱心に取り組まれている領域でもある。
　特に注意をしたい点は，不安の背景に，情報不足の問題が大きく絡むことである。がん患者が不安を感じる背景に，治療自体，治療後の見通しがうまく理解できていないために「不安」を訴える場合がある。当然，その不安への対応で求められることは，適切な情報を伝えることである。「不安」を訴えるので，不安だけを扱う，ことではなく，患者の問題解決に資する対応が求められる。
　一方，身体疾患（がん）や薬剤によって生じる精神症状，あるいは心理的苦痛に対して努力をしたものの，残念ながら適応が破綻したために出てくる精神症状がある。これは鑑別を意識しないと一見，普通の「不安」や「落ち込み」と思われがちである。これらには身体治療や薬物治療など専門的治療が必要であり，傾聴など一般的な心理社会的支援だけでは改善しない。
　がん患者の心理・行動学的問題への支援を行う上で，

①せん妄や認知障害，抑うつや不安などさまざまな精神科合併症を持った患者に対して専門的な技能を持った医療者として，多職種の関わりを通して支援を提供すること
②精神心理的苦痛の評価は，信頼性の定まった精神医学的評価および心理評価を行うこと
③精神医学的評価と支援はがんの治療を通じていつでも提供されなければならないこと
④支援は患者のみならず家族に対しても提供されるべきであること

に注意を払いつつ進めることが重要である。

7節　包括的に問題を捉える

　精神腫瘍学においては，全身状態や今後の治療の展開，療養場所の選定を想定した対応を考える。下記の項目を中心に，総合的な評価を行う（小川・内富，2013）。

1．身体症状評価

　まず最初に考えなければならないのは，その苦痛が身体症状から来ている苦痛ではないかを考える点である。身体症状から来る苦痛（疼痛，倦怠感，呼吸困難感など）が緩和できているかどうかを考えて，それが否定できるか，あるいはほとんど症状緩和がなされていると判断できる場合に，初めて2番目の可能性の精神症状を考える。そして精神症状の緩和（せん妄に対する対応，うつ病に対する対応など）がなされている，あるいは否定できると判断して，初めて社会環境・経済的問題，心因的な問題を検討する。

2．精神症状評価

◆精神症状評価の注意点（意識障害の評価）

　精神症状の評価は，まず意識障害の有無の判断から考える。これは意識があらゆる精神活動の基盤になっているからである。意識障害があると，意識が曇り，注意が続かなくなる（傾眠）だけではなく，精神活動の内容も乱れ，あらゆる症状が出現するためである。

　軽いせん妄の場合には，不安だけが前面に出ることがしばしばある。高齢者で夕方あたりより，何となくそわそわとして困った様子でいることがある。その落ち着かない様子だけを見て，「不安」と判断してはならない，会話がまとまらなければせん妄の一症状として対応をする。一般臨床において，そわそわしているから不安として抗不安薬を内服させ，せん妄を増悪させる事例が多いので，ぜひ注意をしたい。

3．社会経済的問題の評価

　心理的問題や対人関係の問題と切り離せないものに，治療にかかる費用の問題や患者を取り巻く家族や仕事の問題がある。患者が家族に気遣い，遠慮をしてしまうということを問題にしていても，介護保険を導入して家族の負担を軽減することで解決可能な問題もある。介護保険など利用できる社会資源を導入して解決できる問題であればまず優先する。

4. 心理的問題の評価

　身体症状と精神症状，社会経済的問題などある程度解決の道筋の立ちやすい問題を解決した上で考えなければならないものに，心理的な問題がある。

　心理的な問題とは，疾患や治療と患者を取り巻く人間関係などの問題である。

　その中には，

- がんという病とどのように取り組むのか
- 家族とのコミュニケーションの問題
- 担当医や病棟とのコミュニケーションの問題
- 仕事や学校との両立をどのようにするのか

などがあげられる。

　特に注意をしなければならないのは，医療者と患者とのコミュニケーションがうまくいっているかどうか，確認をすることである。

5. 実存的問題の評価

　身体・精神症状，社会的問題，対人関係など個別に対応を積み重ねてもなお残る問題の中には，患者の価値観に関するものがある。

　日本人における実存的問題には，関係性に由来する苦悩やコントロール感の喪失，他者への負担感，同一性の喪失，重要なことが未完成であることなどが報告されている。

8節　がん医療における専門分化と断片化

　他の疾患対策と，がん対策で大きく異なる点は，がん対策が法律に基づいて策定・実施される点にある。2007年に施行されたがん対策基本法に基づき，国のがん対策のマスタープランである「がん対策推進基本計画」が策定され，その指針に基づき各都道府県において基本計画が策定・実施されている。

　上記基本計画では，「がん患者・家族の療養生活の質の向上」を目指して，わが国の拠点病院には，精神科医の参加を必須とする症状緩和の専門的役割を担う緩和ケアチームと，患者家族の相談窓口となる相談支援センターの設置が義務づけられた。加えて，拠点病院は，がん診療に携わる医師を対象に緩和ケア研修会の開催が義務づけられている。

　このように，がん医療においては，患者家族の要請に応える形で，各種の支援サー

ビスが制度化されてきたが，それでも支援が行き届いていないとの声が続いている。その背景には，以下のような点があげられる。

①相談支援センターや緩和ケアチームが実質上連携して機能していない
②使いたくてもアクセスできない
③相談をしてその場で解決できる問題には対応をしてくれるが，治療の見通しや方向性に関わる問題を扱えない

すなわち，患者の抱える問題に対応して，複数の支援が制度化されてきてはいるものの，互いに重複している一方，カバーできていない面がある（ケアの最適化，包括化ができていない）点と，ケアの継続性が担保されていない点，すなわち支援体制が分断化してしまっている問題があげられる。

9節　クリニカルパスとケースマネジメント

　ケアの継続性を確保するための対応として，クリニカルパスとケースマネジメントの2つの手法が導入されている。
　クリニカルパスは，工学系のプロセス管理で用いられていた手法を，医療に応用したものである（Zander, 1988）。Karen Zanderによって開発され，米国に導入されたDRG/PPS（diagnosis-related group / prospective payment system: 疾患別関連群包括払い方式）という診断群別の包括払いの診療報酬によって，急性期病院を中心に急速に導入されるに至った。パスの功績は医療の標準化を大きく推進した点にある。平均的な治療の流れが可視化され，最適化を進める強力なツールになる一方，個別化された問題には対応しづらい点がある。
　ケースマネジメントは，「多様なニーズを持った人々が，自分の機能を最大限に発揮して健康に過ごすことを目的として，フォーマルおよびインフォーマルな支援と活動のネットワークを組織し，調整し，維持することを計画する人もしくはチーム活動」を指す（Moxley, 1989）。その特徴は，ケースマネージャーを中心に，直接介入と間接介入を調整し，ケアの包括性と継続性を図る点にある。
　がんでは，対人サービスでは，チームワークを前提とするとされるが，実情はサービスの専門化や断片化が生じている。そこで改めて，サービスを調整し，統合するために，コーディネーター機能（例えば，緩和ケアセンターにジェネラル・マネージャーを配置する，など）の工夫が試みられている。

10節　がん医療における精神心理的支援とそのコンサルテーションのスキルとは

　以前，がんの告知の際の精神心理的な支援をめぐる事例検討で，ある専門家のコメントを聞いたことがある。「早急にカウンセラーがこころのケアをしなければならないと考えています」。その理由は，がんの告知に遭遇した患者は，「病院に行くのが怖くなり」，「がんのことを考えたくない」と訴え，それに対して「こころのケア」が必要だ，ということであった。

　このコメントの背景には，一般に災害時に提供されるような「こころのケア」のイメージがあったのかもしれない。しかし，このような形の「こころのケア」が，当たり前のようにすみやかに，患者のケアをめぐって提供されなければいけないという考えに，やや違和感を覚えざるをえない。いったいどのような意味で「プロのこころのケア」が必要だと考えたのであろうか。

　がんの告知を受けて動揺しない人はいない。患者に限らず，人はみな，告知のように，今後の見通しを根底から崩されるような場面，例えば災害や裏切りのような場面でも同様の衝撃を受ける。しかし，だからといって，ただちにプロのカウンセリングが必要なわけではない。告知直後，災害直後のように，非常に不安定な場面で，支えになる人が側にいることは重要である。しかし，告知をした担当医やプライマリ・チームが支えるよりも先に，プロの「こころのケア」が必要だといえるであろうか。また，担当医や看護師が，患者からじっくりと話を聞く前に，患者がプロのカウンセリングを必要としているとどうして判断できるのだろうか。

　がん患者に対する心理・行動学的支援は，まず患者の気持ちを想像し，尋ねることから始まる。しかし，その気持ちを誰がはじめに受け止めるのがよいのか，病院で最初に話をするのが会ったこともない精神科医や心理師であってよいのだろうか，患者にがんを告知することを医療者がどのように受け止めるのか，その上で患者とともにどのように共存し，理解をするのか，その作業を最後まであたるのがプライマリ・チームの仕事であり，それを支えるのが精神心理的支援の専門家ではないのだろうか。

　ふだん患者と接していない精神心理の専門家に任せるほうが，患者と話し合ってきた医師や看護師たちよりも安心で安全とする考え方自体不思議である。精神心理の専門家が出すぎることにより，患者の思いをくみ取ることなく，患者と医療者が隔たってしまうおそれはないだろうか。

　「治療に前向きになれない」「治療に意味が見出せない」，思いたいがそう思えないからこそ，患者はがんを前にして躊躇するわけであり，そのような問題を安心して訴えてもよい場をさりげなく用意することに「こころのケア」はかかっている。

　このような微妙な領域を扱うものががんの精神心理的なコンサルテーションであ

る。コンサルテーションを担う精神科医も心理師も,「専門領域」を持ち,「資格」を持って仕事にあたる。が,「がんにかかわる精神医学的問題や心理的問題に精通すること」が「コンサルテーション」の専門性だと言い切るには筆者は躊躇せざるを得ない。それは,コンサルテーションという仕事が,専門の知識や技能を身に着けているということに加えて,知識や技能といった本来の役割以外のはみ出した仕事も含まれていると筆者は感じるからである。

　「コンサルテーション」の仕事には,精神心理的な支援とともに,金銭的な問題,福祉の問題,対人関係の問題のようにどこの専門性にも属さない境界領域に生じるさまざまな困難がある。一般に,専門家は患者を一方的に支援すると思われがちである。しかし,支援という関係は双方向的であり,感情を巻き込み,きれいな関係はありえない。そこには,どんな患者にも通用するマニュアルはなく,異なった生き方をしてきた具体的な個人といかに関わるかという対応そのものが問題になる。臨機応変に対応できることそのものがある意味「専門性」ということになる。いざとなれば,状況に応じて,みずからの専門的知識と技能を棚上げすることができるということが,逆説的にその専門性として要求されるといえるかもしれない。そういう柔軟なスキルこそが,求められるのである。

小川朝生
国立がん研究センター東病院精神腫瘍科
（執筆当時）

第 3 章

生活習慣病患者の「からだ」と「こころ」

1節　はじめに

　生活習慣病の原因としてさまざまな要因が考えられているが，現在のところ特定の遺伝子のみで生活習慣病が発症することはなく，食事や身体活動などさまざまな生活習慣が最も大きな要因と考えられている（Crujeiras & Casanueva, 2015）。また，生活習慣病の危険因子として大きな位置を占めるのがメタボリックシンドロームとしての肥満である。しかし，肥満治療として現在用いることができる薬物は限られており，生活習慣病や肥満の予防，治療においてその原因となる食事や運動等の生活習慣の改善が重要となる。この食べ過ぎや運動不足などの生活習慣の改善は"行動変容"と呼ばれ，それまでの習慣化された行動パターンを変えることである。この行動変容は，行動をいかに起こさせ定着させるかが重要であり，そのための「こころ」の領域としての行動医学，認知行動療法などが生活習慣病治療の理論的背景として重要となる（木村，2012）。

2節　「からだ」としての生活習慣病の理解

　生活習慣病の概念は，インスリン抵抗性を基本とし，このインスリン抵抗性の原因として，遺伝的素因とともに，食事，運動不足および，これらの生活習慣に基づく肥満が大きく関与している（Lakka et al., 2002）。したがって，肥満は単純な過剰エネルギーの蓄積による脂肪蓄積状態ではなく，レプチンやアディポネクチンなどのサイトカインを介して動脈硬化を促進させる重要な病態と考えられる（図3-1）。同時にこの動脈硬化は，臓器障害を通じて高血圧，糖尿病，脂質異常症そしてインスリン抵抗性を助長させていく動脈硬化促進ループを形成していく（伊藤，2011）。したがって

第3章　生活習慣病患者の「からだ」と「こころ」

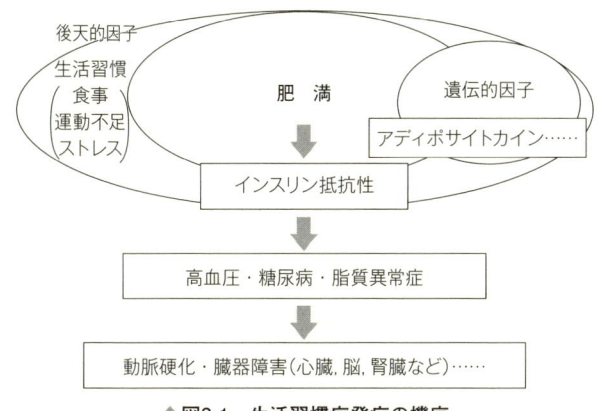

```
   後天的因子
   生活習慣
   食事              肥　満         遺伝的因子
   運動不足
   ストレス                   アディポサイトカイン……

                    ↓
              インスリン抵抗性
                    ↓
         高血圧・糖尿病・脂質異常症
                    ↓
       動脈硬化・臓器障害(心臓,脳,腎臓など)……
```

◆図3-1　生活習慣病発症の機序

生活習慣病の上流に位置するインスリン抵抗性，生活習慣，肥満への介入は，動脈硬化，循環器疾患の治療・予防戦略上非常に大きな効果を発揮できると考えられる。

1．生活習慣病の病態

　生活習慣病の基本病態であるメタボリックシンドローム，すなわちインスリン抵抗性増大の原因として遺伝的素因とともに食事，運動不足および，これらの生活習慣に基づく肥満が大きく関与している。このインスリン抵抗性の出現により，インスリン機能低下すなわち血糖を下げる能力が低下し，その結果血糖の上昇を抑えるために過剰なインスリン分泌を余儀なくされた高（過剰）インスリン状態を惹起する（図3-2）。この過剰なインスリンは本来の血糖調節としては有用であるが，同時に血管内皮細胞，血管平滑筋，腎臓等へ作用し高血圧へと導く。また，インスリン抵抗性のもう1つの標的臓器は脂肪細胞および肝臓であり，中性脂肪，遊離脂肪酸の増加，総コレステロール，LDLコレステロールの増加を来し脂質異常症となる（及川，1998）。最終的にインスリン抵抗性が高度になってくると，インスリン本来の目的である血糖コントロール機能の低下を来し，血糖上昇（糖尿病）をきたす。この状態ではインスリンが存在するにもかかわらず血糖値は高くなる（Ⅱ型糖尿病）。さらに日本人を含む東洋人種は，インスリン抵抗性が高いことが報告されており，わが国における動脈硬化疾患の治療上で非常に重要な病態と考えられる（Wincup et al., 2002）。

　一方，肥満は生活習慣病としてレプチンやアディポネクチンなどのさまざまな生理活性を有するホルモン，サイトカインを介してインスリン抵抗性，炎症反応，動脈硬化を促進させるだけではなく，さらに悪性腫瘍，呼吸器疾患，関節障害，消化器疾患の合併などさまざまな病態を引き起こす多彩な病態を有する病態と考えられる（図3-3）。

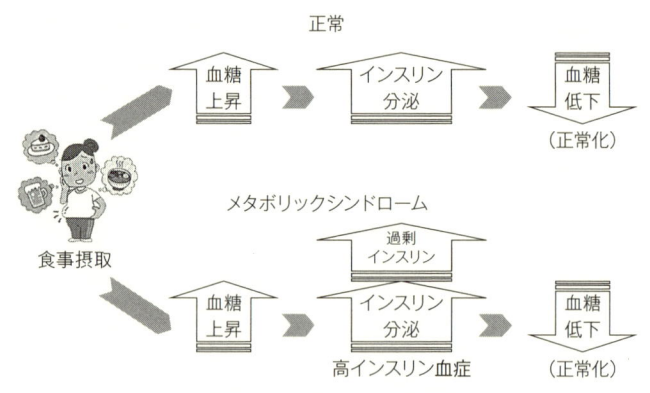

正常

血糖上昇 → インスリン分泌 → 血糖低下（正常化）

食事摂取

メタボリックシンドローム

過剰インスリン

血糖上昇 → インスリン分泌 → 血糖低下（正常化）

高インスリン血症

メタボリックシンドロームでは，インスリンの効き目が低下しているため，より多くのインスリンが必要。

◆図3-2　メタボリックシンドロームの概要，高インスリン血症

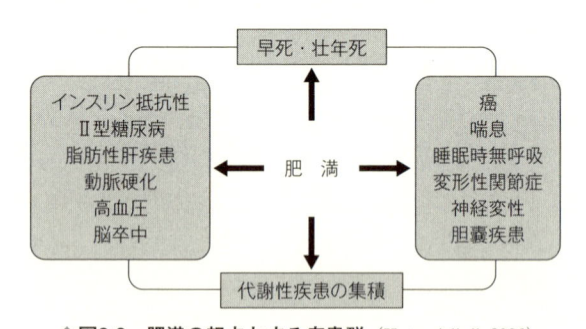

早死・壮年死
↑
インスリン抵抗性
Ⅱ型糖尿病
脂肪性肝疾患
動脈硬化
高血圧
脳卒中
　←　肥　満　→　
癌
喘息
睡眠時無呼吸
変形性関節症
神経変性
胆嚢疾患
↓
代謝性疾患の集積

◆図3-3　肥満の起点とする疾患群　(Hotamisligil, 2006)

2．生活習慣病危険因子の評価法

　生活習慣病危険因子の評価は，その上流にあるメタボリックシンドロームの評価に準じて，腹囲，中性脂肪，HDLコレステロール，血圧値，空腹時血糖により可能である（表3-1）。具体的には，最初に臍部の腹囲を測定し内臓脂肪の状況を評価する。ここで男性では85cm，女性では90cmを超える場合内臓脂肪過剰状態と評価し，具体的な身体所見の有無の確認を行う。すなわち血液中の中性脂肪，HDLコレステロール，血糖，もしくは血圧を測定し表の基準を満たす場合メタボリックシンドロームと診断される。

　また具体的な肥満の評価としては，BMIによる分類が肥満学会ガイドラインで示されており，肥満の重症度分類に用いられる。BMIは，身長と体重のみで計算でき，

医療現場でなくても測定可能でありスクリーニングとして有用である。さらに肥満の詳細な評価として、コンピュータ断層法（CT）による内臓脂肪面積の評価も重要である。この場合は具体的な内臓脂肪の定量評価が可能となり、詳細な肥満評価や食事、運動などによる治療効果の判定にも有用となる（図3-4）。

◆表3-1　メタボリックシンドローム診断規準

腹囲	≧85cm（男性）
	≧90cm（女性）

さらに以下のうち2つ
1　脂質代謝異常；中性脂肪>150mg/dl
　　　または　HDL-コレステロール<40mg/dl
3　高血圧；最高血圧>　130
　　　and/or最低血圧≧85mmHg
4　空腹時血糖≧110mg/dl

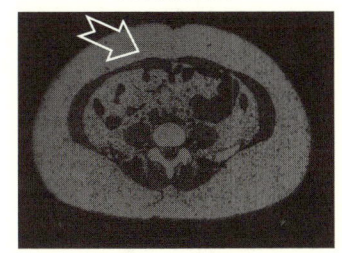

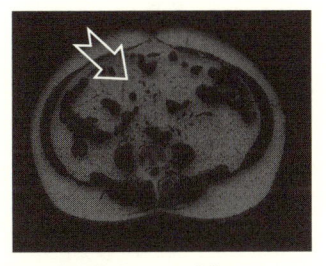

◆図3-4　臍部における皮下脂肪，内臓脂肪による分類
　　　皮下脂肪型肥満　vs　内臓脂肪型肥満

3. 生活習慣病予防・治療のストラテジー

　従来の生活習慣病対策では、薬物療法の前段階として生活習慣病の各々の病態、すなわち高血圧，糖尿病，脂質異常症等の病態に応じた指導を重要視してきた。したがってその指導内容や方針も各領域で異なり、一元的な指導，管理ができていなかった。しかし、生活習慣病の病態としてインスリン抵抗性，メタボリックシンドロームの概念が明らかになり、その根底として肥満の関与が大きいことより、体重のコントロールが基本になると考えられるようになってきた（表3-1参照）。明確な薬剤による減量方法が確立されてない現在、個人の生活習慣への介入による体重コントロールが最も重要な介入手段となる（木村，2003）。

　この生活習慣への介入は、現在の医学教育では比較的手薄な領域であり、また保険適応も少ないため、医療機関での取り組みが非常に遅れている分野である。医療として積極的にかつ科学的に介入するためには、医師の責任と関与は必要である。しかし、生活習慣病の指導現場において、医師の責任は必要であるが、医師自らが現場で直接指導や介入に関わる必要はなく、チーム医療として医療機関以外のスタッフを含む専

門的メディカルスタッフによる個人介入が最も効果的であり，対費用効果の面においても有用と思われる。このチーム医療を遂行するためには，医師と専門メディカルスタッフの情報共有，信頼性の醸成が今後さらに必要になってくる（斉藤ら，2007）。

3節 「こころ」としての生活習慣病の理解

　生活習慣病患者の「こころ」の問題として重要なことは，同時に治療側の問題でもある。すなわち患者の「からだ」の問題が理解できた段階で，治療側はすべての患者の状態を理解できたと思いがちである。さらに従来のヘルスビリーフモデル理論により，治療側が十分な情報提供を行い，患者の理解が得られた段階で，患者の行動変容は成立すると考えられてしまうところである。これは米国で開発された食事や運動等の行動変容の実行に必要な要素として，疾患（肥満）のもたらす障害に対する危機感により，行動変容を起こすか，起こさないかが決まるとされる考え方である。人間の行動を規定する理論として明快であるが，実際にはいくら肥満のもたらす疾患や障害の重大性を説明しても減量に結びつくことは少ないことも事実である。この限界は，現在の急性期医療モデルの限界として理解しておく必要がある。

　すなわち，現代医療の基本はいわゆる説明と同意（インフォームド・コンセント）とされ，肥満の場合上述のヘルスビリーフモデルに従い肥満のリスクとその解消の重要性を説明し，そのために必要な食事，運動の内容を説明し，肥満者がその内容を理解した段階で肥満治療は成立したことになる。急性期疾患ではこのプロセスで十分で，現代の医療水準を満たしているが，このレベルで減量に結びつくことはまれである。ここに大きな問題があり，実際の減量には肥満者の食事や運動に対する具体的な行動を伴うことが必要である（図3-5）。この肥満者の行動には本人の主体性が必要であり，単純な説明と同意では期待しにくいものである。さらに肥満者の多くは減量に対して懐疑的であり，過去の減量後のリバウンドの体験がある場合，減量に対する自己効力感が低下しており，さらに減量に対する行動変容を困難なものにしている（木村，2011a）。

　多くの医療従事者は，患者側の生活習慣病への理解度や積極性の程度を画一的な条

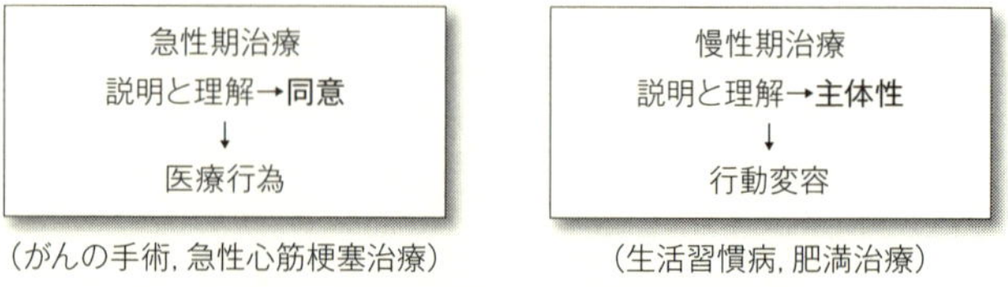

急性期治療	慢性期治療
説明と理解→同意 ↓ 医療行為	説明と理解→**主体性** ↓ **行動変容**
（がんの手術，急性心筋梗塞治療）	（生活習慣病，肥満治療）

◆図3-5　急性期医療と慢性期医療の比較

件として，各人が各人の方法で一方的な情報伝達で終わっていることが多い。このような状況での生活習慣病への介入では，患者の主体性や自己効力感が得られぬままに終わっていることが多く，残念ながら大きな効果を出せていないのがわが国の臨床での現状である。

これは，医療そのものが，従来の疾患克服型治療から健康維持・増進型治療へと変化しようとしている現在，制度そのものが時代にマッチしてないという医療システムの問題も多く含まれている。

4節 「こころ」からみた具体的な生活習慣病指導

1. 疾患認識の把握

多くの生活習慣病患者の「こころ」の特徴として，生活習慣に対する行動変容への認識の問題があげられる。この行動変容への認識の問題は，行動医学的にステージ分類により理解できる。すなわち，患者の行動変容に対する認識度は図3-6のごとく無関心期，関心期，準備期，実行期，維持期の5段階に分類される。この分類は，治療側にとって非常に有用な分類となる。すなわち，それぞれのステージに基づき効果的な介入方法が選択でき，治療側にとって個々に効率よく介入していくことが可能になる。同時に複数の介入者が存在する場合や，医師や看護師など異なる職種で指導する場合，共通のストラテジーで指導することが可能になる。また，介入や指導効果を判定する場合，指導効果を定量的に評価することも可能になる。

2. 生活習慣病改善のための目標設定

次に生活習慣病患者の指導において，問題となる「こころ」の問題は，指導内容である。生活習慣病の指導においては，ご飯の量が多い，間食をする，運動不足である，動くことが少ない，などの個々の生活習慣の問題点につき修正していく必要がある。

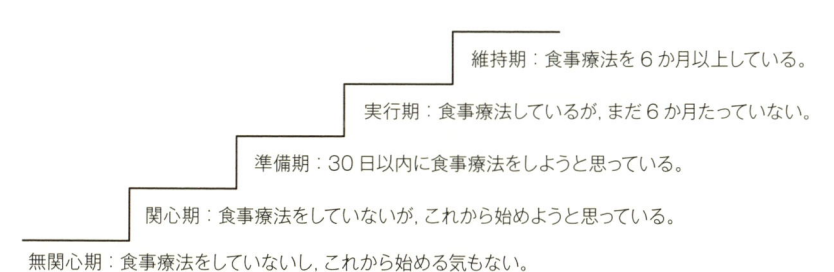

維持期：食事療法を6か月以上している。
実行期：食事療法しているが，まだ6か月たっていない。
準備期：30日以内に食事療法をしようと思っている。
関心期：食事療法をしていないが，これから始めようと思っている。
無関心期：食事療法をしていないし，これから始める気もない。

◆図3-6　行動変容ステージモデル

例えば，同じ運動習慣がない場合でも，階段を使うなどの日常生活での活動量から上げていくのか，積極的なウォーキングを勧めるのか，対象者によって使い分けていく必要がある。しかし，何よりも重要なことは，まずこれらの行動目標に対象者が興味を持っているか？　自分でやりたいと思っているか？　自分自身で実行可能と思っているか？　など対象者の関心度，自信の程度を確認することである。得てして，指導者側は，改善効果の程度から，すなわち減量や血糖の改善効果の大きい目標から，行動目標を設定しがちであるが，その結果対象者は自分自身で目標設定ができず，指導者側からのお仕着せ的な，本人の希望しない無理な目標設定や過剰な目標設定になり，行動変容に結びつかないことが多くなる。たとえ最大の効果が得られなくとも，まずは患者がやれそう，やりたい，と思う目標を設定することが最も重要なポイントである（表3-2）。

◆表3-2　生活習慣病行動変容における目標設定の条件

目標行動の設定
★「少しはできそうだな」と患者が思える目標
★「やってみたい」と患者が思える目標
★自己効力感（Self efficacy）を高められる目標設定
★効果にはこだわらない（スモールステップ）

⬇

個人行動変容ステージ，主体性に合致した目標行動の設定

また減量プログラムの初期においては，患者も過度な期待を抱き，より多くの目標や困難な目標を選びがちであるが，このような場合実行困難な目標が多く，結果として自己効力感の消失につながることが多い。したがって，できるだけ簡単な実現可能な目標をアドバイスすることも重要である。

3. 日常生活での「こころ」のストレス

また実際の日常生活でのさまざまなストレスを評価するためには，受診動機（生活習慣病治療のための受診動機），受診経緯，過去の生活習慣改善経験，社会的因子（生活習慣，生活環境，家族関係，職場環境）などの確認，心理的因子としてのストレスイベントの評価，対人関係，性格特性などの評価も重要である。これらの情報は，医師のみならず生活習慣病治療に関わるすべてのメディカルスタッフに共有されるべきであり，同時に各スタッフはあらかじめどのような対応が最も患者の行動変容に有効であるかを理解して対応することが重要である（田嶋ら，2005）。

4. セルフモニタリング

生活習慣を改善させるためには，さらにもう少し工夫が必要である。それがセルフモニタリングという自己記録法である。具体的には個人の歩数，体重，食事記録など

が重要なセルフモニタリング項目である。多くの場合紙媒体に歩数や体重を記録することとなるが、筆者らは携帯端末等による記録方法も開発している（Tamura et al., 2011）。これらの記録は、指導者のみならず記録者自身が自分で確認し、経過を評価する基本データとなる。

5. 目標達成状況，自己効力感の確認

セルフモニタリングの記録ができて初めて自分の行動とその行動による変化（体重や血糖）がリンクし、自身の行動とその結果が具体的変化として認識されることになる。その結果運動したり、食事を調整したりすることにより体重や血糖などが変化し、行動とリンクして認識され、同時に行動をさせる動機となる。すなわちここで始めて自身の行動と結果が達成感として認識され、自己効力感が認識される。これらの手法は認知行動療法の生活習慣病への応用として有用である。

ここで問題は、個人で記録し評価する場合、日常行動と体重等の結果を客観的にリンクして評価することに気づかなかったり、また記録以外の行動（例えば宴会やその他の日常的なイベント、ストレス）が隠れていることが多く、これらのイベント等とのリンクに気づきにくいことである。そのため、個人の記録と行動目標の遂行状況との見直しや評価を第三者として客観的に評価し、本人に確認、フィードバックすることが必要となる。ここで重要なことは、このセルフモニタリングの記録や行動目標の遂行状況を確認し、本人にフィードバックする人がこの認知行動療法を理解しているか否かで、決して記録や行動ができていないことを指摘することが目的ではないということである。ここで単なる記録の不備や達成状況の判定のみで終わると、認知行動療法による生活習慣病指導は成立しないことを十分に理解しておく必要がある。

6. 介入効果の評価，目標のステップアップ

行動変容が生じ、減量などの効果が得られても、1つの行動目標で得られる結果には限界がある。同時に初期の行動目標がある程度達成されてくると、その行動目標の維持と同時にさらなる効果を期待できる次の行動目標が必要になってくる。特に最初の自己効力感が低い場合、あえて（得られる効果の）低い（しかし実行はしやすい）行動目標を設定していることがあり、その効果には限界がある。したがって、ある程度の行動目標が達成できた段階で、次の行動目標を設定していくことも重要である（図3-7）。この作業は自分では気がつきにくく、第三者として積極的にアドバイス、フィードバックする必要がある。同時に初期の行動目標が継続して実行され、確実に生活習慣の一部として習性化できるように工夫する必要がある。具体的には行動目標が恒常

的に施行できるよう定期的なチェック，セルフモニタリングも重要となる。その上で次の行動目標を設定＝ステップアップしていくことが重要である（木村・馬場，2006）。

```
┌─────────────────────┐
│   ステージ分類        │
│ （モチベーションの確認）│
└─────────────────────┘
           ↓
┌─────────────────────┐
│   行動目標の設定      │
│ （自己選択による設定） │
└─────────────────────┘
           ↓
┌─────────────────────┐
│   セルフモニタリング   │
│（目標の遂行状況，歩数，│
│    体重等記録）       │
└─────────────────────┘
           ↓
┌─────────────────────┐
│目標達成状況，自己効力感の確認│
└─────────────────────┘
           ↓
┌─────────────────────┐
│介入効果の評価，目標のステップアップ│
└─────────────────────┘
```

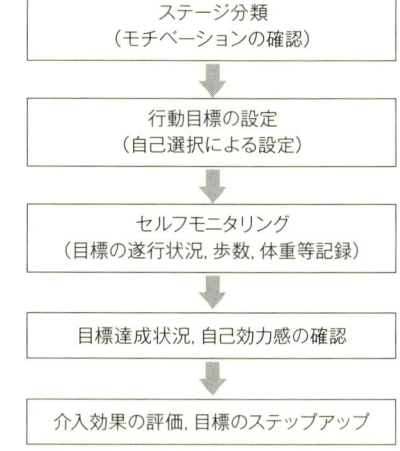

◆図3-7　生活習慣病行動変容ストラテジー

5節　まとめ

　本章で述べた心理・行動変容の理論は，生活習慣病予防や治療の現場における栄養，運動，心理，看護などの各専門職によるチームとして対応する場合に非常に重要である。すなわち各職種がこの行動変容理論に基づいて対応している限り，基本的な対応は同じであり，専門分野は異なっても各職種の実施状況が把握しやすくなり，チーム医療における共通言語として行動変容理論を共通に理解しておくことはチーム医療の効率的な運用において有用である（木村，2011b）。

　本章では主に生活習慣病のリスクとしての肥満を中心に述べたが，その他の生活習慣病のリスクである喫煙や生活習慣に関してもその考え方は同様であり，「からだ」と「こころ」の有機的な連携を生活習慣病の予防，治療に役立てていただければ幸いである。

木村　穣
関西医科大学健康科学センター
（執筆当時）

第 4 章

小児疾患の子どもの「からだ」と「こころ」

1節　はじめに

　「からだ」も「こころ」も発達途上の子どもにとって，身体疾患に罹患する経験が，子ども自身の心に与える影響は大きい。加えて，子どもの養育者の心にも多大な影響を与える。乳幼児期においては，子どもの発達の基盤となるこの養育者の精神状態の変化が子どもに与える影響のほうが，疾患体験そのものの影響よりも，大きいかもしれない。

　この章では，成長・発達という，右肩上がりに変化することが当然の存在である小児において，異なる疾患体験による影響の特徴，危機的状況に直面したことで周囲が初めて気づく本人の生来の課題や発達への影響，成人医療への移行問題，養育者・きょうだいも含めた家族支援の必要性，疾患体験・医療体験をトラウマ体験という視点から考えた現状について述べる。

2節　疾患の特徴

1. 先天性疾患

　出生時に気づかれたり，胎児期から診断がついている先天性疾患においては，その子どもを迎える家族への精神的影響をよく理解しておかなければならない。まだ見ぬわが子の誕生とその将来に夢を膨らませている両親の希望と，疾患がわかってからの喪失感との落差が大きいからである。さらに，先天性疾患の場合は，後天性の疾患以上に，病気にさせてしまったという，親の罪悪感を伴う。特に，母親の罪悪感は強く，時に親族に母親が責められる場合もあるので，家族全体に目を配る必要がある。

先天性疾患には，生命予後に影響はない外見上のものから，致死的なものまでさまざまであり，次にそれぞれの特徴を述べる。

(1) 外表奇形

外表上の奇形は，機能異常を伴わなくとも養育者にとっての不安は大きい。例えば，多指症・合指症は，形成外科による手術で機能に支障なく表面上もほぼ問題なく対応できるが，養育者にとっては，本当に機能は大丈夫だろうか，術後の傷は目立たなくなるのだろうか，と不安を秘めながら子育てに臨むことになる。

また，口唇口蓋裂は，特殊な乳首を使わないと吸啜できないので，母乳を搾乳し哺乳ビンで与える必要がある。直接母乳を与えることができない母性の喪失感に起因して愛着形成のつまずきがある可能性もあることも意識しておく必要がある。

(2) 先天的な臓器奇形

臓器の先天性疾患で代表的な先天性心疾患は，予後はさまざまで，成長とともに正常構造に近づくことが期待できる程度のものから，生命の危機が懸念され，大手術を即刻行わないといけないような場合までさまざまである。医療者はその重症度の違いを十分理解しているが，心臓に異常があることを聞かされる家族にとってはどの場合であっても，命を授かった喜びから，失うかもしれない不安に一転するのであるから，医療者は両親の心情に十分配慮しながら診断の説明を行い，状況を理解したことを確認した上で治療の話を進める必要がある。医師は，病態の説明から治療に必要な先進医療までをわかりやすく伝えることで精一杯になりがちであるから，看護師，ソーシャルワーカー，心理師などが家族の「こころ」の動きに寄り添う立場で協力できるとよい。

(3) 神経・筋疾患

神経・筋疾患は，生後間もなく気づく場合もあれば，数年かけて診断に至る場合など，診断に至る過程がさまざまである。思い描いていたであろう家庭生活ではなくなるという喪失感に加えて，わが子が天寿をまっとうできない，という生命の喪失感を余儀なくされる。

確定診断が遺伝子異常によることが多く，これが，母親の罪悪感を助長してしまったり，親族間での不和を巻き起こす場合もある。そのため，遺伝子検査を行う場合には，その目的を両親に十分説明を行った上で，結果を受け入れるまでの家族を丁寧に支える必要がある。

もちろん，特発性で偶然の変異が当事者の子どもに起きた結果の発症である場合も

少なくない。

(4) 染色体異常

　ダウン症に代表される染色体異常も，命を授かった喜びから一転，親の喪失感を伴う疾患群である。ダウン症の出生前診断は，流産の危険を伴う羊水検査が主流であったが，1990年代から胎児がダウン症である確率判定ができるという，妊婦の血液採取で行う母体血清マーカーが注目され始めた。あくまでも確率だけなので，不安なまま妊娠期を過ごし，出産を迎える場合もある。確定診断は，出生後の子どもの染色体検査であることに変わりはない。ダウン症の子どもの発達の程度や，臓器合併症の有無もさまざまなので，まずは，子どもは授かりものとして現状を家族が受け止めることを支え，その後の子どもの成長を家族で引き受ける覚悟ができるよう，心理・社会支援で家族を見守る体制を整える意識が必要である。愛着形成を無理強いしないよう，養育者の不安に寄り添う気持ちが大切である。

　ここでは，一部の疾患の具体例をあげたが，他にも，先天代謝異常症（クレチン病，フェニールケトン尿症，糖原病，ミトコンドリア病など），筋ジストロフィー，副腎過形成症候群など希少疾患がさまざまある。

　先天性疾患においては，診断の事実は本人よりも家族へ大きな影響を与え，診断時の家族支援が重要であることを述べた。家族は，生後間もない子どもの疾患の受容とともに，子どもが育っていく上で不可欠な愛着を形成していかなければならない。疾患の重篤度が高いほど，医療チームがそそぐ力は疾患の理解・治療の遂行に偏りがちになるが，子どもの生命予後が期待できる状況と判断される場合には，新しい命をさずかった喜びを見出す視点を家族とともに忘れないように心がけながら，医療を提供できることが望ましい。

　その後，この疾患を携えた人間として成長し，自立していく支援に移行していく必要がある。これは，2節 3. 慢性疾患，5節 移行期の医療の課題にゆずる。

2. 急性疾患

　小児の死因順位を表4-1に示した。悪性新生物，心疾患，脳血管障害や自殺が多数を占める青年期～成人と異なり，小児の死因は，先天奇形を除くと，事故，呼吸障害や肺炎のように，急性の経過で死に至る原因が多いことが特徴である。

　平成23年の厚労省の統計では，0～14歳の死亡数は5,099人で，全年齢の死亡数1,253,463人のわずか0.4%である。医療の進歩により，医療者でさえも小児の死を経

◆表4-1　平成22年 14歳以下の死因順位 (厚生労働省, 2010)

年齢(歳)	1位	2位	3位	4位	5位
0	先天奇形等	呼吸障害等	乳幼児突然死症候群	不慮の事故	出血性障害等
1〜4	先天奇形等	不慮の事故	悪性新生物	肺炎	心疾患
5〜9	不慮の事故	悪性新生物	心疾患	先天奇形等	その他の新生物
10〜14	不慮の事故	悪性新生物	自殺	心疾患	先天奇形等

験することが少なくなったが，子どもの体調の変化で病院を受診する家族は，子どものつらさを自分が代わってやりたいと願いながら，時には，手遅れにならないだろうか，と不安を抱いていることを理解して診療にあたることが必要である。

同時に，過度に不安が高い養育者や，養育能力がないと感じられる家族の場合は，自分たちで子どもの状態を判断する力を備えるための指導もできるとよい。救急医療の現場の中でこれを医師だけ行うことは困難である。診断・治療以外の関わりが必要とされる家族を選別し，医療チーム内の適切な職種に連絡し，必要に応じて，地域の保健所・子ども家庭支援センターなどに子どもと家族をつなぐ機会となればなお良い。

(1) 感染症

たった一晩の発熱であっても，特に乳児の場合や，1歳を過ぎていても初めての発熱の場合は，家族の不安や罪悪感は大きい。また，数日の肺炎の入院であっても，家族にとっては子どもの生涯に一度きりかもしれない一大事の経験であるから，その不安やストレスは，医療者が考える疾患の重篤度に比例するものではない。

本章の最後に述べるが，医療トラウマという視点がある。医療現場の経験がトラウマ体験となるかどうかは，客観的な重篤度ではなく，あくまでも本人や家族が主観的にどう捉えているかによるところが大きいのである。身体症状の重篤度の見立てと同時に，その体験をどのように捉えている患児・家族なのかを見立てる視点を持つことにより，必要な心理・社会的支援の提供の契機になり，子どもの健康な成長・発達につながる。

(2) 事故

落下，誤飲，熱傷，交通事故など，子どもが遭遇し得る事故はさまざまである。養育者と同じ空間にいた際の受傷については，詳細な受傷起点の聴取が家族背景を知る

上で役に立つ．親の注意力，部屋の中の様子，生活のリズムなど，必要な配慮がなされていた上で，やはり避けられない受傷であったのかどうかの判断が必要である．

状況を確認しながら，違和感を覚えた場合には，①養育者の資質（知的，情緒面，子への愛着形成など），②子どもの資質（知的，情緒面，発達の偏りの有無など），③環境（経済面，子どもを取り巻く人間関係など）の3つの要素を意識しながらさらに問診し，受診の様子から家庭の様子が推測できるとよい．

3つの要素それぞれに，少しずつ課題があることで，小さな事故の繰り返しが致命的な事故につながったり，不健康な親子関係が影響して発達の偏りや人格形成不全へと発展するので，事故の受傷は残念な経験ではあるものの，それが育児支援につながる良い機会となれば子どもにとっては幸いである．

3. 慢性疾患

すでに述べた先天性疾患は，当然，生涯付き合っていく身体疾患であるから，慢性疾患としての視点での対応も必要となる．疾患を持った子どもの存在を受け入れ，愛着形成が軌道にのれば，その子どもなりの健康な人格形成がなされ成人になる．しかし，家族の罪悪感が強く，愛着形成が不健全となり，過保護になりすぎると，年齢相当の自立に必要な体験が減ってしまい，社会性の成長を妨げる結果となる．

後天的に発症する慢性疾患も多い．ネフローゼ症候群，糖尿病，下垂体性低身長，てんかん，気管支喘息，アトピー性皮膚炎，膠原病，小児がんなどがあり，治療の苦労，生活制限の程度，生命予後はさまざまで，子ども自身・家族の「こころ」に与える影響もいろいろである．

自立したのちも自己管理が必要な慢性疾患の場合，医療チームの支援の目的は，子どもの成長に合わせて自己管理能力を身に着ける，ということに変化していく必要がある．疾患の病態，治療の必要性，生活上の制限の必要性，外見の変化の意味など医療者側から伝えたいことに加え，本人が知りたい情報をも含めた情報提供ができるよう，患者と医療者間の双方向性のコミュニケーションがとれる関係が必要である．そして医療者は，子どもの社会性の発達を見ながら適度に距離をとり，本人・家族が疾患とともに日常生活を継続していくための行動がとれるようになり，さらに本人が自立し，小児医療から成人医療への移行が可能になるまでの成長を促していく責任が医療者にはある．

通院，治療，制限，外見の変化（満月様顔貌，脱毛，術後瘢痕など）などの点で，周囲との違いを意識し始めたら，そのつど説明が必要である．できれば，会話が成り立つ年齢以降であれば，理由の理解は難しくとも，変化する前に説明しておくことが

できるとよい。もちろん，成長に合わせて改めて説明することは当然必要である。発病当初から，十分な信頼関係が築かれていると子どもは孤立せず，疑問があった際に本人から尋ねることができるような良好なコミュニケーションがとれ，疾患の受容も良いはずである。

　小学生の低学年では，周囲が疾患の特性を理解し，できるだけの配慮をしながら年齢相当の経験ができることが望ましい。入院中であっても，可能な限り，学ぶ，遊ぶ体験の中で子ども同士の接触を持ち，リズムのある生活を送ることで，退院後の所属集団への復帰が容易になる。

　小学校高学年〜中学生では，自分で工夫する努力，自分から周囲の理解を得る努力が徐々にできるとよい。そのためには，疾患・治療・副作用・晩期合併症などの理解が十分でないとならない。当然，うまくいかないことは多いので，自分の感情のセルフコントロールも少しずつ身につけていけるとよい。支援者は，努力の結果ではなく，本人が努力するこの過程を評価することが大切であり，この自分が認められる体験により新たな価値観が持てるようになるのである。

　疾患それぞれによる生活の制限に憤りを持つのではなく，仲間に理解してもらいながら自分の努力が活かされる生活体験を肯定的に受け止められるようになれば，人格形成の上での成長の糧となる。楽観的な思考ということではない。同年代と同じ行動ができない理不尽さ，怒り，努力しても報われない無力感・孤立感など苦しみの中でもがきながら，支えに感謝し，自分の力を認めることができるような視点に気づいたとき，人は成長（Calhoun & Tedeschi, 2006／小澤（訳）宅・清水（監訳），2014）できるのである。

　発達途上の小児だからこそ，医療チームは，子どもの成長を意識した支援の視点が大切である。

3節　生来の個性の噴出

　危機的な状況に直面すると，生来健康な子どもは，予想外の力を発揮し，大人を驚かせることが多い。一方で，生まれ持っての脆弱さが露出する場合がある。子どもだけではなく家族機能も同様である。

　医療処置や治療を前にした際の子どもの反応やその程度，入院生活という特殊な環境ではあるものの，その中での子ども同志や大人とのコミュニケーションのとり方が，状況，年齢を考慮しても逸脱しているような場合は，生来の子どもの個性を丁寧に見立てておく必要がある。親は，特殊な経験をさせられているので仕方がない，この疾患が原因だ，と考えるかもしれない。しかし，24時間の入院生活を丁寧に見ていると，

外来では気づけない多くの情報があるので,身体疾患の受容がひと段落したところで,成育歴を丁寧に尋ねながら,入院生活の行動観察ができるとよい。子どもの発達に精通している心理師が医療チームにいない場合は,児童精神科医,リエゾン担当の小児科医,ソーシャルワーカーが子どもの"見立て"を行う上で助けになるだろう。

知的な問題なのか,不安特性の問題なのか,年齢を逸脱したコミュニケーション力の課題なのか,こだわりゆえなのか,感覚の過敏さなのか,愛着形成の問題なのか,などがわかると,ストレスとなる医療体験の前に,事前に適切な対応ができ,医療処置が安全に遂行できることにつながる。この成功体験は,本人の精神的成長の糧となり,医療から離れたその後の生活の中で対峙するストレスフルな局面で利用できる有用な対処法として記憶に残しておくことができる。そのような局面での子どもの反応を予想することもできる。

情緒面や発達課題領域の診断につながるような場合には,本来身体疾患の治療を受けている認識でいる家族への初めての説明は慎重を要する。診断名を伝えることよりも,子どもの持つ特徴として伝え,工夫をすれば,ストレス局面でもうまく適応できる,という情報提供として,子どもの成長を促すために有効なので記憶しておいてほしい,というように,家族の反応を見ながら,慎重に伝えるとよいだろう。

4節　身体疾患と集団適応

1. 集団適応

小児がん医療から始まった小児科領域におけるトータルケアの概念は,さまざまな身体疾患における診断時から,疾患の経過として死が避けられない状態になった場合までにも活かされている。

小児の入院環境は,遊びと学びが約束される環境として整備される施設が増え,保育士や院内学級などの教師が医療チームに入るようになった。彼らは,疾患の特性に配慮をした対応により,子どもの年代に必要な体験をできるだけ経験できるように努力してくれる。

免疫低下による隔離の必要性,日常での医療行為の必要性(皮下注射,吸入,導尿など),治療による体力低下,運動制限など,医療現場の中では隣の仲間も同様に行っているので同僚への説明もいらないし,黙っていても優先してくれたり免除してくれる環境で過ごす。

小学校低学年頃までは,この受動的な環境に助けられながら,さまざまな経験を積むことが優先されてよいだろう。退院時には,訪問学級と地域の学校で情報交換を行

い，医療もこれに加えて身体状況と具体的に必要な配慮を伝える．しかし，医療環境以外では，十分な理解と手厚い配慮は期待できなくなる．環境ストレスが増大し，適応が困難となると自尊心が低下し，孤立感や怒りとなる．家族が手厚い支援を担い始めると，受動性と内向性が亢進し，仲間から孤立し，集団から叱責も増えてしまう，という悪循環に入る子どもが存在する（図4-1）．

小児がん患者は「仕方ないからあきらめる」「我慢する」といった対処法を多用していたという調査報告（Ogawa et al., 2013）もある．

地域集団に復帰する前には，子どもの年代によっては，医療チームによる提供するだけの支援から，自立に向けた自己管理能力を育てる支援に切り替える時期を逸しないようにする必要がある．

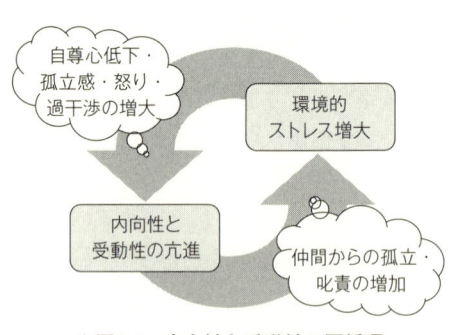

◆図4-1　内向性と受動性の悪循環

2. 自立

特に，外表に見えない疾患や晩期合併症などにより集団生活における配慮が必要な場合には，必要に応じて，自分で所属集団からの理解を得る力が必要になる．そのためには，身体疾患の発症の当初から，自分の疾患を理解した上で，主体的に治療に取り組み，晩期合併症の十分な理解と，どのような援助をしてもらえば，自分の力でどこまでできるのか，などの自己理解も大切である．

支援を受けながら経験を積み，達成感から自己肯定感が育ち，疾患と自己の理解は自立心を育てることになる．

自立心が育ち，自己管理が可能となれば，次に述べる成人医療への移行もスムーズとなるはずである．

5節　成人医療への移行期の課題

小児期に発症した慢性疾患患者には，成人医療を必要とする時期が必ず来る．そして，成人医療現場においては，自己管理能力が問われる．小児医療においては，多くを語らなくても，長い付き合いの経験から医療者が相手の問題を察し，診察や検査は進むが，成人医療では，自分から発信しなければ伝わらない．また，慢性疾患と付き合ってきた歴史を知っている小児医療チームは，背景にある心情を意識した診療がき

め細やかに提供されることが，子ども・家族にとっては心地よいのだが，成人医療チームからの共感を得ることは困難なことが多いので，受診が滞りがちになりやすい。

　本人の加齢とともに，小児医療を卒業して成人医療にスムーズに移行できるためには，移行期医療を担う医療者に，小児慢性疾患を携えた子どもと家族に関する知識を持ってもらうための情報発信を小児医療側から行う必要があるし，本人・家族側には，詳細を知らない相手にも現状を伝える力を身につけてほしいものである。本人・家族が持つべきこの力は，医療場面だけではない，一般社会への適応と自立の力にもなると考える。

　例えば，小児がん経験者には，治療終了後，再発の心配が遠のいた頃に，治療サマリーを本人に渡す整備が進められている。本人・家族はそれを相手に渡すだけでなく，自分でもサマリーをみながら説明できる程度に，自分の心身の状態の理解を深めておくことが大切なのである。

　疾患により，適当な移行の時期は異なるが，移行後に必要なポイントは次の3つが考えられる。

①治療継続
②検診：原疾患の増悪の有無
③健診：治療に伴う合併症の有無

　原疾患そのものが小児期発症に限られる場合や，小児から成人まで発症する疾患であっても成長期に合わせた治療の配慮が必要になる場合などは，移行期医療は困難を要する。

　気管支喘息などのアレルギー疾患や糖尿病の管理は，小児も成人もほぼ同様である。しかし，小児期に疾患の自己管理能力が育てられていないと，成人医療チームは，未熟な精神や情緒に付き合いながら育てる，という視点は持ち合わせていないことが多いので，適切な治療の継続が困難になる可能性もある。膠原病，腎不全も同様であろう。日常生活と密着した管理が必要になるので，2次性徴が終わり，教育現場との連携が必要な間は小児医療で管理し，その間に自己管理能力を育てた後に，成人医療へと橋渡しをしていくとよいだろう。

　なかでも，晩期合併症の内分泌機能不全に対する継続診療の移行期医療の窓口は，まだまだ整備中である。そして，結婚・出産に影響するデリケートな病態なので，自身の病状理解においては心理的支援も欠かせない。女性の場合は，2次性徴を発来させる時期から思春期の終盤までは，小児科領域で治療を行うのがよいだろう。その後，

関係性を築いた小児医療チームによって，生殖医療の必要の有無に関しての知識を本人が十分に理解した上で，成人医療へ移行していくことが勧められる。男性の場合，ホルモンの補充療法は，その必要性が気づかれにくい上に，診療の窓口も基礎疾患の主治医科や小児内分泌科での継続診療，泌尿器科や不妊治療を行っている外来など，さまざまである。

また，移行期医療が困難となる疾患の1つに，遺伝子異常症や代謝異常などの先天性疾患がある。小児期に発症した原疾患により，治療継続が終身必要な疾患は希少疾患が多く，専門医が小児期から最後まで主治医を継続せざるを得ない。担当医は，親が子どもを育てるように，手厚い支援から本人の成長に合わせて適切な距離感を持ち主体性が育つようにしながら，自己管理能力を育てることを意識して，成人医療での患者—医師関係に変化させていく必要がある。原疾患以外の心身の問題が起きた際には，当然成人診療科の受診が必要になるからである。

また，染色体異常症や脳性まひなど小児期に診断がつくものの根治的治療法はない疾患群がある。この場合，合併症に対する抗てんかん薬の内服継続や一時的な感染症の治療などのために成人医療が必要になるが，原疾患になじみがないために，移行期医療は暗礁に乗り上げやすい。折に触れ，頻回に直面する症状の治療窓口となる成人診療科と情報共有を行い，時間をかけての移行が必要になる。そして，養育者は子どもの自立が期待できない養育と介護生活に疲労困憊しているので，労をねぎらい，適切な社会資源の利用状況の確認や情報提供を多職種により行えるとよい。

小児がん経験者の移行期医療も，難題である。発症臓器がさまざまであることや，晩期合併症についてはどこに注目して健診をすべきかが受けた治療により少しずつ異なるので，臓器ごとの専門家が確立している成人医療への移行が難しい。ようやく長期フォローアップ外来を設置する施設が散見されるようになったが，担当医の不足や，専門医や多職種との連携の課題，この外来もいつか卒業し家庭医のような主治医を持ち連携をとっていくのか，などネットワークの構築の可能性はいまだ摸索中である。

医師，看護師（丸ら，2012），ソーシャルワーカー，必要に応じて心理師が，養育者とともに，子どもの自己肯定感を育てながら，小児特有の必要十分で手厚い配慮を提供する支援から依存を助長させない自律・自立，自己管理能力を育てる支援体制へと，子どもの成長に合わせて変化していくことが大切である。医療体制の構築はいまだ途上で，小児医療・成人医療双方への啓発が必要である。

6節　家族支援

子どもの個性が危機に直面すると露出するように，家族機能も同様である。

長期的な入院が必要であったり，子どもの生命が危機的状況に陥っている病状の場合には，家族の様子がひと段落ついたと思われる時期に，家族全体のアセスメントができるとよい。子どもをどのように育ててきたかを尋ねながら，養育者の経済面，社会面，心理面などの状態から，その家族の持つ力や脆弱さを可能な範囲でアセスメントするのである。これを知った上で行える日常診療での小さな配慮が有効な支援となり，また家族の反応を意識せず行っている医療行為がその家族にとっては，非常にストレスになっていることに気づくことができる。通常では，気にならない家族の脆弱性であっても，直面する課題が大きなものとなるとそれまでの家族のバランスを維持できなくなり，入院生活に支障を来したり，医療者とのトラブルも起きかねない。

問題が起きてからの対応に要する労力は測り知れず，スタッフは疲弊し，その後の患者—医療者の関係にも影響することもある。情報収集のためのひと手間はかかるが，限りのあるチーム力を患児・家族のために有効に投入できるし，それにより，苦難を乗り越えたという経験となれば，家族の成長にもつながる。

フィラデルフィア小児病院の小児がん精神腫瘍チームが作成した家族についてのアセスメントシート（Kazak et al., 2001）は，疾患にかかわらず参考になる。親族の精神疾患の有無など，尋ねにくい質問もあるが，各施設でアレンジも可能だろう。熟練の看護師，ソーシャルワーカー，心理師など誰が利用してもよいとされている。

そして，家族支援には，多職種連携は不可欠で，小児科の担当医やソーシャルワーカー，臨床心理師，リエゾン看護師など施設に配置されている職種の守備範囲を理解し合っておくと連携がとりやすいだろう。

7節　トラウマという視点

子どもが，身体疾患による症状や外表の変化，経験した事故や災害など，理解を超えた自分の力ではどうにもできない脅威，自分の命を脅かされる恐怖，と感じた場合には，その子どもにとってのトラウマ体験となり得る。そして，疾患の治療，検査としての痛みや恐怖を伴う処置や環境も，時として，トラウマ体験となってしまう（Balluffi et al., 2004）。しかも，その程度は疾患自体の重篤度より本人の受け取り方に関連しており（泉ら，2002），医療者はそのことを意識して診断から治療の過程に関わることが大切である。非日常の闘病生活の中であっても子どもの安全が保障される居場所の確保，主体性を持って医療処置に取り組む支援，そして自己効力感を育てる視点を意識したケアが必要となる。

トラウマ体験後の，特徴的な身体症状や訴えは，心的外傷後ストレス症状（PTSS）と言われ，侵入症状，過覚醒，麻痺症状がある。子どもに特有な反応は，無意識のう

ちに忘れることである。一見何事もなかったかのように振る舞い，自分では処理しきれない事実から自分を守る自己防衛である。「気がついていない」「大丈夫そうだ」など，大人にとって都合がよいように子どもの様子を解釈しがちであるが，本人の特性を理解し，表現されているものを判断する必要がある。

治癒のために必要な検査や治療としての医療処置に関連したトラウマ反応を増悪させないために必要なことは，子ども自身が主体性を持って治療に取り組むための支援である。それには，まず，自分の病状を理解し検査や治療が必要であることを理解する必要がある。

処置や治療の前には，本人には理解できるように説明を行い，心の準備を促す必要があるし，不安を助長するような環境であれば，治療に支障を来たさない範囲で安心できる環境に工夫する努力が必要である（大矢・藤田，2014）。養育者との分離は一番不安を助長させるので，可能な限り同席できる配慮をする，子どもの視線の壁の高さに安心できる写真や絵で装飾する，医療機器の電子音ではなく，好きな音楽が聞こえるように耳元に音源を置く，など工夫の方法はいろいろある。

そして，困難ながらも医療処置が終了した後には，子どもが安全を実感し，自分らしくいられる支援が，トラウマ体験に誘発される緊張，不安，無力感などから気分を転換するために役に立つ。避けられないトラウマ体験であっても，何とか乗り切ったと主観的な感覚で捉えられる経験となれば，精神的な成長につながるのである。

幼少時期に診断がついている場合は，本人の成長に合わせて，段階を踏んで疾患を説明し理解を促す必要があるが，時期を逸してしまう場合が多いので，気をつけないといけない。特に白血病に代表される小児がんは，発症頻度はきわめて少ないが，1歳以降の死亡原因の上位に入っているように，死を連想させる体験となるために，本人・家族のトラウマ体験となる（図4-2）ことは仕方がないことである。

一方で，本人へ説明することが悪影響ではなく成長を促す（小澤ら，1998）ことが解ってきたので，診断時の理解力に見合った説明はなされるようになったが，がんの種類や進行度により，晩期合併症も含めて診断名を本人に伝えることを躊躇する家族もなお少なくない。

事故や災害などの場合は，治療がひ

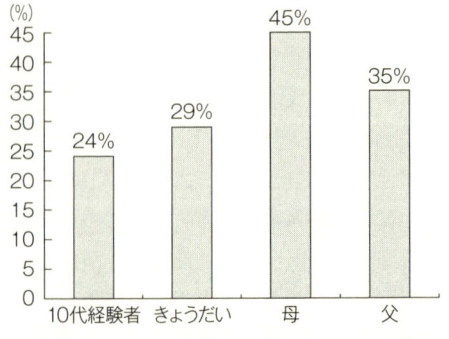

◆図4-2　小児がん経験者とその親の心的外傷後ストレス症状（Kazak et al., 2003）

（10代経験者 24%，きょうだい 29%，母 45%，父 35%）

と段落したら，受傷体験が心にどんな影響を及ぼすか，心的外傷後ストレス症状（図4-3）の症状の出方や，家族ができる対応，医療を受診するタイミングなどを教示しておくことも必要である。

外傷が軽微である場合でも，PTSSが出現する場合があるし，きょうだい・家族，友人などの目撃者も同様に反応することがあるので，PTSSは出現しても異常ではないこと，日常生活が無理なく営める配慮をして安定した生活の繰り返しを積み重ねていくことが対応の中心であることなど，伝えておけるとよい。

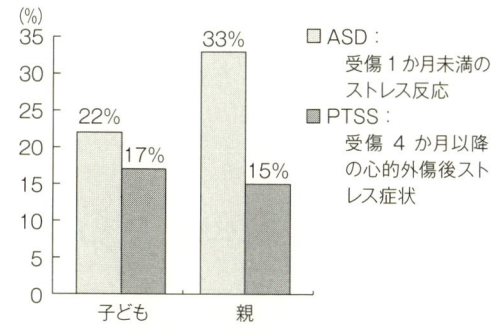

◆図4-3　子供が外傷受傷後親子の急性ストレス反応と心的外傷後ストレス症状
（Winston, Kassam-Adams et al., 2002）

ASD：受傷1か月未満のストレス反応
PTSS：受傷4か月以降の心的外傷後ストレス症状

子ども：ASD 22％，PTSS 17％
親：ASD 33％，PTSS 15％

8節　おわりに

子どもは，心身ともに発達途上にある存在である。身体疾患の発症により，医療者は子どもの成長過程に深く関わることになる。疾患の治療はもちろん優先されながら，子どもの発達に大切な自己肯定感と主体性を持つ支援を提供するべき機会を医療者が見逃さなければ，子どもたちにとって困難な経験でありながらも，それが彼らの成長の糧になるはずである。

小澤美和
聖路加国際病院小児総合医療センター
（執筆当時）

第 5 章

臓器移植患者の「からだ」と「こころ」
―生体臓器ドナーを中心に―

1節　はじめに

　移植医療は臓器を提供する者（ドナー）と受け取る者（レシピエント）の両者が存在して初めて成り立つ。本来，死体（脳死下あるいは心停止下）のドナーからの提供が望ましく，健康なドナーの身体に侵襲を加える生体移植はそれを補完すべきものとされる（日本移植学会倫理指針，2012）。しかしわが国では，諸外国と異なり，生体移植が中心に実施され，一般化している。これは脳死移植のあり方が長期にわたって議論されてきたことと無関係ではない。さらにその背景には深刻なドナー不足がある。

　生体移植はさまざまな倫理的な問題をはらんでいる。移植を必要とする人は，確かに臓器移植なくしては治癒が望めない状況にあり，生命予後や生活の質（quality of life: QOL）が移植によって改善することが期待できる。しかし「人を助けるために，人を傷つけてよいのか？」という命題は大きい。医療のみならず，一般社会においてもこの命題に対する見解はさまざまであり，一致をみることは難しいだろう。

　現時点ではこの問題に対する1つの答えとして，ドナーの自己決定の保障が優先されている（旗手，2009）。臓器を提供するか否かは個人の意思に任され，その個人が臓器を提供することを希望した上で，なおかつ，医学的に無害性（nonmaleficence）が担保されれば，提供可能なドナーとして考えるというものである。しかし，このように個人の意志に移植の可否がゆだねられると，当然「ドナーは本当に自らの意思で臓器提供を希望しているのか？」「意思決定能力には何も問題がないか？」「提供を強制されたり，心理的な圧力をかけられていないか？」など，ドナーの意思に関する問題が生じてくる（Dew et al., 2007a）。

　臓器売買も倫理上，避けて通ることができない問題である。わが国を含め，各国で

臓器を売買の対象とすることは禁止されている。いわゆる無償性の原則であり，金銭収入を目的として臓器が提供される場合，その臓器利用はドナーに対する搾取にあたるという理解が主流な医療・生命倫理学の考え方となっている（旗手，2009）。

　生体ドナーに生じる心理社会的な問題は，このような移植医療が抱える倫理的な側面と表裏をなし，複雑に絡み合っている。本稿ではまず生体臓器移植の特徴と現状を俯瞰する。次に生体移植実施数のほとんどを占める腎移植と肝移植を中心に，生体ドナーにおける臓器提供の意思決定とそれに伴って生じる心理社会的な問題，さらには移植後に生じる心理社会的な問題を取り上げ，最後に，彼らへの心理的な援助の可能性を論じる。

2節　生体臓器移植の特徴と現状

1. 臓器移植の対象となる臓器

　心臓は脳死下ドナーからの提供以外，選択肢はない。生体移植の対象となるのは心臓以外の臓器，つまり腎臓，肝臓，膵臓，肺臓，小腸である。このうち腎臓と肝臓の生体移植が実施件数のほとんどを占めている。

2. 実施状況

　わが国と米国における2013年の実施状況を比較する。わが国で行われた腎移植は1,586件であったが，そのうち生体移植が1,431件（90.2％）を占め，献腎（死体）移植は155件（脳死下67件，心停止下88件）だった。肝移植は408件行われたが，そのうち生体移植が369件（90.4％）を占め，脳死移植は39件にすぎない（日本移植学会臓器移植ファクトブック2014）。

　米国では脳死からの移植が普及しており，移植件数もわが国に比べて圧倒的に多い（2013年ではわが国のおよそ14倍）。それでも移植臓器の欠乏のため，腎移植では一定の割合で生体ドナーからの提供が行われている。2013年には腎移植の総件数16,895件のうち，生体移植は5,732件（34％）を占める。肝臓の生体移植の割合はきわめて低く，同年の肝移植総件数6,455例のうち生体移植は252件（4％）にすぎない(UNOS)。肝移植の9割を生体ドナーに依存しているわが国の事情とは対極にある。

　このようにわが国では腎移植，肝移植ともに大部分を生体ドナーに依存しており，死体ドナーへの依存度の高い米国とは大きく事情が異なる。

3. レシピエント候補者との関係

　生体臓器の提供はレシピエント候補者との関係によって2つに分けられる（UNOS）。

①レシピエント候補者を指定する提供（directed donation）
　a. 血縁者間の提供（biologically-related donation）：レシピエント候補者の親，兄弟姉妹，子どもなどからの提供。
　b. 非血縁者間の提供（biologically-unrelated donation）：配偶者，配偶者の家族，内縁関係にある者，友人，同僚など，レシピエント候補者と親しい関係にある（emotionally-related）者からの提供が通常である。ただしレシピエント候補者とは特に個人的に親しい関係にはない（emotionally-unrelated）者からの提供もありうる。
②レシピエント候補者を指定しない提供（non-directed donation：NDD）
　待機リストの匿名のレシピエント候補者への提供。

　米国では上記のすべてのパターンの提供が可能であるが，レシピエント候補者とは血縁関係になく，親しい関係にもない者からの提供（特定の人物への提供（Dew et al., 2007b）と NDD（Adams et al., 2002）がある）に関してはいまだに倫理的観点から議論が絶えない。

　一方，わが国では生体臓器提供は親族（6親等内の血族，配偶者と3親等内の姻族を指す）に限定されている（日本移植学会，2012）。戸籍上は親族でなくても，例外的に臓器提供が認められる場合もあるが，長期にわたって親族と同等の関係にあることが前提であり，当該医療施設の倫理委員会の承認，さらに日本移植学会の承諾が必要となるため，大変ハードルが高い。

4. 生体ドナーの条件

(1) 倫理的要件

　上述したようにわが国では生体ドナーは親族に限定されている。その他，本人に自発的な提供意思があること，金銭の報酬を目的としないこと，成人で意思決定能力を有していることが求められる（日本移植学会，2012）。

(2) 医学的要件

　生体ドナーは心身ともに健康であることが前提となるが，これには2つの意味がある。1つは臓器提供後もドナーは心身の健康を維持でき，期待される寿命を全うできること，いま1つは提供された臓器によってレシピエントに病気（がん，感染症など）が持ち込まれないことである。これらの観点から生体ドナーが適応外となるのはコントロール不良の高血圧，糖尿病，がん，HIV/AIDS，肝炎，その他の臓器障害を有している場合であるが，しかるべき治療を受けた後には適格となることもある（Delmonico, 2005）。

　精神医学的要件として，わが国では未成年者および意思決定能力が問われるケース（精神疾患患者，知的障害者，認知症患者などの一部が含まれる）は不適格とされるが（日本移植学会, 2012），判断に苦慮することも少なくない（Nishimura et al., 2012）。米国では精神障害の存在は絶対禁忌ではなく，相対禁忌として考えられているが，一般に活動性の精神障害や物質乱用・依存は不適格とみなされている（Rodrigue et al., 2007）。

5. 生体移植の実際

(1) ドナーとレシピエントの適合性

　臓器移植の成功を左右する最大のポイントは拒絶反応の制御である。他者からの臓器移植では免疫反応のために拒絶反応が生じ，そのままでは移植臓器廃絶に至るが，この拒絶反応を防止するために術前にドナーとレシピエントとが免疫学的に適合するか否かを調べる。組織適合検査と呼ばれ，赤血球型（ABO型），白血球型（HLA・リンパ球型），抗ドナーリンパ球抗体の有無，抗リンパ球抗体の特異性の検査などが含まれる。拒絶反応はこれらの検査の適合度と免疫抑制療法の強化によっておおむね制御できるようになっている。

　最近の生体腎移植ではABO不適合や抗ドナー抗体陽性などの免疫学的ハイリスク例にも良好な生着率が得られており，かつては考えられなかった非血縁者（配偶者など）からの提供も可能になっている（Takahashi, 2007）。

(2) 臓器摘出に伴うリスク

　生体移植が可能な臓器でも，ドナーからどのような形で臓器を摘出するのかは臓器ごとに異なる。腎臓は通常1人の人間が2つの臓器を有しており，その2つの一方を

提供することが可能である。肝臓，肺臓，膵臓は臓器を部分的に切除して摘出することによって提供することができる。このうち，肝臓では提供した後にドナーに残される臓器の大きさを考慮した上で，レシピエントに提供できる臓器の大きさが決まり，その提供臓器の大きさがレシピエントの回復に十分なものでなければ提供することができないため，かなり厳密な臓器サイズのマッチングが行われる。

近年，移植医療の進歩により，生体ドナーのリスクは大きく軽減している。臓器摘出に伴う死亡リスクは腎で 0.03％（Davis & Delmonico, 2005），肝で 0.15％（Brown, 2008）である。腎移植では内視鏡下に腎臓を摘出する手術が導入されたことで術後の回復が早く，傷の痛みが少なく，合併症も減少している。

ドナーの入院期間は，例えば腎移植ではおおむね 1 週間以内である。費用もレシピエントの医療保険でまかなわれるため，医療費の負担はほとんど生じない。しかし多くのドナーは移植の準備のための通院や入院のために仕事を休む必要があり，このために生じる損失は補完され得ないのが現状である。

(3) レシピエントの予後

ドナーから提供された臓器がどのくらいレシピエントの体内で機能し続けるか（生着期間）は，移植技術や免疫抑制剤の開発で年々向上している。わが国における生体腎移植後の累積生着率は 1989 年までで 1 年生着率 85.3％，5 年生着率 67.6％だったが，2006〜2012 年では 97.8％，92.8％に上昇している（日本臓器移植学会，2014）。しかし裏を返せば，移植腎は永久に生着し続けるわけではないということを示しており，こうした情報はドナーの移植選択の意思決定には欠かせない要素だ。

生体肝移植後の累積生存率（2013 年末の集計）は，1 年 84％，3 年 80％，5 年 77％，10 年 71％，15 年 68％である（日本臓器移植学会，2014）。移植した臓器が廃絶すれば，腎移植ではレシピエントは透析に戻ることで生命を維持できるが，肝移植の場合は死を免れない。

3 節　生体ドナー候補者の臓器提供の意思決定と心理社会的問題

1. 臓器提供の動機—なぜ人は臓器を提供するのか？—

生体移植がいかに安全に行われるようになったとはいえ，提供に伴う身体的侵襲は大きい。それなのになぜドナーは臓器を提供するのだろうか。臓器提供は他愛主義（altruism）に基づく医学的な行為とされる。具体的には，①利害関係なしに他者の幸福を求める，②自発的である，③他者を助けるという明確な意思がある，④報酬を

◆表5-1　腎移植ドナーの抱える心理的問題（春木, 2007; 小林, 2008を改変）

移植が決まるまで	移植後
誰がドナーになるか 　・家庭内緊張，家庭内葛藤の存在 周囲からの（無言の）期待 　（家族・レシピエント・医療者） 断ることで生じる不和への懸念	自身の健康の心配を表出できない 　・「レシピエントが心配するから」 医療的フォローアップの少なさ 　・自身の健康の心配 レシピエントの健康への心配 腎機能低下時・拒絶時の罪悪感 恩きせ，過剰な期待，干渉，過保護 突き放し 　・「もう腎臓をあげたのだから」 　・「いつまでも病人ではない」 周囲の理解の少なさへの不満 　・自分への気遣いが少ない 　・なんでも片腎になったためと片づけられる
移植前	
手術そのものへの不安 身体脆弱化の不安 死の不安 贖罪感，罪悪感 　・「こんな体に産んでしまった」 　・「早く気づいてやれなかった」 被害感，犠牲感，敵意，攻撃的感情 　・「なぜ自分が？」 報酬要求，補償要求の心理 高揚感，ドナーへの過剰な期待 提供したい気持ちとしたくない気持ち（アンビバレンシー）	

期待しない，といった要素からなる（Dew, 2007a）。

　ただし，提供の意思はその人の置かれた状況から生まれてくるものであり，家族関係や生活状況の影響を受けざるを得ない。このため提供の動機や意思決定のプロセスは多様なものとなり，そこからさまざまな心理社会的な問題が生じうる（表5-1）。

2. 臓器提供の意思決定

（1）臓器による違い

　臓器提供の意思決定のあり方は臓器によっても異なる。肝移植の場合は，移植を必要とするレシピエントが劇症肝炎などで生命的に切迫した状況に置かれている中で，移植をするか否かが決定される。レシピエントに意識障害が生じ，自分自身の意思決定が難しくなっている場合も少なくない。そうした中でドナー候補者はドナーになるかどうかの意思決定を求められる。

　一方，腎移植の場合には，腎機能の代替療法として確立された透析療法があるため，移植以外にも，透析をしながら生活するという選択がある。末期腎不全に至った者は透析を行いながら移植について考えることができ，移植を受ける時期もある程度自分の意思で決めることができる。さらに移植が不成功となっても再び透析に戻ることで生命を維持できる。このためドナー候補者も「レシピエントには透析という選択もある」と知りながら，それでも移植するのか，いつ臓器を提供するのかを時間をかけて

考えることが可能になる。こうした意味では，肝移植に比べて腎移植は医療を受ける者の選択肢の幅が広いといえる。

(2) 意思決定は何を理解，認識してなされるのか？

我々は生体腎移植ドナー候補者の面接内容を質的に分析した（Nishimura et al., 2009）。それを通して見えてきたドナー候補者の臓器を提供するか否かの意思決定における思考，認識の特徴は以下のようなものであった。

a) レシピエントに関わること
透析とそれによる制約，体調不良，本来期待されるような役割を果たせていないことなど，レシピエントの抱える苦痛は大きい。そのため，移植によって透析から解放され，元気な人と同じように仕事や家庭のことができるようになってほしいとドナー候補者は願い，また元気になったレシピエントを見ることで自分も楽になりたいと思う。

b) ドナー候補者自身に関すること
ドナー候補者が「自分自身について」考えるのも当然である。ドナーとなることで自分の健康や生活に悪い影響が及ぶのではないかという不安を訴えることもある。また自分のライフサイクルの中でいまが提供しやすいタイミングかどうか，例えば，定年退職して落ち着いた，子育てが終わった，なども考慮して提供する時期を考えたいとも思っている。

c) 移植への意味づけ
ドナー候補者は移植にさまざまな意味づけをする。子どもへの提供を考えている母親は子どもを病気にさせてしまったとか，健康な体に産めなかったと感じることで自分を責め，その償いとして提供したいと話すことがある。一方，「レシピエントの病気は，無茶な生活の結果生じたことで自業自得だと思う」といった考えは，非提供を決めるドナー候補者に時折見られる発言である。提供することでレシピエントの希望をかなえられる，レシピエントに感謝されるといったことも提供の動機づけになる。もちろん，自分自身の人生観や宗教感から臓器提供がその価値を持つものとして選択されることもある。

d) ドナーセレクションと家族関係
自分以外の家族がドナーになる可能性があるのかについての検討も行われる。自分が真っ先に提供したい，という積極的な意思表明もあれば，自分より若く将来のある子どもには提供させたくない，結婚して家庭を持った兄弟に提供を依頼するには抵抗がある，といった発言もある。もちろん，ドナーがレシピエントとの関係が良いと感じていれば，それは提供の大きな動機になる。両者以外の家族の姿勢も，実は大きな要素である。

家族内で行われるドナーセレクションはレシピエントとドナーだけでなく，同居する家族，親族を含めた家族関係の実にさまざまな問題を浮き彫りにし，時に家族関係に大きなしこりを残すこともある。生体移植という医療が生じさせるひずみといえよう。

e）情報のアクセスと医療への信頼感

移植についての情報を得る姿勢もさまざまである。インターネットや書物などを通じて，移植の成績や安全性などについて情報収集することで安心してドナーになる人もいる。一方で「あげる気持ちだけで十分だから」「かえってこわくなるから」など，あえて情報を知ろうとしない人もいる。このような人にはドナーになることのリスクを十分理解した上で意思決定できるように促す必要がある。我々の調査では術前にきちんと情報収集を行うタイプのドナーは，臓器提供1年後にも精神的に健康な状態を保っている可能性が示された（小林ら，2004）。

3. 「第三者」による意思決定の支援，自発性の確認

2006年9月に発覚した宇和島における移植臓器（腎臓）の売買事件は生体臓器移植に対する社会的信頼を揺るがし，移植そのものに対する倫理観をも大きく問われるに至った。この問題が契機となり，日本移植学会は臓器提供に関する倫理指針を改定し，臓器の提供意思が他からの強制ではなく，自発的意思に基づくものであることを「第三者」が確認すること，さらにその前提として意思決定のプロセスを支援できる医療体制を整備することを求めた。この「第三者」とは「移植に関与していない者で，提供者本人の権利保護の立場にある者で，かつ倫理委員会が指名する精神科医などの複数の者」と定められている（日本移植学会，2012）。評価手順，方法に関して明確な指針がない状況が続いていたが（西村，2011），2013年に日本総合病院精神医学会から指針がまとめられた（日本総合病院精神医学会治療戦略検討委員会・臓器移植関連委員会，2013）。これによって施設を超えた一定のコンセンサスを得た評価が行われることが可能となったが，今後さらに経験を積み重ね，改訂されていく必要があろう。

4. 東京女子医科大学病院における意思決定の支援，確認システム

東京女子医科大学病院（以下，当院）では移植チームからは独立した「第三者」機関として，専門外来を設け，精神科医と臨床心理士が対応している。

（1）提供の意思決定の支援

生体腎移植を考えて来院したドナー候補者とレシピエントは，まず移植チーム（移

植医，レシピエント移植コーディネーター）から移植についての情報提供を受ける。コーディネーターはドナー候補者に自発的な提供意思があるかを確認し，意思確認の第一段階としている。この段階で移植に対する強い不安，家族関係への懸念，精神医学的な既往歴などが明らかになった場合には専門外来に紹介される。移植医から直接紹介される場合もある。

問題症例は移植チームとのカンファレンスで共有され，ドナー候補者やレシピエントの意思が定まらない場合には，移植に向けた準備の中断を提案することもある。

(2) 提供の意思確認

当院では通常，初診から移植実施まで1，2年かかる。コーディネーター面接でおおむね問題なしと判断された場合には，移植予定日の約3か月前に「第三者」による意思確認のための面接を行う。この面接はドナー候補者，レシピエントに対してそれ

◆表5-2　生体ドナー候補者の意思確認のための心理社会的評価のポイント

（日本総合病院精神医学会治療戦略検討委員会・臓器移植関連委員会，2013を一部改変）

- ●提供の動機
  - ・提供の理由
  - ・提供をどのようなプロセスで決心したか
  - ・他者からの強制や心理的圧力はないか
  - ・移植への期待：現実的で合理的なものか
  - ・提供に躊躇していないか（アンビバレンシー）
- ●レシピエントとの関係
- ●臓器提供に対する家族の理解と態度
  - ・提供への圧力や反対
  - ・サポート態勢（心理的なサポート，実務的なサポート）
- ●手術や回復に関する知識
  - ・手術のリスク，起こりうる合併症，予想される回復時期，費用
  - ・レシピエント側のリスク，ベネフィット，可能な代替治療
- ●精神障害の既往歴・現在症
  - ・精神障害（統合失調症，気分障害，不安障害など）
  - ・パーソナリティ障害
  - ・物質使用歴（乱用・依存の症状，アルコールその他の物質の使用量と使用頻度）
  - ・自殺念慮・企図の既往
  - ・認知症，知的障害
- ●意思決定能力
- ●心理社会的な状況
  - ・夫婦関係，家族関係の安定度，生計
  - ・信仰宗旨
  - ・職場，家庭などにおける他のストレッサー
  - ・会社や学校側のサポート態勢
  - ・健康関連行動（肥満，喫煙，飲酒など）：提供後のセルフケア能力を示唆

ぞれ別に行う。意思確認にあたっての心理社会的な評価のポイントを表5-2に示す。自発性が疑わしい場合にはレシピエントを面接に同席させることもある。お互いの話に齟齬がないか，お互いに対する感情表出はどうかなどが参考になる。もしドナー候補者への便宜供与や強制・圧力が明らかになった場合や，精神疾患などのために意思決定能力がないことが明らかになった場合には移植は取りやめになる。

　ここで誤解してはならないことは，この面接は移植適応外か否かを決めるためだけのものではないことだ。ドナー候補者が最終的に提供を決断しても，提供しない決断をしても，彼らの心理社会的機能が損なわれることがないように，介入すべきことがあればそれを明確にする必要がある（Abecassis et al., 2000; Leo et al., 2003）。

4節　移植後に生じる生体ドナーの心理社会的問題

1. 移植後のドナーのQOLと心理社会的な予後

　移植後にドナーのQOLや心理社会的な状況はどのように変化するのだろうか？このテーマを扱った57の論文（腎移植42，肝移植15）のレビュー（Dew et al., 2007a）によれば，「提供したことを後悔している」と答えたドナーは腎移植で0〜10%（中央値3%），肝移植で0〜5%（中央値0%）と大変少なく，「もしチャンスがあればまた提供したい」と腎で95%（中央値，以下同），肝で100%のドナーが答えている。しかしながら「提供後，心理的につらい（うつや不安など）」（腎10%，肝7%），「提供後，身体的に健康を害した」（腎8%，肝12%），「健康面の心配がある」（腎20%，肝36%）など，心身両面への影響は無視できない。また，「レシピエントとの関係が悪化した」（腎2%，肝4%），「配偶者や家族との関係が悪化した」（腎11%，肝29%）など，家族関係は提供によって必ずしも良い方向にいかないことが示唆されている。

　そもそも健康な人がドナーになるのだから，ドナーはもともと一般人口と比較してQOLが高く，提供後さらに向上することが知られている。多くのドナーは提供後も良い健康状態を維持でき，家族関係が良くなり，レシピエントの健康回復に手助けできたという満足感を得ることができるからだ（Jacobs et al., 1998）。しかし上述のように，QOLや心理社会的な予後が不良のドナーが少なからず存在する。このような予後を悪化させる危険因子を明らかにすることができれば，移植前後で具体的な介入が可能となるだろう。

2. ドナーの心理社会的予後に影響するもの

　表5-2に示した評価のポイントには，生体ドナーの心理社会的予後を悪化させる危険因子が含まれている。中でも臓器提供時の明らかな躊躇がある場合には，その理由を明らかにし，十分な情報提供を行い，熟慮期間（cooling-off periods）を置いて，本当に提供を希望しているかを確認する必要がある。

　家族間の葛藤が移植後に顕在化する場合もある。文献上，家族内の厄介者を意味する「Black sheep（黒い羊）」と呼ばれるドナーの存在が指摘されてきた。彼らは家族に対して何らかの負い目があり，それを償い，家族内の立場を取り戻すために臓器提供を希望するが，結果は必ずしも良いとは限らない（Dew et al., 2007a）。

　さて，ドナーはレシピエントの健康回復を願って提供するのであるから，レシピエントの予後はドナーの心理状態に決定的な影響を及ぼすと予想される。しかし実際には必ずしもそうではない。質的な研究によれば，たとえ移植が不成功に終わり，移植臓器が廃絶し，レシピエントが死亡したとしても，ドナーにはレシピエントのためにやるだけのことはやった，提供のチャンスを得ることができたことに感謝したいという声が多い（Dew et al., 2007a）。

5節　「第三者」としての心理的支援のあり方

1. 提供しない意思をも保証し，支援する中立性

　医療者に課せられる課題は「病者の回復」であるため，医療者は無意識のうちにドナー候補者に臓器提供を期待する。「第三者」として生体ドナー候補の意思決定を支援するときに重要なのは「提供する」決断を支援するのではなく，「提供するかしないか」を決めていくプロセスを支援する姿勢である。医学的観点から臓器移植を受けるメリットがいかに大きくても，ドナー側の提供意思は独立したものとして支援されるべきである（西村, 2011；日本総合病院精神医学会治療戦略検討委員会・臓器移植関連委員会, 2013）。

2. 提供の強要，圧力がある場合の対応の難しさ

　レシピエントや家族から臓器提供の強要や圧力があったことをドナー候補者が打ち明ければ，その移植は取りやめになる。しかし，しばしばドナー候補者はこのことをレシピエントや家族にはわからないようにしてほしいと訴える。このような場合の対応は大変難しい。なぜ提供しないことを家族に言えないのか，家族の関係性やその歴史にまで踏み込んだ面接が必要となることもある。移植チームとの連携も欠かせない

(日本総合病院精神医学会治療戦略検討委員会・臓器移植関連委員会，2013)。

3. 提供しない決断をしたドナー候補者への配慮

　さまざまな思案の後，提供しないことを決断したドナー候補者にこそ，心理的支援が必要かもしれない。レシピエントの病状悪化などによって，自責の念にかられたり，家族関係が悪化することもある。しかし，現時点ではこのようなドナー候補者に対するサポート体制はほとんど構築されておらず，相談窓口の整備が望まれる（日本総合病院精神医学会治療戦略検討委員会・臓器移植関連委員会，2013）。

西村勝治
東京女子医科大学神経精神科
(執筆当時)

第二部

チーム医療に必要な「こころのケア」の実践スキル

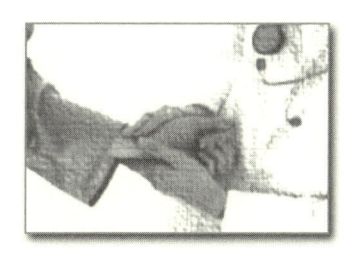

第二部　チーム医療に必要な「こころのケア」の実践スキル

第 6 章

医療スタッフへのコンサルテーション

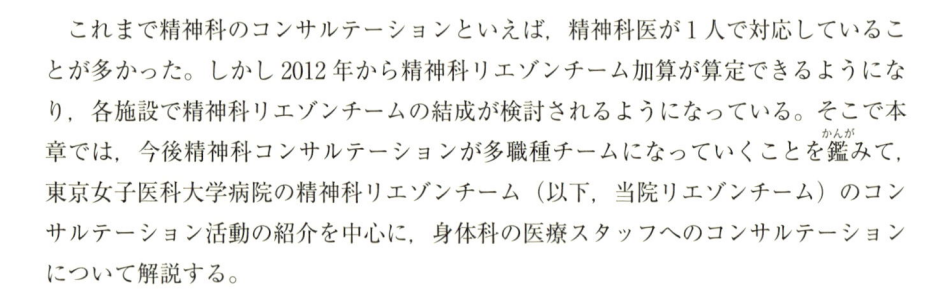

　これまで精神科のコンサルテーションといえば，精神科医が1人で対応していることが多かった。しかし2012年から精神科リエゾンチーム加算が算定できるようになり，各施設で精神科リエゾンチームの結成が検討されるようになっている。そこで本章では，今後精神科コンサルテーションが多職種チームになっていくことを鑑みて，東京女子医科大学病院の精神科リエゾンチーム（以下，当院リエゾンチーム）のコンサルテーション活動の紹介を中心に，身体科の医療スタッフへのコンサルテーションについて解説する。

1節　コンサルテーションという行為

　コンサルテーションの本質を見極めるために，一度医療現場を離れてみる。例えば企業のコンサルテーションの場合，コンサルタントの存在理由とその職能は以下の6つにまとめられている（竹本，2005）。

①外部者としての客観性：クライエントに対して助言・助力を「第三者の立場」から行う。利害関係を持たない立場という要件なくしてコンサルティングは成立しにくい。
②専門家としての立場：専門家としての深い知識，経験がクライエントの要望に応えられる要件となる。
③自由にして柔軟な発想：第三者の立場は，当事者のように結果についての責任を持つことはない。この立場が当事者よりも自由な発想ができる根拠となる。これが"第三者効果"である。
④信頼・ラポール：第三者の立場は利害得失のない分，信頼感が得やすい。

⑤経営者トップへの理解者：経営者のトップに対する場面では，社内の誰にも口に出して語りがたいトップとしての心の内側を打ち明けることができる存在である。
⑥経営者のカウンセリング・意思決定：経営者が初めて会ったばかりのコンサルタントの口から，常々自分が抱いていた構想や考えについて理論整然と聞かされると，やはり自分の考え方は間違っていなかった，と自信を持ち，勇気百倍のパワーを得た気持ちになれる。

つまりコンサルテーションとは，専門知識を持って第三者の立場から依頼者の問題の解決を支援するということであるといえる。
このうち「第三者の立場」が客観性や柔軟性ひいては信頼性にまで影響を与える重要な要素になっている。医療スタッフへのコンサルテーションにおいても，この立場をどのように理解し，利用できるかによってコンサルテーションの質を大きく左右するといえる。

2節　精神科リエゾンチームとしてコンサルテーションを行うということ

リエゾンチームのメンバー編成や活動の形態は施設によって大きく異なるが，当院のリエゾンチームは現在6名のリエゾン担当医（全員精神科外来兼務，2名は入院病棟の担当も兼務），3名のリエゾン看護師（うち2名専任）と2名の心理師（専任および兼任1名ずつ）で構成されている（2015年3月現在）。当院精神科コンサルテーションの歴史は古い。1986年から精神科医が単独で精神科コンサルテーションの活動を行ってきており，10年後の1996年からはリエゾン看護師により看護相談という形式で独自にコンサルテーションが開始された。2000年からは心理師も活動を開始し，2013年からさらに1名専任として加わった。このように精神科医やリエゾン看護師が単独で活動していた時期が長いため，それぞれの職種の活動を改めてチームとして編成する必要性があった。

すべての職種を改めて1つのチームとして編成するための方法として，当院では依頼を受けてからフォローアップまでを全症例についてチーム・メンバー全員で関わることにした。すなわち，効率の悪さを承知の上で全員の共通経験を蓄積することに主眼を置いたのである。

チーム・メンバー全員で病棟に赴き，依頼者が何にどの程度困っているのか，患者や家族は何がつらいのか，患者-家族，患者-医療者関係はどうなっているのかについてそれぞれの職種が同じタイミングで同じ情報を見聞きすることにしたわけである。

以下，当院リエゾンチームの依頼を受けてからフォローアップまでの一連の流れを

紹介する。

1. 依頼を受ける

コンサルテーションは主科（身体科）スタッフの依頼から開始する。現在は電子カルテ上で依頼を受けることがほとんどであるが，緊急を要する場合には直接電話がかかってきたり，声をかけられて依頼を受けることもある。

当院では精神科コンサルテーションがリエゾンチームとして行われていることは周知されており，以下の3つの経路によって依頼を受ける。

①身体科医師から精神科リエゾンチームに対して依頼が行われる場合
②主科看護師から看護相談という形式でリエゾン看護師に依頼が行われる場合
③主科看護師が身体科医師に相談し，身体科医師から依頼が行われる場合

どの依頼経路によるものであってもリエゾンチーム内で共有されるが，依頼経路の違いによって主となるコンサルティが変わることには留意している。

2. アナムネーゼを作成する

ケースカンファレンスを開催し，依頼票を全員で読んだ後，研修医がコンサルテーションの対象となっている患者の基本情報や病歴，基礎疾患，入院当初の記録や現在の状態，最新の検査データなどを盛り込んだアナムネーゼを作成する。アナムネーゼ作成時は，医師，看護師，メディカルスタッフなどすべての職種による記載に目を通すことで，多面的な情報を収集できることを研修医に伝える機会にもなっている。

3. ナースステーションで行うこと

アナムネーゼの情報を元に研修医とメディカルスタッフとで病棟に赴き，主科スタッフの困りごとを直接聴取する。病棟に往診に行く場合は，他科受診や透析などの時間帯をあらかじめ情報収集することはもちろん，患者に精神科受診についてどのように伝わっているのかを聞く。

この際，誰が何に困っているのか，それはいつからか，患者はどのような治療を受けているのかなどについて紙に書き出して，時間軸に沿って話を整理するとよい。主科スタッフの説明が専門的でわからない場合は質問する。またどのような説明が患者に行われており，それを患者がどのよう捉えていると思うかということも非常に重要な情報となる。今回の入院の目的，病気や治療の見通し，今後の主科としての短期的

および長期目標についても確認を行う。精神科コンサルテーションをよく利用する科のスタッフを対象とした調査によると，精神科コンサルタントが「状況および問題の核心を理解していること」がコンサルテーションに対する満足度に最も影響を与える項目であった（Lavakmar, 2013）。この項目が上位に上がるということは，すなわち，精神科コンサルテーションが依頼された時点ではこの点が必ずしも明確になっていないということだ。対人関係の問題は目に見えないため，何が問題なのかを言語化することが難しいだけでなく，関係者のさまざまな感情が整理できていないことに起因するであろう。

精神科コンサルテーションとしては，まず，コンサルティとの会話を通して，問題を概念化することから援助をスタートする必要がある。

4．仮説の立案

後期研修医とメディカルスタッフで，認知機能や情動などを中心とした患者の精神的な状態，診断名，仮説，薬物療法の可能性と薬剤の選択肢などをまとめて上級医であるリエゾン担当医に報告する。全員でディスカッションを行った上で，次にリエゾン担当医を中心に本診察を行う。このプロセスは，チーム内での議論を活性化し，多職種チームとしての質が高まるだけでなく，研修医に対する教育としても有効である。

5．患者の診察を行う

チームとして最も配慮が必要な段階のうちの1つである。患者本人には精神科受診のニーズがないことも想定する必要がある。

またリエゾンチーム全員で往診に赴いている場合は，大人数で病室に押しかけることはしないようにしている。プライバシーの確保に配慮し，場合によっては面談室を用意する。ベッドサイドで面接を行う場合は，まずは自分も座り，患者と目を合わせることが基本である。

面接ではまず自己紹介し，なぜ自分が往診に来たのか説明する。コンサルティである主科スタッフの依頼理由とは別に，患者自身が何に困っているかについて聞く必要がある。しかしその場合もやはり主科から聞いた痛み，呼吸苦，だるさ，気持ち悪さなどの身体症状について聞いてみることがスムーズである。

6．再びナースステーションへ

診察結果はカルテ記載を行うだけでなく，直接口頭で主科スタッフと共有するため

に再びナースステーションに赴く。インタラクティブな対話を行うことによってのみ，コンサルティが納得のいく回答を行うことができる。このやりとりの中でフォローアップの予定を共有する。

7. フォローアップ

　フォローアップは必要に応じて3日後や1週間後などに設定し，病棟に赴きスタッフから情報収集した後に患者の診察を行う。フォローアップに赴くメンバーは問題の性質に応じて単独で行ったり，複数の職種が一緒に行う。依頼目的であった問題がどの程度改善しているかについて定期的にリエゾンチームが質問することでコンサルティは問題の変化についてモニタリングする機会を得る。

　堀川（2004）によると，精神科医が1人でコンサルテーションを受けている場合，以下のような不満や不信が一般診療科の医療者からリエゾン精神科医に寄せられることを報告している。

1) 精神科医は身体疾患患者の面接に不慣れで，患者の信頼を得ることができない。
2) 症状が良くならない。
3) 身体疾患についてごく基本的な知識も関心も持っていない。
4) 患者への心理的アプローチを行わず，薬のみを処方する。
5) 身体疾患に悪影響のある薬を平気で処方する。
6) 自分だけが患者の心理に詳しく，全人的な医療を重視しているような態度をとり，これまでのチームの努力や工夫を少しも評価しようとしない。
7) チームに加わろうとせず，患者と2人だけの治療関係を重視しているようにみえる。
8) 主治医や看護師にきちんと説明しない。返信にも詳しいことを書かない。
9) 診断や治療に関する精神科医の説明を聞いても不明確で納得できない。
10) 一般診療科の医療者特に看護師は患者の心理とそれをふまえた具体的な対応の方法が知りたいのに，これについて精神科医は何も言わず，質問しても答えられない。
11) 専門用語について言うと，それを使う精神科医自身がよく理解していないようにみえることがある。

などである。

一方，山内（2013）によると，多職種が連携しチームでコンサルテーションを行うことによって実現されていることとして，

1）精神科（医）に対する拒否感・抵抗感の緩和
2）患者の精神機能・状態の多角的な査定
3）「治療導入・変更」と「その後のモニタリング」の分担
4）心理師・リエゾン看護師主体の介入

などである。精神科医が単独でコンサルテーションを行っているときに一般診療科から受ける不満が，チームでコンサルテーションを行うようになっただけで解消されるわけではない。しかし主科スタッフと精神科コンサルタントとの関係性の構築の仕方や情報の収集が多角的な側面から行われるようになっている。

3節　リエゾン・カンファレンス

スタッフからのコンサルテーションはカンファレンスという形式をとることも多い。カンファレンスで主科スタッフに患者の精神状態を説明し，対応に関する話し合いをうまく行うためには，いくつか留意しておくべき点がある。

1. カンファレンスの種類

佐野・菊池（2004）によると，リエゾン・カンファレンスはいくつかのタイプに分けられる。身体科スタッフとの情報交換の場として行われる日常的なものと，若干構造の引き締まった中規模のものである。中規模のものは患者に関するある程度の情報が得られた後，精神科側の患者理解を伝え症状や問題を解説するとともに，今後を検討するための病棟規模のカンファレンスである。参加者は，身体科主治医，看護師長など管理スタッフ，精神科リエゾン・チーフなどで，週1回程度の頻度で行われることが多い。精神症状や問題について解説し今後の経過予測を提示し，病棟移動の適否や時期なども検討することがある。

2. 医療スタッフとどのように情報共有を行うか

重症の身体疾患で緊迫感の続く入院治療を長期間余儀なくされ，主治医をはじめとした主科スタッフと濃密な時間を過ごすことが多い患者の場合，治療者と親密度や親近感が非常に高くなっていることがある。しかし精神科診療においては，患者との間に一定の心理的距離を置くことが，診断や治療を行う上で重要であることから，スタッ

フと患者の間に築かれている治療関係に違和感を覚えることもある。
　このように身体科や疾患の違いによって治療関係の質が異なることが，しばしば主科スタッフと精神科コンサルタントの間の認識のギャップになることがある。
　名郷（2012）は主科の主治医と精神科コンサルタント間のギャップを受け入れ，認識することの重要性を指摘した上で，お互い歩み寄るためのさまざまな方法を紹介している。

(1) パターナリズムによるアプローチ

　これはコンサルト内容について「まず真っ先に解決すべき問題として何がありますか」と問いかけ，絞り込まれた明確な問題に対して専門家としての明確な推奨が最優先であれば，パターナリスティックに対応策を提案してみるという方法である（名郷，2012）。

(2) コンサルテーションにおける「患者中心の医療の方法」

　主科主治医と精神科コンサルタントが十分に情報共有をしながらお互いの共通基盤を見出し，現実的な判断をする方法である。患者についてよく知っているのは主科であり，コンサルタントが患者全体を把握できておらず，コンサルタントの意見や判断が的外れである可能性も否定できない状況のほうが多いのが現実であろう。そのような場合，お互いの信頼関係を重視し，どちらの意見を採用するというのでなく，お互いが歩み寄る中で，できる限り共通の基盤を見出し，あらかじめ決められた医療に向かうのではなく，その場での現実的な決断をしようという方法である（名郷，2012）。
　最後に3つ目の方法として当院のリエゾンチームが用いている行動医学的アプローチを紹介する。

(3) 行動医学的アプローチ

　行動主義的方法として機能分析を用いる方法である。精神科コンサルタントが，患者の問題を行動に置き換え，時間の流れと事実を図に描くなどして整理する。その後，患者の身近にいる主科スタッフの観察をもとに，参加者全員で行動の随伴性を考える。

　以下，佐野・菊池（2004）のカンファレンスの分類では中規模カンファレンスの亜型といえるもので，行動医学的アプローチを用いたリエゾン・カンファレンスの例をあげる。

3. 行動医学的アプローチによるリエゾン・カンファレンスの例

【症例・疾患】

70代，女性．骨粗鬆症，遅発性脊髄麻痺．

【現病歴および依頼状の内容】

X-1年に転倒して椎体骨折．うつ病の鑑別診断の依頼．

【病棟への事前訪問での情報収集】

整形外科の治療方針としては，現在は60°のベッドアップを上限としている．今後はリハビリテーションをすすめて座位による椎体への負荷後，画像による骨の評価を行う予定．評価の結果次第で，再度手術を行うか転院して治療を継続するか決定．しかし患者はリハビリテーションを拒否し，否定的な発言が多く易怒的．そのため治療や看護が困難になっているためコンサルテーションを依頼した．

【患者の診察の結果と主科へのフィードバック内容】

精神科医はうつ病および認知症（HDS-R施行）は否定．長期入院による適応障害の診断とした．薬物療法は不必要と判断．

【リエゾンチーム内の役割分担】

心理的サポートの可能性をアセスメントする目的で，心理師がチーム・メンバーとして定期的に訪室することになった．

【リエゾンカンファランス開催の経緯】

心理師が患者のもとに訪室すると，骨折から現在の治療までの経緯，教授回診のこと，自慢の子どもたちのことについてよく話された．主科スタッフに報告すると「この患者さんが楽しそうに話をする様子は初めてみました．どうすれば上手に関われるのか教えてください．カンファレンスを開くので出席してもらえますか」と提案があった．

【カンファレンス開始時の状況】

カンファレンスの出席者は，病棟主治医と担当看護師および主任看護師と心理師であった．カンファレンスを開始すると，病棟スタッフからは「本人のやる気次第で，車

いす移乗も可能かもしれないのにもったいない」という患者に対する憤慨や「『動きましょう』『食べましょう』と言えば言うほど機嫌が悪くなる。極力関わらないようにしたほうがいいのではないか」という患者に関わることへの無力感や徒労感に関する発言が相次いだ。主科スタッフ間では患者に対して否定的な感情が生じており，カンファレンスはそれが吐き出される形で開始された。

以下，カンファレンス上でコンサルタントとして心理師が行ったことを紹介する。

【主科スタッフの努力や工夫を理解する】

まず，問題の要点を以下のように紙に書き出した。

- 医学的には回復しており，リハビリ次第でADLが上がる可能性もあるのに患者は動かない。
- 骨の回復のためには栄養状態をあげる必要があるが食事をとらない。
- 部屋がうるさいなど文句が多く，説明して聞き入れてもらえず若い看護師と口論になることもある。

次にこれらの問題に対してスタッフがこれまで行ってきた対応について質問した。スタッフが患者の回復をサポートするために行っている対応を丁寧に確認することでスタッフの労をねぎらい患者との関わり方について工夫している点を評価した。

型通りに機能分析を行うならば，問題行動に随伴している刺激を特定する目的で，患者の問題に対してスタッフがどのような対応をとっているかを調べるかもしれない。しかしスタッフのどのような行動が，患者にとって，どのような刺激になっているのかという話の流れにすることによって「患者の問題行動が続くのはスタッフがそのような関わり方をしているから」という批判的なメッセージになる恐れがある。したがって，カンファレンスでは，次のステップとして患者およびスタッフに共通している目標を確認することにした。

その結果患者の「身体を動かすこと」と「食べること」に問題行動は大別され，「身体が動かせるようになること」「食べられるようになること」が患者もスタッフも望んでいることが確認できた。

【カンファレンス上で機能分析を行う】

図6-1で示したように「身体を動かすこと」について機能分析を行った。まず「現在はベッドアップが60°であるが，それ以前がどのような状態で，それをどのように60°にまで移行することが可能であったか？と質問した（図中のQ1）。すると，以前は30°

であったが，①教授が回診時に患者に直接「60°で大丈夫ですよ」と声かけをしたこと，②リハビリテーションで行っていた課題を主科スタッフも把握して言葉かけをして応援していたことが明らかになった。

次にベッドアップ60°から主科スタッフが目標と考えている車いす移乗までの間にスペースが空いているように見えることを指摘した（図中のQ2）。すると「リハビリテーションでは車いす移乗が可能になるために段階的に課題を設定しているはず」という発言やベッドアップ30°に移行したときにはあった教授の具体的な声かけやリハビリテーションとの連携がないことに関する発言が続いた。つまり①教授のお墨付きという確率操作がないこと，②病棟スタッフがリハビリテーションでの現在の課題を知らず，目標設定がリハビリテーションと共有できていないこと，が明らかになった。

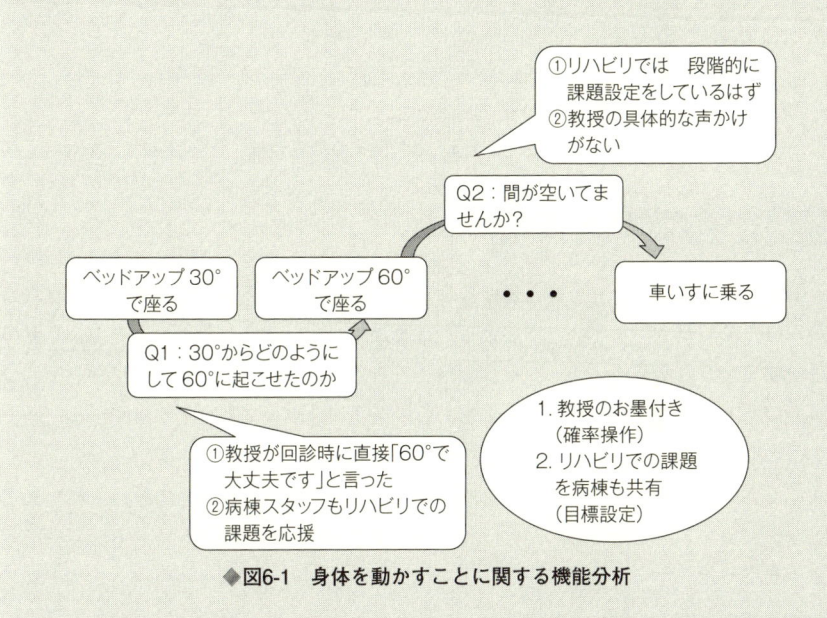

◆図6-1　身体を動かすことに関する機能分析

次に図6-2に示したように「食べること」についての機能分析を行った。まず「食べるとき」と「食べないとき」それぞれの随伴性を整理する目的で「食べるときはどんな時ですか？」と質問した（図中のQ1）。すると「病院食が出されても食べないため下膳される」が「子どもたちの差し入れは食べている」とのことだった。次に「差し入れの頻度はどの程度ですか？」（図中のQ2）と聞いた。すると「最近あまり子どもたちが来院していない」という発言に引き続いて子どもが来院してもご本人が「もう来なくていいと追い帰してしまう」ということが明らかになった。つまり①家族の面会行動が

患者の言動により消去されていること，②結果的に「家族からの差し入れ」が減少しているということが明らかになった。

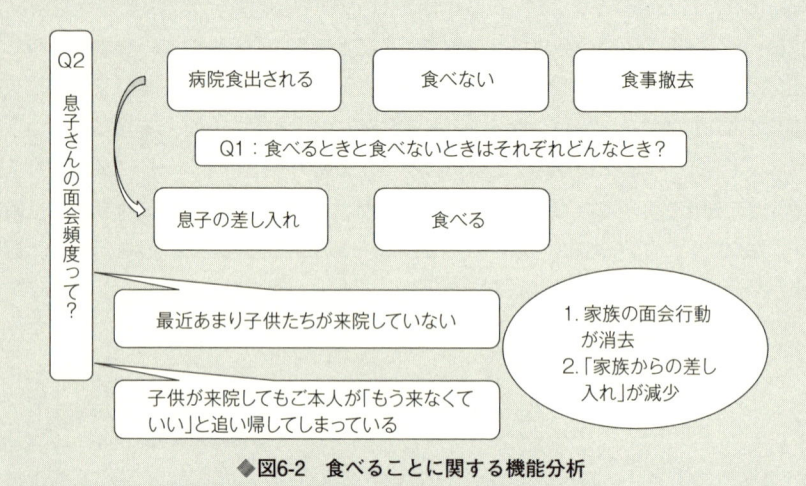

```
Q2 息子さんの面会頻度って？
   ┌─ 病院食出される    食べない    食事撤去
   │  Q1：食べるときと食べないときはそれぞれどんなとき？
   └─ 息子の差し入れ    食べる
      最近あまり子供たちが来院していない    1. 家族の面会行動が消去
                                        2.「家族からの差し入れ」が減少
      子供が来院してもご本人が「もう来なくて
      いい」と追い帰してしまっている
```

◆図6-2　食べることに関する機能分析

【カンファレンスで決まったこと】

　上記の機能分析を経て「身体を動かすこと」については，①回診時に教授に「リハビリがんばってください」という漠然とした言葉かけから「車いすも大丈夫ですよ」と声かけをするように伝える，②「ベッドに足を垂らして座る」ことがリハビリテーションの課題であることが確認されたため，この行動を主科スタッフも言葉かけを行って応援することが決まった。

　次に「食べること」については，看護師から息子に「お子さんたちの差し入れだと召し上がっています。お見舞いの効果は絶大です」と伝え，差し入れを食べる機会を増やす試みを行った。

【カンファレンスから数週間後】

　主科スタッフがカンファレンスで決まったことを行い続けた数週間後，患者は看護師と楽しそうに雑談するようになり「車いす，乗る日も来るかな」と発言することもあるとのことだった。また子どもたちの面会頻度が上がり，差し入れ食を食べる頻度が上がっただけでなく，病院食を褒めるようになり，食事量も大幅に増加にしているとのことだった。

本症例のように開始時はリエゾン・カンファレンスが主科スタッフの疲弊感を吐露するだけで終わってしまう可能性があっても，行動医学的アプローチを用いることで，精神科コンサルタントが第三者としての立場を利用しながら具体的な介入を行うことができる（本症例は2014年11月〈所沢〉日本行動医学会シンポジウムで発表された）。

4節　まとめ

　本章では東京女子大学病院で行っている精神科リエゾンチームによるスタッフコンサルテーションの具体的な流れとリエゾン・カンファレンスの必要性およびその実際を紹介した。

　コンサルテーションの基本である第三者性を生かしながら，精神科医療の専門家として問題解決を支援する方法として，行動医学的アプローチが有効であることはカンファレンス症例において示した通りである。

　リエゾンチームとしてコンサルテーションを行う際のメンバー間での役割分担についてはまだ模索している段階であるが，精神科医が単独でコンサルテーションに対応していた時代を経て，コンサルティのさまざまなニーズに細やかに対応できる体制が構築されつつある。

筒井順子
東京女子医科大学病院神経精神科
（執筆当時）

第二部　チーム医療に必要な「こころのケア」の実践スキル

第7章

利用可能な社会的リソースの有効活用

　「からだの病気」を抱えた患者・家族に「こころのケア」が必要なのは言うまでもないが，「こころのケア」にはいろいろな形が存在する。プライバシーの守られた個室や病室において，患者あるいはその家族と直接顔を合わせて話をしたり（傾聴や支持的対応），患者・家族が自分たちで問題を解決できるようにサポートするいわゆる「心理療法」や「カウンセリング」と呼ばれるスタイルが一般的なイメージであろう。もちろん，このようなスタイルが必要な場合もあるが，このスタイルだけが「こころのケア」ではない。なぜならば，「からだの病気」を抱えた患者とその家族は，病気自体によっても治療によっても現実的な苦痛をいくつも抱えることになり，総じてQOL（生活の質）の低下を招いているからである。このような現実的な苦痛や困りごとを補い，QOLの改善に必要な情報や社会的リソースを提供することも「こころのケア」のひとつである。

　本章では，「こころのケア」としての社会的リソースを有効に活用するために必要な知識とスキルを紹介する。1節では，「からだの病気」を抱えた患者・家族が経験する生活上の問題のアセスメント，2節では，生活上の問題を解決するために患者・家族が利用できる社会的リソースを紹介し，さらに社会的リソースを有効的に利活用するために必要な3つの視点を紹介する。3節では，社会的リソースを最大限に利活用するための多職種連携に取り組んだ実践例を2つ提示する。

1節　「からだの病気」が患者・家族の生活に及ぼす影響

　「からだの病気」を抱えた患者と家族が経験する日常生活の変化は，非常に個別性が高く，内容は複雑で多岐にわたる。患者や家族は，そういった苦痛を「不安」や「心配」という言葉で語ったり，そのような「不安」や「心配」のために「眠れない」「や

る気が出ない」と表現することがある。しかしながら，その背景には，身体的な負担や経済的な負担，介護をめぐる家族関係の問題など「こころ」以外の実際的な問題が潜んでいることも多くある。

したがって，まずは，患者・家族の訴えや他職種の情報から実際にどのようなことが問題となっているかを包括的にアセスメントし，問題を解決するために現在導入されている社会的リソースを確認することから始めていく。これらを踏まえ，必要な社会的リソースについて検討する。

1．身体的負担

「からだの病気」を抱えた患者は病気や治療の影響によって，全身の一般状態（Performance Status: PS）が悪化したり，食事・更衣・移動・排泄・入浴など日常生活を営む上で不可欠な基本動作である日常生活動作（activities of daily living: ADL）が低下する，あるいは，将来的に低下する可能性がある。さらに，病気や治療の特徴によっては，身体症状（痛み，食欲不振，倦怠感，呼吸困難，吐き気・嘔吐など）を抱えたまま日常生活を送ることになり，自宅においても身体症状のマネジメントが必要となる場合がある。

せん妄や認知症，うつ病といった精神疾患は「からだの病気」を抱えた患者に合併しやすく，合併している場合には，精神症状への対応のみならず，身体的苦痛の増大や介護負担の増大，QOLの低下につながることがあるために配慮が必要である。

2．経済的負担

身体疾患の治療では，予想以上に医療費が高額で経済的に悩むことがよくある。検査代，診療費用，手術費用，薬代，入院費といった直接治療に関わるものだけでなく，通院のための交通費やガソリン代，入院時の日用品や寝衣代，診断書や生命保険会社への証明書，入院時の個室代や食事代などさまざまである。

治療にかかる経済的負担を軽減しようと，病気がわかった後も就労を継続している患者は多くいるが，実際は治療・療養のために欠勤，遅刻早退，休暇，休職が増えてしまい結果として収入が減少してしまうこともよくある。なかには病気がわかった後に離職や失業をしてしまい収入源が途絶えてしまう事態もある。また，家族においても介護の役割が増えることで患者と同様に労働時間や収入の減少を経験している可能性があり，治療に関する経済的負担だけでなく生活費も含めた経済的負担は非常に大きなものとなる。

3. 介護負担

「からだの病気」を抱えた患者と家族の間で避けては通れない問題が介護である。医学が進歩する中で入院期間が短縮化し，治療の外来移行が増えていることや，高齢化・核家族化が進んでいることなど，自宅で介護にあたる家族の介護負担も増えている。例えば，患者の日常的な世話や情緒的なサポートに加えて，医療スタッフとコミュニケーションも求められ，在宅医療を進める場合には，簡単な処置は医師の指示のもとに看護師の指導を受けながら必要なことは介護者が実施できるように手技を習得しなければならないこともある。ただし，介護負担と一口に言っても，患者の年齢や患者が抱える病気の種類や特徴，患者の身体・精神・認知機能の状態によってさまざまであり，介護にあたる家族が誰か（配偶者・パートナー，親，子ども，きょうだい，親せきなど），同居しているか否かによっても負担できる介護が異なる。

4. 心理的負担

心理的負担は，病気や治療の特徴だけでなく患者の年齢や患者が抱える人生の上での役割や課題によって変化するため一様ではない。例えば，小児の場合には就学や就労に関する問題，就労している場合には経済的な影響に加え以前のように仕事をこなせないことへの葛藤や周囲の理解不足，未成年の子どもがいる場合には，子どもの世話や教育，介護を担っていた場合には要介護者の介護問題にまで影響が及ぶ。

2節 患者・家族の生活を支える社会的リソース

社会的リソースとは，患者・家族の問題解決・課題達成・ニーズの充足に活用できる制度・施設・機関・設備・資金・物資・法律・情報・集団・個人が有する知識や技術などすべてを総称する（大本, 2007）。表7-1に示したように，公的制度や機関といったフォーマルなリソースから家族の支えや知識・技能などインフォーマルなリソースも含め患者・家族が有している社会的リソースを理解することが必要である。しかし，

◆表7-1 社会的リソースの概要

公的制度	高額医療費制度・身体障害者手帳・障害年金・生活保護 など
公的機関	市役所・保健所・地域包括支援センター・児童相談所 など
医療	検診センター・診療所・特定疾病拠点病院・緩和ケア病棟 など
施設	老人保健施設・グループホーム・高齢者専用賃貸 など
物品	車いす・電動ベッド・手すり など
人的資源	訪問診療・訪問介護・ヘルパー・ケアマネージャー など
内的資源	知識・情報・意欲・コミュニケーション能力 など
その他	患者会・家族会・遺族会 など

豊富な社会的リソースを有しているだけでは患者・家族のサポートとして有効的に利活用できているとはいえない。患者・家族が必要とする適切な時期に社会的リソースが導入されなければならない。そのためには，医学・身体的状況に加えて患者・家族の意向を踏まえ，多職種による連携・協働という3つの視点から社会的リソースを検討する必要がある。

1. 患者・家族の負担を軽減するために利用可能な社会的リソース

まず，「からだの病気」を抱えた患者の身体的負担，経済的負担，家族の介護負担，患者・家族の心理的負担を軽減するための公的もしくは組織的な社会的リソースを中心に紹介する。これら公的制度は受給要件が設定されていたり，年齢や家族構成，収入によって受けられるサービスの内容が異なったり，変更されることがあるので注意が必要である。患者が実際どのような公的制度を利用できるかはソーシャルワーカーに問い合わせたり，コンサルテーションを依頼する。

そして，忘れてはならないのは，社会的リソースはこれだけではないということである。これ以外の社会的リソースにも，患者・家族が利用できるものを発見したり，創造する姿勢が必要である。

(1) 身体的負担の軽減

訪問診療 医師があらかじめ診療計画を立て患者の同意を得て定期的に（例えば，週に1回あるいは2週に1回など）患者の居宅に訪問し診療する在宅医療の1つである。身体・精神症状のコントロールや治療の副作用の管理のほか，必要に応じて血液検査や点滴などの医療処置を行う。訪問診療を受けているときに，訪問予定日ではない日に具合が悪く医師の往診を受ける際には，「在宅療養診療所」という制度があり，緊急時に備えて日曜祭日，夜間24時間対応で往診を受けることができる。

訪問看護 訪問看護ステーションに所属する看護師が患者の居宅に訪問し，医療面から療養生活の支援を行うサービスである。医師の指導に基づく診療の補助や健康管理（体温や血圧の測定など），リハビリテーション，痰の吸引や床ずれ処置といった医療処置，在宅酸素や人工呼吸など医療機器の管理，療養上のケア（入浴介助，体の清拭など），介護や看護に関する相談を行う。

(2) 経済的負担の軽減

高額療養費制度　暦月のはじめから終わりまでの1か月間に医療機関や薬局の窓口で支払った医療費（差額ベッド代や入院中の食事代は対象外）の金額が自己負担限度額（年齢や所得により異なる）を超えた場合に，超過分の費用を公的医療保険で賄う制度である。

入院治療（70歳未満）の場合には，「限度額適用認定証」を取得しておくと，入院中にかかった医療費の支払額が減額できる。

外来では，かかった医療費の自己負担額全額を一度支払った後に，超過分が払い戻されることになるが，支払いが困難な場合には「高額医療費貸付制度」を利用することで，支払い自体の負担を軽減することもできる。

障害年金　がん・糖尿病・心疾患などを含む病気や怪我が原因で生活や労働に支障を来したときに，生活を保障するために支給される年金制度である。公的年金に加入し，一定の保険料納付要件を満たし，かつ，障害の状態など障害年金の支給要件を満たしている場合に障害年金を受けられる。障害年金には，「障害基礎年金」「障害厚生年金，障害共済年金」があり，障害の原因となった病気で初めて病院を受診した日に加入していた公的年金によって受給する障害年金の種類が異なる。障害年金が支給される障害の状態は障害等級（1～3級）の基準が定められている。実際に支給される障害年金の額は，年金や障害の程度，また配偶者の有無，子どもの数などによって異なる。

生活保護　病気で仕事ができない，収入が乏しいといった理由で，資産や能力などすべてを活用してもなお生活に貧窮する場合に経済的援助を行う制度である。他の制度を利用しても，生活費が生活保護法で規定する最低生活に（年齢や世帯構成により異なる）満たない場合に申請の対象となる。生活保護の給付には，日常生活に必要な費用（食費・被服費・光熱費等）については生活扶助，アパート等の家賃については住宅扶助，必要な医療は医療扶助，必要な介護サービスは介護扶助，出産費用には出産扶助，冠婚葬祭にかかる費用は葬祭扶助，就労に必要な技能の習得などにかかる費用は生業扶助といった種類がある。

(3) 介護負担の軽減

介護保険　被保険者が入浴，排泄，食事等の日常生活に支援が必要な状態（要支援状態）になったり，日常生活に何らかの介護を要する状態（要介護状態）になった場合に，保険が給付され

る制度である。65歳以上の場合には，原因を問わず要支援・要介護状態になったときに，40～46歳の場合に末期がんや関節リウマチなどの老化による特定疾患が原因で要支援・要介護状態になったときに，少額の自己負担でさまざまな介護サービスを受けられる（表7-2）。介護保険によってサービスを利用できるようになるまでは，市区町村か地域包括センターに申請し，訪問調査，審査，要介護（要支援も含む）認定を受ける必要があり，一定の時間がかかる。末期がん等では，認定結果が出る前の段階であっても暫定プランを作成し，介護サービスの提供ができるようになっている。

◆表7-2　介護サービスの種類

市町村が指定・監督を行うサービス	都道府県・政令市・中核市が指定・監督を行うサービス		
◎地域密着型サービス 　○定期巡回・随時対応型訪問介護看護 　○夜間対応型訪問介護 　○認知症対応型通所介護 　○小規模多機能型通所介護 　○認知症対応型共同生活介護（グループホーム） 　○地域密着型特定施設入居者生活介護 　○地域密着型介護老人福祉施設入所者生活介護 　○複合型サービス	◎居宅サービス 【訪問サービス】 　○訪問介護（ホームヘルプサービス） 　○訪問入浴介護 　○訪問看護 　○訪問リハビリテーション 　○居宅療養管理指導 【その他】 　○特定施設入居者生活介護 　○特定福祉用具販売 ◎居宅介護支援	【通所サービス】 　○通所介護（デイサービス） 　○通所リハビリテーション 【短期入所サービス】 　○短期入所生活介護（ショートステイ） 　○短期入所療養介護 【その他】 　○福祉用具貸与 ◎施設サービス 　○介護老人福祉施設 　○介護老人保健施設 　○介護療養型医療施設	介護給付を行うサービス
◎地域密着型介護予防サービス 　○介護予防認知症対応型通所介護 　○介護予防小規模多機能型居宅介護 　○介護予防認知症対応型共同生活介護（グループホーム） ◎介護予防支援	◎介護予防サービス 【訪問サービス】 　○介護予防訪問介護（ホームヘルプサービス） 　○介護予防訪問入浴介護 　○介護予防訪問リハビリテーション 　○介護予防居宅療養管理指導 【その他】 　○介護予防特定施設入居者生活介護 　○特定介護予防福祉用具販売	【通所サービス】 　○介護予防通所介護（デイサービス） 　○介護予防通所リハビリテーション 【短期入所サービス】 　○介護予防短期入所生活介護（ショートステイ） 　○介護予防短期入所療養介護 【その他】 　○介護予防福祉用具貸与	予防給付を行うサービス

（厚生労働省　「平成25年　公的介護保険制度の現状と今後の役割」より）

(4) 心理的負担の軽減

　病気を抱えた生活に関するいろいろな悩みや不安については，専門家の対応のほか，患者同士の支え合いが役に立つことがある。患者同士の支え合いは，他の患者の話を聞くことによって「自分だけではない」と孤立感を軽減したり，病気との付き合い方や生活上の知恵を得られるだけでなく，自分自身の話が他の患者の力になることで自信を取り戻せるきっかけになるという側面もある。その反面，中には，場の雰囲気や活動の方針になじまなかったり，多くの情報に混乱しかえって不安が増してしまう患者もいる。患者同士の会にはいくつかの種類があるため，その特徴を把握した上で患者に情報提供することが望ましい。

セルフ・ヘルプ・グループ（患者会など）	同じ病気や障害，症状など何らかの共通する患者体験を持つ人が集まり，自主的に運営する会のことである。相互に助け合うことが求められ，情報・体験談・問題解決の方法などを交換し合い，互いに学び合うことにより，メンバーの現実対処能力を高めるものである。
患者サロン	患者や家族など，同じ立場の人が病気のことを気軽に本音で語り合う場のことである。会の運営の仕組みはさまざまであり，患者や家族が主体となっているところもあれば医療者を中心に活動したり，あるいは両者が協力しながら運営しているサロンもある。
ピア・サポート（ピア・グループ，ピア・カウンセリング）	同じような悩みあるいは経験を持つグループの中で，同じ仲間として対等な立場で行われる支援のことである。ピア（仲間）から支えられていると感じられる場にいることで互いに支え合ったり悩みの解決につながることが期待される。
その他	ボランティア団体，患者コミュニティサイト（掲示板など）など。

(5) その他の負担軽減

身体障害者手帳	視覚・音声・言語機能または咀嚼機能，肢体，内蔵機能など身体の障害を有し，その障害が永続すると判定された場合に，手帳が交付される。手帳は，障害の種類や程度により等級（1～6級）の基準が定められている。受けられるサービスは等級によっても自治体によっても異なるが，日常生活の不自由を補うために，さまざまな福祉サービスを

受けやすくなったり，各種税金の控除や免除，手当を受けることができる。

2. 社会的リソースの有効的な利活用に必要な3つの視点

社会的リソースには，公的制度や組織以外にも多種多様である。どのように社会的リソースを利活用すると，患者・家族の抱える負担が軽減し，QOLが向上するかを検討しなければならない。その際に，以下3つの視点は常に念頭においておく必要がある。

(1) 医学的状況

「こころのケア」にあたり，忘れてはならない視点は，患者は「からだの病気」を抱えているということである。臨床の場では，患者の病状，診断，予後と治療は必ず検討されるものであり，表7-3にあげた項目は，必ず確認しておく。こういった医学的背景から，今後どのようなことが問題として生じ，どのような社会的リソースが必要となるかを予測することで，患者・家族が必要とする時期に社会的リソースの利活用につながるのである。

(2) 患者・家族の意向

医学的状況から必要だと考えられる社会的リソースであっても，患者・家族が必要ないと判断してしまうと利活用にはつながらない。ただし，患者・家族の意向を踏まえた上で社会的リソースを検討していくことは必要不可欠である。患者・家族は，「病気を治して元の生活に戻りたい」という希望を持ち続けていることがあり，唐突に意向を尋ねると現実とのギャップが大きい意向が生じることがあるので，段階を踏んで確認していくことに留意する。

◆表7-3 医学的状況についての情報・アセスメント（清水・渡邉，2013より作成）

アセスメント項目	評価内容
病気の特徴	病状・診断・予後・治療や必要な処置やケア　など
身体に関すること	PS・身体症状の有無（有の場合は治療や使用薬剤について）　など
精神に関すること	認知症，せん妄，うつ病の有無，問題行動　など
ADL	寝起き，起き上がり，移乗，歩行，着衣，入浴，排せつなど
IADL	調理，掃除，買い物，金銭管理，服薬などの状況
認知	日常の意思決定を行うための認知能力（認知機能検査も含む）　など
コミュニケーション	意思伝達，視力，聴力などコミュニケーションに関すること
食事摂取	栄養，食事回数，水分量に関すること
排泄・排便	失禁の状態，排泄後の後始末　など
褥瘡・皮膚の状態	
口腔衛生	歯・口腔内の状態や口腔衛生に関すること

①患者・家族が理解している知識や情報の確認

患者・家族に，現在受けている治療や病状，今後どのような変化が起こり得ると理解しているのかを確認することから始める。しかし，なかには理解や情報が十分ではない場合がある。例えば，医療者が十分な情報を提供していない，情報を提供されているが認知症やせん妄のために認知機能が十分でなく理解が追いつかない，不安や抑うつが強く情報を受け止めきれないなど，理解や情報が十分ではない原因を探り，原因に応じた対策を講じる。十分な説明がなされていない場合には主治医と情報提供の仕方を検討しなければならないし，不安や抑うつが強い場合には不安や抑うつのマネジメントを行いながら情報提供のタイミングを調整しなければならない。もし，決定をなすべきときに判断能力に限界があると判断された場合には，患者の代わりに意思決定を行う権限があるのが誰かを確認しなければならない。

②患者・家族のニーズの確認

患者・家族の病状認識を踏まえた上で患者・家族が望んでいる状況や何を目標としているか，どのような治療や療養を選択したいか，ニーズを確認する。ここで注意が必要なのは，患者と家族のニーズがいつも一致しているとは限らないということである。患者には伝えられていない情報が家族には伝えてあったり，介護をめぐり患者も家族も遠慮してしまいコミュニケーションがとれていない等のニーズがずれる理由はさまざまであるが，そのような場合には双方のニーズを確認し現実的なニーズを選択していけるよう支援が必要となる。その際，表7-4にあげた社会的状況も参考になることがある。

③必要な社会的リソースの検討

最終的に，患者・家族の意向を踏まえ医学的・社会的状況を総合し必要な社会的リソースを検討する。患者・家族のニーズは医学的・社会的状況によって変化することがあり，その度，ニーズの再確認・修正が必要となる。

◆表7-4　在宅療養に必要な情報・アセスメントと社会的状況に関する基本情報

（清水・渡邉，2013より作成）

基本情報	アセスメント項目
生活状況	同居している家族，住宅設備，在宅医の有無など
被保険者情報	介護保険，健康保険，生活保護，身体障害者手帳の有無など
経済状況	年金を含む収入
利用している介護サービス	現在受けているサービス（介護保険の認定を受けている場合には介護度を把握する）
介護力	介護者の有無，介護意欲，介護負担，介護者の健康状態
家庭内での活動	自立度，家庭内の役割など
家庭外での活動	就労や地域での活動

(3) 多職種による連携・協働

3つ目の視点は，患者・家族に関わる医療・保健・福祉職の連携である。多職種連携・協働は，治療や療養のさまざまな場面で必要とされるが，社会的リソースの有効的な利活用を考える際には，治療や療養の場が自宅や療養型病院への転院，介護老人施設などの新たな場に移行する局面がキーポイントである。近年は，地域連携を促進するために入院早期から多職種連携による退院支援をすすめる専門部門（多くの場合，看護師やソーシャルワーカー）が病院内に配置されるようになり，地域における「顔の見える関係性」の構築に向けて多職種が一堂に会する機会（カンファレンスや研修会，セミナーなど）を設定する取り組みが全国で展開されている（厚生労働省，2013）。そうすることで，治療や療養の場が変わっても，人と人がつながり，その人たちが持つ知識や技術もつながることで社会的リソースを最大限に利活用できる可能性が期待される。

このように，地域の多職種による連携・協働をするためのシステムづくりが始まっているが，実際に臨床の場面で多職種と連携・協働を効果的に行うためには，以下の点に留意し，普段から他職種に関して理解を深めることが必要不可欠である。

①自分の役割を理解する　多職種連携においては，職種が有する専門性だけでなく，情報収集や共有，調整など職種に共通して担う役割も求められる。所属する病院や施設の機能や特徴を踏まえ，他職種からどのような役割を求められているのか具体的に理解をしておくことが必要である。そして，他職種に自分の役割を理解してもらうことも必要である。そのためには，役割を言葉で説明するだけでなく行動で示すことも必要であり，役割遂行のための行動力も求められる。

②他の職種の役割を理解する　基本的な知識としては，他の職種が有する専門性を理解しておくことは必要である。しかし，実際の連携には，このような役割理解にとどまらず，個人の考え方やコミュニケーションの特性，臨床上の倫理観や価値観など専門的役割を超えた理解が必要である。そうすることで，連携・協働する上での他職種との付き合い方が見え，信頼のある関係性が構築できる。

③直接話す機会を継続的に持ち続ける　多職種による情報共有の方法はいくつかある。診療記録（カルテ）や診療情報提供書，カンファレンス記録など文書に残っているものを読んだり，書き込んだりすることもある。そこから理解できることや共有できる情報があることは確かであるが，文面には反映しき

れない情報というのも多くある。一緒に患者を診たり，関係者が一堂に会するカンファレンスやセミナー・研修会に参加したり，日常会話をかわすなどして直接顔を合わせて話をする機会を持ち続けることが連携・協働のしやすさにつながる。そのためには，基本的なコミュニケーションスキルも求められる。

3節　社会的リソースの有効的な利活用の実際

社会的リソースを有効的に利活用するために必要な知識やスキルを紹介してきたが，本節ではそれらを踏まえた実践例を紹介する。1つ目は，呼吸苦に対する不安から退院を拒否した患者の心理的介入を多職種により提供した実践例である。2つ目は，在宅医療・介護従事者が心理社会的介入のひとつである認知行動療法を実践できるよう研修会を通じて構築した地域連携の例を紹介する。

1. 呼吸苦に対する不安のために退院を拒否した患者の多職種連携による退院支援

数年前に喉頭がんに対して喉頭を全摘する手術を受けた70代前半の男性が呼吸状態の悪化で緊急入院となった。肺炎の診断にて抗生剤による治療が開始され，すみやかに肺炎は改善したため主治医チームは退院を予定した。ところが，患者は退院を拒否し，「息が苦しい」と酸素マスクを付けたしたまま1日の大半をベッドで過ごしていた。身体的問題が解決したにもかかわらずADLの改善が得られないため，精神的な要素の関与が疑われ心理師に相談があった。心理師が本人と面談したところ，呼吸苦に対する予期不安があり，そのために酸素マスクを使えない場所を回避する回避行動が存在すると考えられた。また，日中は患者一人で過ごす時間があること，エレベーターのない団地に住んでいるため外出時には階段の登り降りをしなければならないことなど社会的状況も明らかになった。この心理的・社会的アセスメントを病棟看護師と共有し，心理師と病棟看護師で協働しながら認知行動療法的アプローチ（不安の心理教育，呼吸法によるリラクセーション，呼吸苦に対する不安のエクスポージャー）を実施した。呼吸苦を呼吸法で対処できるようになると，トイレや洗面台に行き用事を済ませることができ，院内の散歩や買い物もできるまでADLの向上がみられた。主治医チームおよび病棟看護も退院は可能であると判断し，患者・家族と今後の方針についての意向を確認した。患者・家族は早期の自宅退院を希望しながらも，呼吸苦が出現した際の対応を心配していた。そこで，退院までに認知行動療法的アプローチを強化するとともに，以前から利用していた訪問看護師とも自宅での呼吸苦とその不安に対する対応を共有することにした。ソーシャルワーカーが調整し，退院前合同カ

ンファレンスが設定された。病院スタッフに加え，地域の訪問看護ステーションの看護師，ケアマネージャーが参加した。これまでの身体治療の経過にあわせて，心理師から呼吸苦に対する不安への対応を説明し，自宅でも継続してもらうよう訪問看護師へ協力依頼をした。そのために必要な知識と呼吸法はその場で心理師が訪問看護師に直接指導した。退院後は，呼吸苦に対する不安を口にするものの，回避行動は見られず，リハビリテーションの一環として，訪問看護師と一緒に散歩や階段の登り降りに意欲的に取り組んでいることが訪問看護ステーションより報告された。

2. 在宅医療における認知行動療法の実践に向けた地域連携

上記の症例をみてもわかるように，在宅医療の中では，精神医学・心理の専門家が関与するのは限定的であり，精神医学・心理の専門家ではない在宅医療介護従事者が精神症状や心理社会的問題を担わなければならない現状がある。このような背景を踏まえ，藤澤ら（2013）は，在宅医療に従事する在宅医，訪問看護師，ケアマネージャーなどを対象に，進行がん患者の不安に対する認知行動療法（Greer et al., 2010）に関する研修会と定期的な症例検討会を提供した。まず，緩和ケアにおける地域連携の一環として取り組まれていた勉強会において精神科医，心理師，リエゾン精神看護専門看護師が協働し，リラクセーションに関するワークショップを開催した。さらに希望者には，6時間の認知行動療法のワークショップ型研修会と，月1回の症例検討会を提供した。参加者は認知行動療法が在宅療養をしている患者・家族の身体症状，精神症状に有用であると評価する一方で，実際に患者・家族に実施した割合は低かった。また，認知行動療法を実践する際の障壁として，在宅医療従事者の要因（例えば，患者と信頼関係を築くことが難しい，患者の動機づけを高めることが難しい），患者側の要因（痛みなど身体制約がある，他のケアとの兼ね合いが難しい），環境的要因（時間が足りない，他のスタッフの理解不足）が存在することがわかった。以上を踏まえ，認知行動療法のほか基本的コミュニケーションや動機づけスキルを含めたトレーニングの重要性と在宅医療の時間的制約や患者の身体制約を考慮した柔軟な認知行動療法の技法を提供できるように検討していく必要性が示唆された。

上田淳子
国立がん研究センター東病院
（執筆当時）

第二部　チーム医療に必要な「こころのケア」の実践スキル

第 8 章

患者を取り巻く「家族」という視点からの支援

1節　はじめに

　たとえ現代が少子超高齢化社会とはいえ，真に天涯孤独の患者を除けば，患者の周囲には親，子，きょうだい，ないし祖父母や孫などといったさまざまな家族が常に現実として存在している。

　患者本人は家族システムの一員である，あるいは，家族は「第二の患者」でもある，といった言説が生まれてきたのも道理であるといえよう。

　現代医療の進歩によって身体疾患の中でも外傷や感染症などの外因性疾患の治療成績が飛躍的に向上したものの，高血圧や糖尿病，ひいては脳血管疾患，心血管疾患，果てはがんまでの慢性・進行性かつ不治の病が数多く残されている現在，チーム医療従事者が長期間にわたって患者を支援していく過程で，家族への対応は不可避といってよい。

　とはいえ，いちおう理屈として慢性疾患患者の支援には家族を視野に入れた対応が必須である，と心得たとしても，我々チーム医療従事者は，実際にはどのように家族と向き合い話し，聴き，行動すべきなのであろうか。また，どういった種類の対応を避けるべきなのであろうか。あるいはそのような規範はないのであろうか。

　本章では，そうした家族対応の根幹に関わる家族プロセスおよび家族機能に関する理論を概説し，筆者の多年にわたる臨床実践から得た経験則を踏まえながら，患者・家族と関わる際の面接技術の一端を略述する。

2節　正常な家族から機能的な家族へ

1. 家族の多様化

「幸福な家族はどれもみな似ているが，不幸な家族はみなそれぞれに不幸である」とは，19世紀ロシアの大作家 Tolstoy の名言とされるが，その後 20 世紀ロシアの作家 Nabokov はこれをもじって「幸福な家族はおよそみな違っているものだが，不幸な家族はおよそみな似ている」との至言を残した。

まだ貧富の差が大きかった Tolstoy の時代には，正常な家族とは幸福で良い子を育てることのできる家族である，という1つの理想像があったことは想像に難くない。

しかし物が豊かな時代となって人の寿命も延びてくると，家族のあり方も著しく変化し，さらには正常な家族という概念自体に大きな変容が生じつつあることは洋の東西を問わないといってよい。

事実わが国は，西欧諸国の後塵を拝しながらもほぼ歩みを同じくすることによって，終戦直後には想像だにできなかった豊かで安全な超長寿社会を戦後半世紀も経ずして実現したわけである。

そしてそれは，わが国の家族が，労働形態や余暇の過ごし方の多種多様化，女性の社会進出なども含めた社会状勢の急激な変化に直面し，さまざまな形でやむなく適応を強いられるということでもあった。

そのためもあってか，近年，幸福で正常な家族という価値観については固定された理想像とか定型的なパターンはなかなか見出しにくく，一方で児童虐待，配偶者虐待などから事例化するいわゆる不幸で異常な家族のほうが，むしろ世代間伝達モデルあるいは幼少期の心的外傷後ストレスモデルなどに鑑みてよりパターン化しており，まさにかつて Nabokov の喝破した通りの事態が進行していることがわが国でも実感される。

2.「正常な家族」という概念

では，そもそも「正常な家族」とは何か。果してそのようなものがあるのか。この概念については従来から数多の論考がなされてきているので，ここでは代表的な視点を4つ指摘しておく（Walsh, 2012）。

1つは，問題のない（problem-free）家族を正常とみなす医学的ないし精神科的立場からの視点である。家族関係に支障が認められないようであればその家族を健康であると評価することになるが，家族間の良好な機能には別段注意を払わないわけであるから，かなり偏った評価にならざるを得ない。

ただ実地臨床ではこういう一面的な見方による家族対応のほうがむしろ一般的であり，医療従事者の前で明らかに険悪な雰囲気でも見せない限り，ほとんどの家族は問題ないものとされてしまいがちである。家族内の問題の有無だけに注目してそうした表面的な評価にとどまるようでは，臨床的に適切な家族対応にはつながらないことは言うまでもない。

2つ目は，平均的な（average）家族を正常とみなす視点である。これは前述したような明らかな問題症状がなければ正常とみなす立場とはまったく違って，何事も過ぎたるは及ばざるがごとし，いわば家族のさまざまな機能はそれぞれいわば正規分布しているものと捉え，両極に先鋭化するのではなく中庸こそ目指すべきものとする考え方である。

とはいえ，家族内に通常みられる行動パターンが必ずしも健康的なものであるとは限らない。例えば暴言・暴力や虐待など，家族の働きを阻害あるいは破壊するような負の側面に関しては，決して中庸がよいなどと暢気な態度で対応するわけにはいかない。また急な問題が生じた際の家族内の結束力など，家族の機能をより促進するような正の側面についても，それが強力であればあるほど異常と評価せざるを得なくなる。つまり，現代の複雑な社会における家族機能レベルの分布は，釣鐘のようなカーブの正規分布などではなく，むしろ平坦なカーブの上に家族機能の領域ごとにいくつかのピークがあるようなイメージと捉えるべきであろう。

3つ目は，健康で理想的な（healthy & ideal）家族を最善ないし目標とみなす視点である。よくあるのは，常識とされる社会規範を遵守しながら，男女が正式に結婚し，夫がよく働き，妻が子どもを養育する家族こそが，望ましく，適切で，社会に不可欠である，といった古風といってよい家族イメージであろう。現に1960～70年代にはそうした絵に描いたような家族イメージが理想像としてメディアを席巻し，それから外れると子の成長に支障をきたし，果ては精神疾患につながるとの暴論さえ跋扈した。

しかし，典型的であり理想的であることが，すなわち正常な家族の概念に直結するわけではない。そのような典型的ないし理想的な家族を正常と見る視点は，そうでない家族の形態，例えば片親の家族，結婚後も仕事を続けるワーキングマザー，正式に入籍していない事実婚の家族，わが国でも将来的に現れるであろう同性婚の家族などに対し，いたずらに異常の烙印を押していきおい社会から排除する傾向に陥りやすい。これもまた医療チーム従事者にとっては避けるべき視点であろう。

4つ目は，家族システム論に基づいた正常な家族プロセス（normal family process）を想定する立場である。換言すれば，家族を1つのシステムと捉えるとともに，家族は常に発達しているとみる視点から，家族の正常なプロセス（道程）を個

別的かつ包括的に組み立てていこうとする立場である。

　ただ，ある家族にとってどのようなプロセスが平均的なのか，あるいは最善なのか，それは社会的側面からみても発達的側面からみても多分に不確定としか言いようがない。なぜなら，何が正常か，あるいは何が典型的ないし最善かは，その家族の置かれたライフサイクルの途上における内的な課題あるいは外的な問題のレベルによって，家族ごとにまちまちだからである。

　このように，発達するシステムとして家族を捉える視点は，1970年代以降西欧で隆盛してきた家族療法や家族研究の概念モデルの基礎となったものである。

　またこの視点においては，正常（normal）とか病的（pathological）といった評価あるいは分類に代わって，機能的（functional）か，機能不全（dysfunctional）か，という見立てを明確にすることが重要になる。機能的な家族とは，家族環境のさまざまな整備や家族メンバーの心理的な充足を成し遂げるために一体となることのできる家族を意味する。どういった家族プロセスが機能的であるかは，各家族でメンバー構成も発達段階も目標も違うわけであるから，決して確定したものではなく家族ごとに異なるものと心得る必要がある。

3. 正しい家族関係という幻想

　前述した4つの視点を概観して結論づけられること，それは，ある社会において絶対的な意味での正常な家族というものは存在しない，ということであろう。

　もちろん，長年にわたって明らかな虐待や激しい暴力の横行するような家族を，異常な家族，あるいは誤った親子関係，悪い夫婦関係として断ずるのはたやすい。

　その逆に，ある1つの理想像としての正常な正しい親子関係などありえない。同様にある1つの理想像としての正常な正しい夫婦関係もない。家族というのは，いわばほとんど何でもあり，と知ることこそ大切なのである。

　そうしたスタンスが，さまざまな形の家族を受容しうる懐の深さとなって，我々チーム医療従事者の患者・家族への対応のありように如実に反映されることになる。

　しかし人はみな，当然ながら自らの生まれ育った家族環境をいつのまにか正常な正しいものと信じ込み，それが自分以外の家族を評価する際の規準となってしまっている。

　我々チーム医療従事者も，往々にして明確には意識しないまま，自らが置かれそして体験してきた親子関係や夫婦関係をもとに患者と家族の関係を評定し，何か問題があるとみればそれを修正・改善しようと自らの価値観を押しつけがちになってしまう。

　患者と家族の関係を偏りの少ないバランスのとれた視点で観察するためには，多種多様な疾患領域において，家族療法に，そして家族研究に広く適用されてきた代表的

な家族システムの理論モデルを概観することが大いに役立つ。
　その上で初めて，患者・家族とどのように関わるかの工夫が効果的にできるようになるものである。

3節　家族システムモデルとその評価尺度

　家族システムの理論モデルにおいては，家族機能（family functioning）をいくつかの次元に分け，その総体としての家族システム全体の機能レベルを評価するのが一般的である。

　評価の方法論としては，自記式質問紙，観察者評価尺度，構造化面接法などがあるが，これらすべての信頼性と妥当性が統計学的に検証されている家族システムモデルは決して多くない。

　ここでは，そうした方法論がすでに確立されて欧米における家族療法の効果判定や家族研究に最も頻用され，わが国でも使用可能な日本語版の評価尺度を有する代表的な2つの家族システムモデルを簡単に紹介しておくので，詳細は関連文献を参照されたい。

1．円環（Circumplex）モデル

　米国のOlsonらが1979年に提唱した円環モデルは，夫婦あるいは家族の機能として，凝集性（Cohesion），柔軟性（Flexibility），疎通性（Communication）の3つの次元をあげている。

　自記式質問紙としては，42項目のFamily Adaptability and Cohesion Evaluation Scales Ⅳ（FACES-Ⅳ：Olson, 2011）と，その姉妹版であるFamily Communication Scale（FCS）およびFamily Satisfaction Scale（FSS）が標準化されている。わが国ではその改良日本版であるFACESKG-Ⅳが短縮版も含めてさまざまな形式で作成され（立木，1999），すでに広く臨床応用されている。観察者評価尺度としてはCircumplex Clinical Rating Scale（CRS）がある。

2．マクマスター（McMaster）モデル

　カナダのEpsteinらが1978年に提唱したマクマスター・モデル（Ryan et al., 2005）は，家族全体の有する機能として，問題解決（Problem Solving），役割（Roles），意思疎通（Communication），情緒的反応（Affective Responsiveness），情緒的関与（Affective Involvement），行動統制（Behavior Control）の6つの次元をあげている。

　自記式質問紙として60項目のFamily Assessment Device（FAD）が標準化され

ており，家族療法の効果判定研究においては世界で最も頻用されている。FAD 日本語版（佐伯ら，1997）も使用可能である。観察者評価尺度としては McMaster Clinical Rating Scale（MCRS），構造化面接法として McMaster Structured Interview for Family Functioning（McSIFF）が，米国ですでに開発されている。

4 節　家族同席面接の活用

　身体疾患を扱う多くの急性期病院における医療チームの中にいながら，患者と 1 対 1 で静かな個室においてゆっくりと個人面接するのはなかなか難しい。

　特に急性期病院では昨今の在院日数短縮化に伴って時間の流れは速くなるばかりであり，個室といえどもさまざまな病院スタッフがひっきりなしに入室してくるというのが現実である。

　またメンタルケアを要する患者は，身体疾患もそれなりに重症の場合が多く，常に家族が付き添っていることもまれではない。

　そうなると，わざわざ患者 1 人になってもらって話を聴くのも決して自然ではないし，家族だけを病室から出して話を聴くなどは，患者の疑心暗鬼を助長するのみで百害あって一利なしであるから，患者と家族が同席する場での面接をあらかじめ想定しておくくらいの心構えが，チーム医療従事者には必須といえよう。

　次項以下，家族同席面接の要領（下坂，1998a）を箇条書きに述べる。

1. 家族サポートの基本 4 原則

（1）家族面接と個人面接とを原則として併用する

　ここでいう家族面接とは，本人を含む他の家族メンバー 1 人以上が同席する面接のことであり，必ずしも家族全員の参加を要請するような合同家族面接まで目指す必要はない。家族の同席を決して阻まない，さりとて本人と 1 対 1 での個人面接もないがしろにしない，というスタンスは，患者本人にも家族にも公平感を与えることができる。

（2）家族の立場を尊重し家族の顔を立てる

　家族の立場を尊重する工夫はやはり必要である。家族の罪悪感を刺激したり，屈辱感を味わわせたりしないということに留意する。家族，中でも「親」の顔が立つように意を用いることは，家族内の世代間境界をはっきりさせていくためにも非常に有用な工夫である。

(3) 家族の持つ保護機能を信頼し活性化する

まずは，家族の持つ顕在的ないし潜在的な保護機能を信頼し，家族の力を活性化するように努める。「家族からの本人への応援は，周囲のスタッフからのサポートよりもはるかに強力なことすらある」などと伝えて，家族機能を正の方向に引き出すようにし，家族の負の感情をなるべく軽減することが肝要である。

(4) 家族の苦衷を汲み家族のつらさの軽減をはかる

本人の悩みには敏感なスタッフも，家族の苦しみには存外無頓着であったりする。本人も苦しいけれども，家族も苦しく疲れる状況に陥っていることへの理解を，折にふれて言葉で表すようにする。周囲から察してもらいにくい家族の苦衷，例えば不安，焦燥，疲労，自責，怒りなどといったつらい気持ちを慮ることが何より重要である。そして，それこそが本来的な家族ケアと位置づけられるべきであろう。

2．家族同席面接の進め方のコツ

(1) 家族全員に平等に肩入れする

まず大切なのは，家族の窓口となるのは誰かを見定めることである。そして，どの家族メンバーにも加担しない中立的なスタンスも必要である。ただし，キーパーソンと目される家族メンバーには，わずかに他のメンバーを上回る「肩入れ」をしたほうがよりよい結果を生むことが多い。

(2) 本人と家族の「言い分」を明確にする

本人や家族の考え方や感じ方がまったく同じということはまずない。むしろ，家族メンバー間で見解の相違のあるほうが自然であり，実はそうした相違があるということに各家族メンバーが気づくことこそ重要である。そのためには，面接者が各家族メンバーの発言を繰り返したり，小括したりして，その真意を明確にする作業を倦まず続けていく必要がある。

(3) 本人の症状や行動の意味を家族に考えてもらう

これには，家族メンバーそれぞれの回答の内容もさることながら，考えてもらうというプロセス自体に意味がある。家族が本人の立場に身をおいたり，本人が他の家族メンバーの立場を考えたり，自己を内省的に振り返ったりする余裕を失っているケー

スが多いからである。症状や行動の意味の解釈については，なるべくそのポジティブな側面を強調するほうがより効果的である。

(4) 家族内コミュニケーションの特徴を把握する

家族内コミュニケーションには，それぞれの家族に特徴的なパターンがある。例えば，家族メンバーのうち，面接場面における話の主導権を握るのは誰か。面接に不参加の家族メンバーに情報伝達する際の窓口になるのは誰か。家族全体の意思決定に最終的な権限を発動するのは誰か。このようにその家族特有のパターンを見て取って，数回の家族面接で確認した後，わかりやすく図示するなどしておもむろに指摘するのもよい。

(5) 家族面接はやや少なめに

家族面接の間隔は個人面接よりも間遠にするほうがよい。家族サポートがいくら重要とはいっても，そもそも本人へのサポートあってのこと。細かく回数まで決めないにしても，基本的には本人の個人面接が主，家族面接が従との印象を与えるような配慮が必要である。

3. 家族同席面接の適応

ここまで述べてきたような家族同席面接の適応としては，①初回面接から家族が同席していた患者，②若年（児童・思春期・青年期）の患者，③身体的に衰弱している患者，④家族の同席を極端に嫌う患者，⑤個人面接で陰性反応やいわゆる疾病利得のみられる患者，⑥面接の間隔を長くあけざるを得ない事情のある患者，などがまずあげられる。

なお，当初患者との個人面接から出発した場合には，家族メンバーの誰に，いつ，どのようなスタンスで同席参加してもらうか，患者自身の意向を十分に尊重しながら，慎重に家族同席面接の頃合いを見計らうほうがよい。

5節　おわりに

面接時の心構えとして「傾聴」「共感」「受容」といった文言が，特に心理学領域でよく言われるが，まさに言うは易く行うは難し。なにせ傾聴するだけでも大変な技術を要することである。さらに，こちらが平静を保ちながら相手に共感するのは至難であるし，受容となるとこれはもう時と場合によっては命がけになることも覚悟しなくてはならないであろう。

例えば，傾聴の基本技術として心得ておくべきことだけでも，自分の話す時間を相手の話す時間よりもずっと少なくする，すぐに相手の話を奪い取らない，答えを用意

せずに白紙の状態で聴く，相手の言うことを即座に承認する，相手の言うことを決して否定しない，相手の反論に反論しない，何度もしっかりと大きくゆっくりうなずく，適切に相槌を打つ，自分が話すときには相手と視線を合わせる，いつでも自在に質問を繰り出せるほど質問上手になる，等々，枚挙に暇がないほどであり，これらを同時的に体現するには相当の修練を積む必要があることは言うまでもない。

そこで，家族同席面接に限ったことではないが，まずは誰にでもできると思われる面接の一工夫として，「なぞる」ということ（下坂，1998b）をあげておきたい。

患者と家族の言うことは，常になぞるような気持ちで聴く。なぞりきれないときには迷わず待ったをかけて，さらにいろいろと説明してもらうと，またなぞれるようになるものである。このようななぞりを怠っていると，何度面接してもいつまで経っても一知半解のままで進むこととなり，いつかは相手があきれてしまったり，気分を害して怒りだしたりするなどして結局破綻してしまいかねない。

相手の話を丹念になぞって繰り返す。患者あるいは家族の話，それぞれの言い分をよく聴き，その要点をこちらが繰り返し，こういうことでしょうか，と念押しする。その繰り返しに過ぎないのであるが，この言語的確認はきわめて単純ながら明らかな威力がある。

自分が話した内容が相手から発語され，自分に再び返ってくるという体験は，おおかたの人にとっては非日常的かつ新鮮なのである。そしてそれは，聞き届けられたというちょっとした安心感につながる。この効果は想像以上に相手に好影響を与える。

近頃の患者・家族は，少々話を聴くだけでは満足してくれない。治療者からの手応えを求める。気の利いた助言を期待する向きも多い。だが，最初の面接で適切な助言をするのは難しい。それでも，こうした言語的確認を怠らずに行うこと自体，相手にとっては1つの手応えになっていることは間違いない。

「こころのケア」としての面接の基本は，こちらが相手の言うことを丹念になぞり，こちらの発言内容を相手がまたなぞってくれるような，言うなれば「なぞり，なぞられる関係」を作っていくことにあると知ることの意味は大きい。

佐伯俊成

市立三次中央病院緩和ケア内科

（執筆当時）

第三部

「からだの病気」を抱える患者への

「こころのケア」の最前線

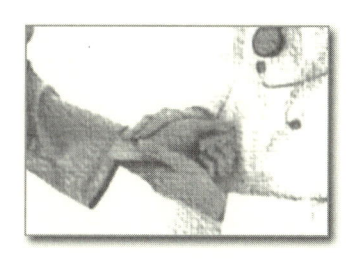

第 9 章

外来がん患者のケア

1節　外来がん治療の現状と問題点

　近年，がん治療は入院から外来へと軸足が移されている。がん薬物療法はその種類や投与経路が拡大し，また副作用対策が進歩することにより，外来で治療を受けられる機会とその期間が増している。実際，平均在院日数は減少し，外来での抗がん剤実施件数は増加の一途をたどっている。午前中に診察を受け，午後から通院治療センターで抗がん剤治療を行い，夕方に帰宅するという光景もよくみられるようになった（図9-1）。

　がん治療の外来化は，基本的に自宅で過ごすことができるだけではなく，体調に合わせて仕事や子育て，趣味に従事できるなど，患者にとってがん罹患前と同等の生活を過ごす機会を提供している。ただ一方で，入院治療と比べ，医療者と接する時間が減るため，"ちょっと気になるけど，わざわざ聞くほどではないこと"を確認する機会は失われている。実際患者からは，「診察では先生の話を聞くのに精一杯で，家に帰ってから質問が思い浮かぶので，その場でなかなか聞けない」「心配事はあるけれど，先生はお忙しそうですし，他の患者さんも大勢待っているので時間をとってもらうのは気が引けて…」といった言葉をよく聞く。また，病院で過ごす時間が減るため，病気や治療に伴って生じる身体症状のモニタリングや内服管理など，患者はより高いセルフケア能力を身につけることが求められるようになった。

　医療者側にとっても，がん治療の外来化は患者の実際の生活の様子をうかがい知る機会が減ることとなったため，患者が何に困っているかの把握が難しくなっている。身体症状であればがんの種類や治療内容によって生じる問題がある程度想定できるため，聴取は比較的容易であるかもしれない。しかしながら精神症状や心理学的問題に

第9章 外来がん患者のケア

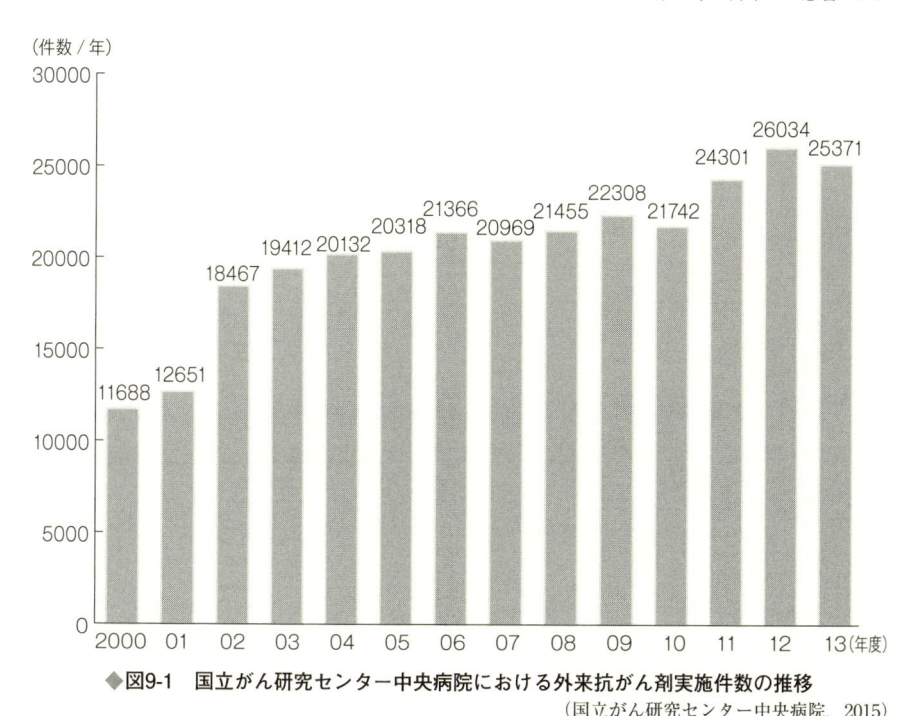

◆図9-1　国立がん研究センター中央病院における外来抗がん剤実施件数の推移

(国立がん研究センター中央病院, 2015)

年度	件数
2000	11688
01	12651
02	18467
03	19412
04	20132
05	20318
06	21366
07	20969
08	21455
09	22308
10	21742
11	24301
12	26034
13	25371

については，病気や治療の状況だけでなく，患者の元々の特徴や患者を取り巻く環境によっても左右されるため，問題の把握にある程度時間や労力を割く必要がある。精神症状や心理学的問題は患者の生活の質を低下させるだけではなく，がん治療遂行にも影響することが知られているため，心理師には，患者が何に困難さを感じ，それが何から生じているかなどを包括的にアセスメントし，適切な対応方法を検討することが求められる。また，当然ではあるが，その日のうちに帰宅する患者を対象とするため「今日できる対応策は何か」といった判断や対応を迅速に行うことも求められる。

本章では，外来がん患者が抱える心理学的問題とその支援法について，①精神症状および心理学的問題の評価と精神科治療への橋渡し，②意思決定支援，③禁煙支援，④患者教室での活動，の4つの実践例を紹介するとともに，問題解決のために必要な知識や，今後の課題について述べる。なお，各症例は実際の例をもとにしているが，個人が特定されないように情報を加工している。

2節　心理支援の実践例

1. 精神症状および心理学的問題の評価と精神科治療への橋渡しが求められたケース

【症例】

60歳，女性。肺がん，Ⅰ期。

【現病歴】

　会社の健康診断で肺に異常陰影が認められ「要精密検査」となり，近医を受診した。CT検査を施行したところ，肺に腫瘍が指摘され，肺がんの可能性が告げられた。その2週間後，がん専門病院を受診し，精査の結果肺がんであること，手術となることが伝えられた。診察時に暗い表情であったため，診察終了後外来看護師が声をかけたところ，「手術が不安，やらずに済む方法はないのか」と流涙していた。つらさを受け止め，その場は傾聴に努めた。しかしその1週間後の外来でも同様に流涙し，不安を訴えたため，対応に困った外来看護師が心理師に連絡した。

【心理面接時の様子】

　発話量は豊かで時折笑顔を見せるものの，面接開始直後より涙をこぼしており「どうしてこんなに涙が出るんでしょう」と少し戸惑っていた。困っていることや今つらいことをうかがったところ，今まで大きな病気1つしてこなかったこと，元々注射や血を見ることが苦手で，手術を受けることは想像しただけでも怖さが先立ち，がんと診断されたことよりも恐怖であると訴えた。一方，涙はこぼれるものの，涙の量は少しずつ減ってきていること，仕事中は気持ちを切り替え普段通りに行えていること，ヨガやアロマを使うと心が落ち着くと話していた。また，手術への恐怖は訴えるものの，診察は予定された通り受けられており，手術の予定日などを正確に答えることはできていた。

【アセスメントと介入，その後】

　元々，注射などの侵襲的な処置への恐怖感を持っており，その恐怖感はがんに罹患したことへの恐怖を上回っていた。ただし今後のスケジュールを理解していることから「手術は受けざるを得ない」という認識は持っており，徐々に心づもりをしている状態と考えられた。がんが疑われてから数週間が経過し，悪い知らせに伴う衝撃もあったが，持続する抑うつ気分などは認められず，また不安はありながらも自ら対処法を見つ

け，取り組めているなど適応的な面もうかがえた。

　心理師より，まずは元々の恐怖感があることを共有しながら，少しずつ治療に目を向けられるようになってきていること，不安を和らげる工夫が自然に行えていることをポジティブフィードバックした。手術に対する恐怖を和らげるために，がん情報サービス（国立がん研究センターがん対策情報センター，2010）のような信頼できる情報源から情報を得ることが役に立つ場合があること，不安の対処法として当科からはリラクセーションや向精神薬が提供できることを伝えた。その後精神腫瘍科の受診を希望したため，受診手続きを行うに至った。精神腫瘍医より適応障害と診断され，屯用の抗不安薬が処方され，また心理師より漸進的筋弛緩法をレクチャーした。後日の外来では「気持ちのサポートをしてくれる部門があるとわかって安心した。早く手術を終わらせて仕事に復帰したい」と笑顔で外来看護師に話し，予定通り手術を受けることができた。

【このケースで求められていること】

　がん医療において，がんの告知や治療，再発，がん治療中止といった患者の将来への見通しを根底から否定的に変えてしまう悪い知らせは次々と生じ，避けられないものである。その際，患者はさまざまな心理反応を示すが，それが自然と回復していくような通常の心理反応なのか，それともうつ病や適応障害といった専門的な介入が必要となるものなのかを見極めていくことはとても大切である。特にがん診断から1年以内の自殺および他の外因死のリスクはがんと診断されていないものと比べて約20倍となることが指摘されているため（Yamauchi et al., 2014），診断直後はなお一層の注意を払いアセスメントする必要がある。ただし，精神科受診の敷居はいまだ高く，がんの治療を目的に通院している患者の中には"精神科を受診する＝「からだ」だけではなく「こころ」の健康も喪失する"といった捉え方をして，受診への抵抗を感じるものも少なくない。そのような場合，精神科受診を勧める前に心理師との面接を勧める，というステップを踏むことが役に立つ場合がある。実際，「精神科というほどでもないと思うが，少し気になるので面接してほしい」という医療者や「精神科には抵抗があるが，心理師なら会ってみたい」という患者がいることも事実である。大切なのは，患者にかける負担を最小限にし，精神症状・心理学的問題をアセスメントする機会を作り，必要に応じて精神科治療の橋渡しを行うことであるため，心理師は柔軟に対応する姿勢を持つことが大切である。

　また，アセスメントのもう1つの方法として，精神症状のスクリーニングがある。日本において，がん患者のうつ病や適応障害といった精神症状のスクリーニングツールはHospital Anxiety and Depression Scale（HADS: Zigmond & Snaith, 1983/北村

(訳），1993）やつらさと支障の寒暖計（Akizuki et al., 2005, 図9-2）が用いられることが多い。ただ，やみくもにツールを導入することは得策といえず，これらのツールを誰が，どのタイミングで使用し，その結果から多職種がどのように連携していくかといったシステム構築が前提として必要となる。具体的には，プライマリチームのメンタルケアへの理解度，メンタルケアを担えるスタッフの人数やがん相談支援センターの充実度などの人材面，面接が行える部屋が確保できるかといった環境面などを加味する必要がある。また，システムを整えるためには，まずは事例を通じて医療者間の連携の必要性を伝えたり，お互いの業務量や負担に配慮したりしながら，最も効率よく有用と思える方法を模索するプロセスも必要となるだろう。

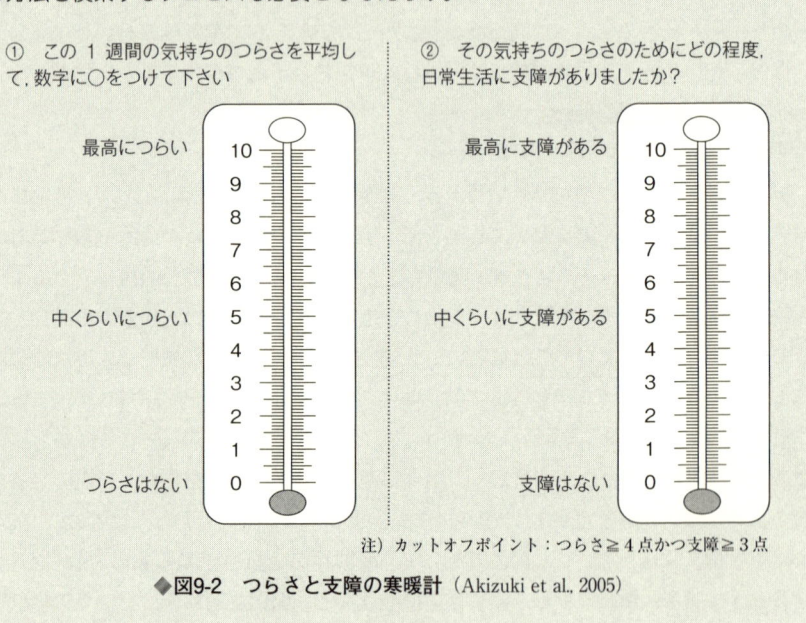

① この1週間の気持ちのつらさを平均して，数字に〇をつけて下さい

② その気持ちのつらさのためにどの程度，日常生活に支障がありましたか？

注）カットオフポイント：つらさ≧4点かつ支障≧3点

◆図9-2 つらさと支障の寒暖計（Akizuki et al., 2005）

2. 治療に伴う意思決定支援が求められたケース

【症例】

68歳，女性。乳がん，再発。

【現病歴】

X-13年前に乳がんと診断され，手術と術後ホルモン療法が施行された。その後経過

観察していたが，腫瘍マーカーは徐々に上昇し，精査の結果多発骨転移が指摘された。ホルモン療法やビスホスフォネート製剤によるがん薬物療法が開始となったが，新規転移巣が認められたため，抗がん剤を用いた治療へ切り替えることが伝えられた。しかし患者は「抗がん剤は受けたくない。それなら何もせずに死んだほうがましだ」と頑として聞かず，治療方針をめぐり2か月ほど膠着状態が続いた。主治医より意思決定支援を目的に依頼となり，まずは現在の病状説明および治療方針について相談する面談に心理師が同席した。

【心理面接時の様子】

主治医との面談が終了したのち，患者・家族と話す場を設けた。治療を受けることのメリットやデメリットについて言語化を促したところ，治療の目的，効果が得られる可能性，予想される副作用，治療しない場合に予想される予後について語っていた。その内容は面談同席時に主治医が話していたことと一致していた。化学療法を受けたくない理由について問うと，「手術で入院したとき，抗がん剤をしていた他の患者は脱毛や吐き気，食事がとれないことにとても苦しんでいた。私はこれまで抗がん剤の治療はしてこなかったが，あの苦しみを味わうのかと思うと，耐えられそうにない」と話していた。家族は「少しでも延命につながるのであれば治療を受けてほしい。1回やってみて，つらくなったら途中でやめてもいいのでは」と話しており，それに対して患者本人は，治療をして具合が悪くなり家族に迷惑をかけることを心配していた。本人が現在最も大事にしていることを尋ねると，「家の片づけをしたい」と話していた。これまで溜めた趣味の本や裁縫道具が多くあること，今後がんの転移が広がっていき，それに伴い徐々に体力や活動性が落ちていくことを予想しており，そうであればまだ自力で動けるうちに片づけに取り掛かりたいことを話していた。好きなことをしたい，楽しみたいという意欲自体は保たれており，食欲や睡眠に問題は認められなかった。

【アセスメントと介入，その後】

治療選択について言語化できており，治療の選択肢について治療のメリットと副作用のリスクを理解し，それらをもとに自分の考えを踏まえて意思決定に至っていた。また，精神腫瘍医による診察の結果，うつ病や認知症といった精神医学的問題も認められなかったことから，意思決定能力自体は保たれていると考えられた。ただし「抗がん剤の治療は副作用がつらくて耐えられないに違いない」「治療をすると体調不良となり，そうなると家族に迷惑をかけてしまう」といった認知がうかがえたが，前者については実際の体験はなく，13年前に目撃した記憶をもとに考えているため，副作用対策が進

歩している現状とそぐわない可能性が考えられた。また，後者の体調不良については，治療に限らずがんの進行自体によっても引き起こされる問題であり，治療しないことのメリットを過大評価している可能性も考えられた。

心理師より，これまで話した情報を整理しながら，13年前より抗がん剤やその副作用対策は確実に進歩していること，体調不良はがんの進行自体によっても引き起こされる問題であることを伝えた。今回話した内容や患者の価値観を医師・家族と共有し，その上で，最もよい選択肢を選ぶことを勧めた。

その次の外来では，「少し待っていただけるなら治療はやろうかなとも考えています。家の片づけをするためにはあと1か月は必要なので」と話された。主治医より，1か月の間に病状が進行し治療が適用できなくなる可能性もあることを伝え，了承されたため，1か月後に治療を行うこととした。その後予定通り治療が開始されたが「こうなったら思いっきり治療しようと思います」と晴れ晴れとした顔で話されていた。

【このケースで求められていること】

かつては患者にがんであることを告げるべきではないといった倫理観があり，患者に診断名を告げずに治療を進めていた時代があった。現在は，医学の進歩やインフォームド・コンセントの普及により，患者自身が主体的に決定することが求められるようになった。しかしながら，がん治療の進歩は治療法を選択する機会を増やし，選択肢の複雑性を増すことにもつながったため，患者にとって治療法を選択することは決して容易な作業ではない。また医療者が十分に説明しているつもりでも，実際は十分に伝わっていない場合も決して珍しくはない。医療者は，患者が必要とする情報を十分に提供するだけではなく，患者が医療者から受けた説明内容を適切に判断する能力である"意思決定能力"を評価し，よりよい医療を提供していかなければならない。

意思決定能力の評価の代表的なものとしては，Appelbaum（2007）が提唱した概念がある。これは，意思決定能力を①選択を表明する能力：意思を明瞭に表明できるか，②意思決定に関する情報を理解する能力：各選択肢で生じる結果の違いを理解しているか，③情報の重要性を認識する能力：自分の問題として捉え，今後自分にどのように影響を及ぼすか理解しているか，④論理的な思考能力：選択肢を導き出した思考過程が論理的であるか，の4つの機能上の能力から検討することを推奨している。ただし，これらは一概に"あり"か"なし"かといった二者択一を迫るものではなく，状況などに応じて柔軟に考慮されるべきである。また，患者に認知機能障害や重度のうつ病などの精神医学的問題が認められた場合，自己決定に支障が生じる場合もあるため，意思決定能力の評価のみならず，精神医学的問題の有無やその程度をアセスメントすることも求

められる。

3. がん治療遂行にあたっての禁煙支援が求められたケース

【症例】

46歳，男性。大腸がん，Ⅰ期。

【現病歴】

下血を認め，近医を受診し検査を行ったところ大腸がんが疑われた。精査・加療目的にてがん専門病院を受診。大腸がんと診断され，手術の方針となった。主治医より術前に禁煙が必要と説明したところ，禁煙外来を受診したいと希望したため，同日禁煙外来に紹介となった。

> 注）保険診療で行える禁煙治療は，①ニコチン依存症にかかわるスクリーニングテストで，ニコチン依存症と診断されたもの，②ブリンクマン指数（1日の喫煙本数×喫煙年数）が400以上であること，③直ちに禁煙することを希望し，禁煙治療について説明を受け，文書により同意していること，が条件となっている。これらを満たした場合，3か月間計5回の禁煙外来が利用可能である。また，禁煙治療の経験のある医師が勤務していること，専任の看護師/准看護師が配置されていることが施設基準として設けられているが，心理師の関与は必須ではない。実際，医師・看護師以外の医療職がかかわっている割合は4％に満たない（厚生労働省，2010）。

【心理面接時の様子】

呼気一酸化炭素濃度は36ppmと高値であり，ニコチン依存度を測定するスクリーニングテストも7点とカットオフ値の5点を超えていた。禁煙外来の受診理由を問うと，「これまで一度も禁煙に取り組んだことがないので，1人で取り組むよりも禁煙外来を利用したほうがやめられるかもしれないと思った」と話していた。1本だけでも，ついつい手が伸びてしまうことを心配していたため，これまでの喫煙のタイミングを確認し，どのような対処行動がとれるかを相談した。その結果，これまで食後や仕事の休憩中に吸うことが多く，吸いたくなったときの対処行動としては，ガムや飴を摂取する，水を飲むなどがあがった。心理師より，まずは対処行動を試してみること，役に立つかどうかを確かめることを次回までの課題とすることを伝えた。また，禁煙補助薬の内服状況，副作用出現の有無，喫煙本数をモニタリングすることを目的とした記録表を渡し，毎日の記入をホームワークとして設定した。

【その後の経過】

　タバコや灰皿，ライターなど自ら処分し，予定どおり禁煙を開始していた。前回話し合った対処行動も試し，効果を実感していた。また「とりあえず体を動かす」「深呼吸をする」といった前回あがらなかった対処行動も行っており，対処行動をとれるといった効力予期や，これをすれば吸いたい気持ちがおさまるといった結果予期も感じることができており，禁煙に対する自己効力感の向上がうかがえた。心理師より，自発的に対処行動のレパートリーが増やせたことを称賛しながら，行動を継続し成功体験を増やしていく重要性を伝えた。記録表は忘れずに記入できており，喫煙本数に「0」と書き込み続けられていることが嬉しい，たとえ吸いたくなっても「この0の記録を止めてしまうのか」と考えると踏みとどまれると話していた。また，禁煙治療期間中にがんの手術が施行されたが，「術後痰を出さなきゃいけないけど，傷が痛くて出しづらかった。こんな大変な思いはもうしたくないけど，がんが再発したらそうなるかもしれない。だから禁煙を続けていかなければ」と話しており，禁煙に対する新たな動機づけも生まれていた。呼気一酸化炭素濃度値は順調に低下し，2回目の外来では非喫煙者レベルにまで下がっていた。

　ただし，禁煙外来が終わりに近づくにつれ「禁煙補助薬がなくなってしまうと禁煙が続かないのではないか」という不安を訴えたため，数十年続いていた習慣を断ち切れたのは薬の効果だけではなく，禁煙の必要性を理解し，対処行動を検討・実行することにも大きな意味があったことを振り返った。

　規定の禁煙外来終了後，半年後にブースターセッションを設け，状況を確認したところ「吸いたい気持ちはゼロにはならないが頻度が減ってきた。飴をなめる必要も感じなくなり，お酒の席などで他人が吸っていても気にならなくなった。もう心配ないかなと思います」と話していた。欲求の高まり自体が減り，対処行動をとらずともやり過ごせるようになっていたため，正式に禁煙外来を卒業することとなった。

【このケースで求められていること】

　喫煙はがん罹患のリスクとなることは想像に難くないが，がん治療の反応の低下 (Gritz et al., 1993; Fujisawa et al., 1999) や，再発・二次がん発症リスクを上昇させることも指摘されている (Joshu et al., 2011; McBride & Ostroff, 2003)。しかしながら，がんサバイバーの喫煙率は一般人口と同程度で，若年層ではむしろサバイバーのほうが喫煙率が高いとも言われており (Bellizzi et al., 2005)，適切な情報提供や禁煙

支援法の検討が求められている。日本では2006年より禁煙治療に対して保険適用が認められるようになり，良好な成績も得られている（厚生労働省，2010）。禁煙のガイドラインには，医療従事者が日常診療において「5Aアプローチ（Ask, Advise, Assess, Assist, Arrange）」を導入し支援を行うことが推奨されているほか，Prochaskaらが提唱した行動変容ステージモデル（Prochaska & DiClemente, 1983）の考え方を用い，患者の不安等に共感しながら段階を進めていくこと，患者の自主的な行動変容の選択や目標設定を促し，小さな目標でもそれを達成できたら褒め，患者の自己効力感を高めるように接することが推奨されている（阿部，2001）。また，禁煙治療のための標準手順書（日本循環器学会・日本肺癌学会・日本癌学会・日本呼吸器学会，2014）には，禁煙の動機づけを向上させるような言葉かけの例や，禁煙がうまくいかなかった患者に対するアドバイス例が掲載されている。ただし，がん患者を対象とした禁煙治療に関する研究は少なく，いまだ明確な有効性が示されていないため（Nayan et al., 2013），今後さらなる研究が求められる。

4. 患者教室での活動

膵がんは早期発見が困難であり，診断時にすでに切除不能な状態で発見されることが多く，予後不良な難治がんである。また，延命や症状緩和目的のがん薬物療法が施行されるものの，その選択肢は少ないため，早期に治療効果が得られなくなり，症状緩和主体の療養生活へと移行することも多い。そのような目まぐるしい変化の中で，患者や家族がいかに主体的に病気と向き合い，その人らしい生活を過ごせるよう支援していくかを考える必要がある。

国立がん研究センター中央病院では，膵がん患者・家族が病気や治療，療養に関する正しい知識を得ること，多くの医療者が支援を提供できることを知ってもらうために，2007年6月より"膵がん教室"を開始した（森，2009）。教室は肝胆膵内科医師，医療ソーシャルワーカー，看護師が中心となり，薬剤師，栄養士，心理師といった多職種が関わり，それぞれの職種が専門としている情報を提供している。例えば，医師は病気そのものや治療の流れについて，薬剤師は薬物療法の選択肢や副作用について，といった内容である。その中で心理師は，がん告知をはじめとした悪い知らせの後に生じる「こころ」の反応を説明し，絶望感や怒りといった気持ちが生じるのは当然であり，時間経過とともに適応していく場合が多いこと，一方でうつ病や適応障害といった専門的対応が必要なつらさを抱える場合もあり，そのようなときに精神腫瘍科が利用できることを伝えている（図9-3）。また，情報提供だけではなく，質疑応答・フリーディスカッションの時間を設けており，医療者と患者・家族が話し合える機会を作る

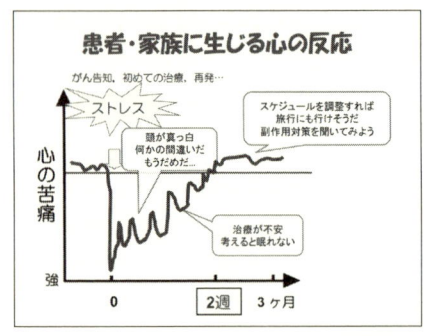

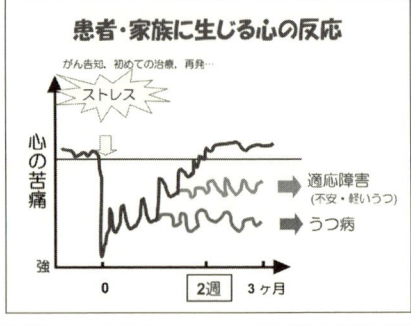

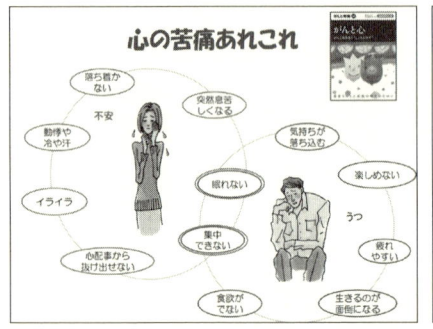

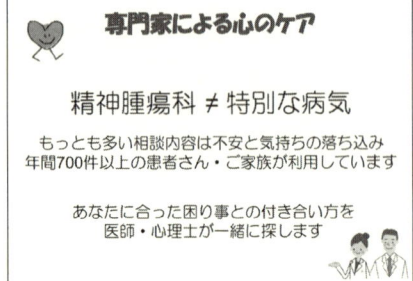

◆図9-3 患者教室で使用する資料（抜粋）

ことで，困りごとの具体的な解決策が明らかとなったり，参加者の実体験を話してもらい，困りごとを共有することで「私だけが困っているのではない」と感じ，安心感を得られたり，患者同士の交流も生まれる場となっている。

　教室開始から8年が経ち，その形態も移り変わってきた。例えば，教室開催当初は入院中の進行膵がん患者・家族を対象としていたが，がん治療の外来化に併せて外来患者も対象に含めていった。加えて，類似する治療を行う胆道がん患者にもこのような場を提供することが有用と考え，対象を膵がん／胆道がん患者・家族へと拡大した。開催頻度や回数，開始時間についても，参加者や携わる医療者の状況を考慮しながら適宜変更してきており，現在は隔月1回2時間，1回完結型の形態をとっている。

　患者教室に心理師が関わる意味は大きい。心理師が関わることで，患者・家族に対し，病院に心理学的問題を支援する職種がいると伝えられる。「こころ」に関する話題が教室で扱われることで，心理師といった専門家だけではなく，医師や看護師といったプライマリチームも心理面を気にかけているというメッセージを伝えることにもつながっているだろう。また，患者・家族だけではなく，教室に携わる他の医療者に対

して，心理師の役割や視点を伝える機会も生むことができる。同時に，心理師も教室を通して他職種の役割・視点を理解することができるため，教室を超えたよりよい協働を目指していけるだろう。

3節　今後の課題：がんサバイバーシップを支える

　がんと診断された人の5年相対生存率は徐々に上昇しており，2003～2005年においては58.6％となっている（国立がん研究センターがん対策情報センター，2013）。これまではがんが治癒することが大きな目標として考えられていたが，がんに罹患しても病気を克服し，サバイバーとして生きていく人が増える中で，がん治療や罹患の体験そのものから生じる困難さとどう向き合っていくかを考える必要性が高まっている。米国がんサバイバーシップ連合（The National Coalition for Cancer Survivorship）によれば，がんサバイバーシップとは，がんの診断や治療を受けた後を生きていくプロセス全体のことを指しており，診断前・治療前後・経過観察中など時期によって生じる問題が変わり，またその内容も医学的問題に限らず，心理学的問題，社会的問題など多岐に渡るため，さまざまな視点を持って理解・支援していく必要があるとされている。

　がんサバイバーが抱える具体的な問題として，まず医学的問題である治療に伴う臓器障害があげられる。例えば小児がんサバイバーでは重篤な心臓血管疾患が生じるリスクが高いことが指摘されている（Oeffinger et al., 2006）。その他，がん薬物療法や放射線療法を受けた患者の中には長期的な肺障害が生じる場合がある（Moreno et al., 2007; Sleijfer, 2001）。臓器障害以外の医学的問題として，治療の晩期毒性，生活習慣，遺伝子などのさまざまな要因によって生じる"二次がん"発症についても報告されている（Travis et al., 2006）。また，がん薬物療法に伴う認知機能障害（American Cancer Society, 2015）や，睡眠障害（Savard & Morin, 2001），不安（Mitchell et al., 2013）といった精神医学的な問題も指摘されている。心理学的問題・社会的問題としては，セクシャリティーや妊孕性の問題（National Cancer Instiusute, 2013），復学・復職に伴う困難さ（Pang et al., 2008; Parsons et al., 2012）などがあげられる。このようにさまざまな問題に直面するがんサバイバーだが，危機的な経験を通してポジティブな心理的変容を遂げるといった外傷後成長（Post Traumatic Growth: PTG）が生じることも報告されている（Calhoun & Tedeschi, 2006）。

　わが国においても近年，がんサバイバーへの支援は注目を集めている。2012年6月に見直されたがん対策推進基本計画では「がんになっても安心して暮らせる社会の構築」を目標として掲げており，それを実現するために「充実したサバイバーシップ

を実現する社会の構築を目指した研究」を推進していくことが定められている（厚生労働省，2014）。サバイバーシップを支える取り組みはいまだ多いとは言えないが，がんと就労に関しては，厚生労働科学研究費補助金がん臨床研究事業「働くがん患者と家族に向けた包括的就業支援システムの構築に関する研究（研究代表者：高橋都，2012）」において，患者向けのQ＆A集や企業向けの支援マニュアル，産業保健スタッフ向けのガイドブックが作成されている。

　実際の現場では，特に若年がん患者と関わる中で，治療のために大学の行事への参加をあきらめざるを得なかった例や，病気を理由に就職先がなかなか見つからないという話を耳にする。また，別章で取り上げられているように，患者が子育て世代の場合，子どもとどう関わっていくか（病名の告知，子育ての続け方）も問題となっている。一方で，がん体験を活かし患者支援団体を立ち上げた例や，ピアサポーターとして新たな働き方を獲得した例などもある。がんサバイバーの支援に際しては，現在抱えている身体／精神症状のみならず，患者のライフステージ，罹患前の生活スタイルと罹患後の変化，罹患体験の捉え方や今後の生活の展望，取り巻く環境などをアセスメントし，患者が元々持っている力を取り戻したり伸ばす方法を患者と一緒に考えていけるとよいだろう。ただし心理師単独で問題解決や支援を行うことは不可能であり，医療機関内にとどまらず，職場，企業，患者支援団体とも連携しながら支援法を検討する必要がある。

堂谷知香子
国立がん研究センター中央病院
（執筆当時）

第10章

入院がん患者のケア

　がん患者の平均入院日数はますます短期化されているため（厚生労働省 患者調査，3. 退院患者の平均在院日数等），介入の初期段階で入院中に目指す介入目標と外来への引き継ぎを考える必要がある。

　外来と比較して入院の場合は病棟スタッフからの情報量が多く，多職種の介入も同時に行いやすい。一方で患者と病棟スタッフが接する機会が多いため，問題が生じたときのスタッフの困難感も生じやすいという点もある。しっかりと病棟スタッフから情報を集め，問題点を聴取することが大切である。

　本章では入院がん患者に生じやすい問題として（厚生労働省 患者調査，3. 退院患者の平均在院日数等），不眠を中心に，病気に関する心配，患者と医療者とのコミュニケーションを取り上げ，包括的アセスメント，多職種でのアプローチを行った症例を紹介する。

1節　事例の流れと，関わりの心得

　がん患者の「こころのケア」を行う大前提として，がん患者が示す通常の心理反応を理解しておくことが重要である。がん罹患時のショック，治療方針が不明確な時期には精神的に不安定になる。初期治療を経て寛解する場合もあるが，一方で病状の進行（再発・転移）を認めると，がん治療の中止や死に至る場合もあることなどである。このような経過の節目に生じやすい「こころ」の機微をイメージしておくと対応しやすくなる。

　以下の事例は，①病棟スタッフからの相談依頼，②病棟スタッフやカルテ上からの情報収集，③患者との面談，④アセスメント，⑤アプローチ方法の検討，⑥実際の介入，⑦介入の経過の流れで紹介する。

2節　症例紹介

症例

60代後半，男性（Aさん），消化器系がん。

病棟スタッフからの相談依頼

Aさん（60歳代後半の男性）。X－1年12月に消化器系のがん罹患を認めX年1月に手術，術後化学療法（抗がん剤治療）のため2月に10日間の初回入院となった。その際，不眠に対してアモバン®を使用するようになったが大きな問題はなく予定通り退院。2週間の在宅療養期間を経て2回目の抗がん剤治療のため再入院となった。2回目の入院初日より抗がん剤の点滴治療が行われ，夜間に「眠れない」と訴えた。主治医により不眠に対する処方がアモバン®からベンザリン®へと変更されたが入院2日目の夜も不眠の訴えは続いた。3日目は日中に「このつらさを誰もわかってくれない」という発言や，ナースコールが増え，「呼んでから来るまでが遅い」と看護師にイライラする様子を認めた。担当医と看護師より，患者のイライラ感への対応をどうしたらよいか，という相談依頼であった。

病棟スタッフやカルテからの情報収集

依頼が緊急でないときはカルテから事前に必要な情報（治療経過，今後の見通しなど）を理解しておくことが重要である。病棟スタッフは業務で多忙であることが多いが，できるだけ直接病棟スタッフと話をすることが望ましい。直接病棟スタッフと話ができるときは，病棟スタッフが患者にケアをする上で困ることや，カルテだけでは不明な情報を提供してもらえるとよいだろう。

(1) カルテから情報収集

Aさんは地方の公務員を務め，定年退職。妻は5年前に他界，子どもは息子が2人いるが遠方在住にて関係性は疎遠であり，現在は1人暮らしである。初診時より付き添いの家族は見かけない。

元々は毎日ビール350mlを飲んでいたが，がん罹患を認めたX年1月より禁酒。向精神薬の内服や精神科既往歴はなし。

(2) 担当医からの情報

外来のときから少し神経質な印象の方。今後の治療は抗がん剤治療のため入退院を繰り返し4コース行って，その後に画像検査で治療効果の評価判定をする。Aさんのがん

の種類だと，根治が見込めるのではないかと考えている。

　前回の入院時には大きな問題は感じなかった。不眠に対してアモバン®やベンザリン®を使用し，夜間は入眠しているときと，していないときと両方あるような状況。日中は抗がん剤の点滴が行われており，昼間にうとうとする様子も認める。日中のナースコールの内容としては些細な内容が多い。イライラする原因について話そうとするが日中は寝ていることも多く，情報収集できていない。患者のイライラは，担当医ではなく看護師に向けられることが多く，新人看護師の中には委縮してしまっている者もいる。

患者との面談

　患者との実際の面接に入るときのポイントを以下に述べる。

　心理師が訪室する旨と理由について，病棟スタッフから患者へあらかじめ伝えておいてもらうほうがよい。面談を行う場所や体調を配慮し，食事・治療時間の合間を縫って訪室する。ベッドサイドの面談であれば，椅子に座る，しゃがむなどして目線を合わせて話し，圧迫感を感じさせないように工夫する。

　患者との初回面談の目的はアセスメントと関係性を構築することである。包括的アセスメントに沿って患者の主訴や認識を聴取し，病棟スタッフが気にかけていることの評価を行う。

（3）看護師からの情報

　担当医より患者に対して「Aさんが夜眠れないことや困っている様子が心配なので，専門のスタッフ，心理師にも一緒に治療に加わってもらおうと思います」と伝えてもらい，Aさんからは「少しでも何か良くなるなら」と返事をもらっている。

　4人部屋の廊下側のベッドに訪室。抗がん剤治療に伴う点滴中。ベッド周りは雑然としており，着衣は乱れていないが無精ひげが伸びている。（以下，［　］内は心理師の意図を示す）

心理師（以下，Th）：初めましてAさん。私は心理師の○と言います。担当医の◎先生からAさんが眠れないことや困っていることがあるとうかがってお邪魔しました。今お話うかがってもよいですか。［自己紹介を行い，担当医と連携していることを伝える。心理師介入についてどのように理解しているかを把握する］

Aさん（以下，A）：嫌なことだらけだよ。話しても何が変わるわけじゃないだろうけどさ。

Th：嫌なこと教えていただけますか。場所は病室でもいいし，希望があれば面談室が空いているか見てきますよ。［患者の主訴の確認。面談の場所について希望を尋ね

配慮を示す]
A ：この病室でいいよ。俺はただ夜眠れなくて困っている，なのに何にもしてくれない。
Th：それは困りましたね。詳しく教えてほしいのですが，寝つくのは何時くらいですか。[患者の睡眠状況の認識を確認。入眠困難，中途覚醒，早朝覚醒，熟眠障害などの睡眠の詳細を確認]
A ：昨日だって夜中3時から2，3時間位寝ただけだよ。本当に何とかしてよ。
Th：つらいですね。夜に眠れないとお昼寝したくなりませんか。[一日を通しての睡眠状況の確認]
A ：そうだな。昼間は点滴が邪魔で何もできないし患者が寝るのは当然なんじゃないか。
Th：昼夜逆転してしまいますよね。ちなみにAさんは病気になる前，自宅では良く眠れる方でしたか？[入院前の睡眠状況の把握]
A ：家では晩酌してそのまま寝ていた。病気がわかってから禁酒した。退院すると4，5時間は眠れていたのに今は2，3時間だ。
Th：以前はお酒で眠れていた部分もあったのですね，でも今は夜にまとめて寝る時間が短くなっておつらいですね。夜は2，3時間でお昼寝と合わせると，一日全体ではどれくらい眠れていますか？
A ：昼寝も2，3時間しているから，まあ全体としては前と同じくらいかもしれない。でもぐっすり寝た気がしない。
Th：全部で4，5時間は眠れているけれど，途切れ途切れだと疲れが取れないですよね。ちなみに夜眠れない原因で思い当たるものはありますか。例えばトイレや痛みなどの体の症状や，音が気になるとか，心配事があって寝付きづらいなど，人によって眠れない原因って違うのですが。[睡眠を妨害している原因を探索]
A ：前の入院のときもそうだったけど，昼ごはんの前から寝る直前まで点滴をたくさんするだろ。だから夜にトイレに行きたくなる。なんでこんなに点滴たくさんしなくちゃいけないんだ。それに腰も痛いのもあるよ，どっち向いてもしっくりこない。
Th：トイレに行ってばかりだと落ち着きませんね。この点滴は何日までするとか予定はお聞きになっていますか。[患者の短期的な見通しの認識を確認]
A ：スケジュール表もらったけど，そんなものいちいち見てないよ。
Th：体の症状でつらいことは，腰の痛み以外にありますか？[身体症状の把握]
A ：たまに吐き気もあるけどそれは吐き気止めもらって何とかなっているよ。

Th：吐き気は薬で何とかやり過ごせているんですね，良かったです。ちなみに腰が痛いのはいつ頃からですか。

A：もともとだけど前回退院した頃から調子がさらに悪くなった。そのせいで家でもゴロゴロと横になっていることが多かったし，入院中もできるだけ横になるようにしている。治療をしているはずなのにどんどん調子が悪くなっていく。こんな様子じゃ1人で暮らせない，どうしてくれるんだ。夜眠れないせいで朝はけだるい。少しでも体力を戻すために昼間に横になっているんだ。

Th：しっかり眠れないことで体力が落ちてしまうと考えると心配ですね。それに加えて，このまま治療を続けていると体力が落ちてしまったり，1人で暮らせなくなるのではないかと考えているのでしょうか？〔患者の長期的な見通しの認識の把握。患者にとっての睡眠をとることや，治療をすることの意味を把握〕

A：そうだよ。だけど抗がん剤治療をした後にどうなるか，誰も教えてくれない。俺は嫁さんに先立たれているし自分のことは自分で後始末しなくちゃならないんだ。

Th：先のことがわからないと心配になりますよね。自分のことは自分でというのは？〔治療による社会経済面，心理面への影響の把握〕

A：息子とも連絡取ってないし兄弟も高齢だから自分で全部しなくちゃならない。家の処分，整理。他に誰かやってくれるのか，だめだろ。こういう病気だからあと1年も生きていられないと覚悟してる。

Th：そういうことまで考えていらっしゃるのですね。あと1年っていうのは担当医の先生から聞いた話なのでしょうか？〔今後の病状について，医療者から伝えられた事実と，不正確な情報による推測を分類〕

A：先生は言わないけどインターネットで調べたらそれくらいって書いてあったよ。パソコンいじるのは好きだから持ってきてるんだ。

Th：そうなんですね。そうすると治療のスケジュールや病気の見通しをもう少し知っておいたほうがAさんにとって役立ちそうでしょうか？〔患者が安心して治療を遂行するために，治療や病気のことをどの程度知る必要があるか想定しながら，患者が知りたい情報を確認〕

A：大事なところだけもう一回聞いておきたい。入院中は看護師もいるしいろいろ聞こうと思うんだけど。

Th：聞きたいことは聞けていますか？

A：体温や血圧を測ったり，尿の量を確認しに来たりせわしないだろう。夜眠れない分，昼間にゆっくり寝ようとしているところで聞きたいことも聞けない。イライラしてくるんだ。

Th：大変でしたね，でもお話しいただいてよかったです．今Aさんが気にかけておられるのは，抗がん剤治療をした後に1人で生活が送れるのか，体力が落ちてしまうのではないかということや，腰痛や頻回にトイレに行きたくなるせいで夜に眠れないということがありましたよね．[問題の整理]

A：そうだな．

Th：できるだけ安心して治療できるように，Aさんが気にかけておられることを病棟の他のスタッフにも伝えてもよろしいでしょうか．[スタッフで共有することを患者に伝え許可をもらうことで，全員で考えていくということを強調]

A：それは構わないよ．

Th：あとは夜の睡眠のことなのですが，腰痛や頻繁にトイレに行きたくなってしまうことへの対策を病棟のスタッフと一緒に考えてみます．それ以外にも何かできることがないか相談してきます．入院中の睡眠のことや気にかけておられることについては，病棟のスタッフと相談しながら，私もAさんのところにうかがいますね．

A：（うなずく）

アセスメント（包括的アセスメント）

（1）身体面

吐き気については吐き気止めの薬を使用し，対処できているという自覚がある様子．
腰痛はがん罹患前より生じていたようだが，初回抗がん剤治療後から増悪している．腰痛があることで不眠に影響している可能性や，患者が日中の活動を控えていることも推測される．

（2）精神面

睡眠リズムの乱れがある．ベンザリンを内服しているが，患者としては入眠困難があり，2，3時間しか入眠できず，熟眠感がないと感じている．昼寝をすることも多い．睡眠を妨害している要因としては，抗がん剤治療の点滴による夜間の頻尿，腰痛，昼寝，今後の見通しがつかないことによる心配，が考えられる．
病棟スタッフの印象や，面談の会話上では注意力の障害や興味関心の喪失は認めず，大きな認知機能の問題やうつ病の可能性は低いと考える．

（3）社会・経済面

妻は他界，息子とは連絡を取っておらず，他に頼れる親類はいない．

（4）心理面

がん罹患から現在までの1か月間で通院や検査，初回入院を経て目まぐるしく状況が

変化している。患者は目前の変化に対応することで精一杯になっており，中・長期的な見通しについて医療者からの情報が不足しており過剰な心配につながっている可能性が考えられる。

治療や生活の些細なことについて相談できる相手がいない状況も心配につながっている。

(5) 実存面

初回面談では実存面までは情報収集できず。

介入方針の検討

患者や病棟スタッフのニーズ，緊急性と重要性を考慮して，扱う問題の優先順位を検討する。患者との初回面談を行ったその日のうちに病棟スタッフへフィードバック，相談することが望ましい。

病棟スタッフ（担当医・看護師・薬剤師）へ，Ａさんとの面談内容を伝え，以下のことを質問・相談した。

(1) Ａさんのイライラや怒りの背景

患者のイライラや怒りの表出は特定のスタッフに向けられた感情ではなく，今後の不安から生じる感情である。しかし病棟スタッフにとっては嫌悪や恐怖に感じられ，患者とのコミュニケーションが困難となる可能性がある。病棟スタッフが嫌悪や恐怖感を感じることは当然であることを共感し，患者のイライラや怒りの表出の背景を伝えた。

(2) 腰痛の原因と対策

担当医によると，腰痛は以前の画像検査上異常は認めず，長時間の臥床により筋力低下していることが問題であり，散歩などの体力保持が必要であると考えられた。ＡさんはPS：0〜1，基本動作は可能であるため，OT・PTによる専門的なリハビリは不要であり，1日2回は院内を散歩することが推奨された。必要に応じて在宅療養中の体力保持についてもＡさんの退院前指導の際に話題にあげることも考えられた。

(3) 抗がん剤治療後の治療の見通し

担当医によると，抗がん剤治療後，治療効果の検査・評価は4月初旬を予定しており，長期的な病状の見通しは検査後には伝えられるだろうとのことだった。また，Ａさんの推測（「余命は1年ほど」「抗がん剤治療が終わる頃には体力が落ちて1人暮らしができなくなっているのではないか」）は過剰な心配であると医学的に判断されるため，近日中にＡさんに情報提供することができるとのことだった。

(4) 睡眠リズムの乱れ

夜間の睡眠に影響していることとして，腰痛は上記（2）で対応していくこととなっ

た．抗がん剤治療に伴う大量の点滴については治療上必要であることをＡさんに伝え，頻尿の改善が予測される時期や抗がん剤の治療スケジュールについて簡単にまとめた資料を用いて薬剤師より説明を行うこととなった．

必要に応じて精神科医による薬剤調整も検討することとした．生活上でＡさん自身に工夫してもらうことについては，心理師より睡眠衛生指導を行うこととした．

(5) 在宅療養，今後の病状

現在のＡさんの身体症状では生活上の制限は特にないということであった．退院までのＡさんの副作用の症状や心配事などの状況を見て，食事や運動について退院前指導として看護師や栄養士から情報提供していくこととなった．在宅療養や外来期間には病院への電話や，院内の患者家族支援センターの利用を勧めることとした．

介入の経過

担当医，看護師，薬剤師より以下のことがＡさんに伝えられた．

①腰痛の原因を説明し，対策として体力保持が大切であること．（具体的には散歩などを１日の中で定期的に行うこと，臥床ではなく座位を保持すること，洗面やシャワーなど清潔管理を行うことも体力保持に良い効果があるので実践していきましょう，と説明）
②長期的な病状の見通しは４月初旬の検査後に話をすること
③Ａさんが心配している程度まで（余命や１人暮らしができなくなるほど体力低下すること）体力は落ちないし，余命も短くないだろうこと
④抗がん剤治療の副作用やスケジュール，夜間の頻尿の改善の見通しについて

次に，心理師より睡眠衛生指導を行った（表10-1）．その結果，Ａさんができそうなこととして，昼寝の時間を調整するために目覚まし時計をセットしておくこと，日中できるだけ覚醒しておくために散歩やロビーでテレビを見るなど工夫をすること，眠くなってきたらパソコンの電源は切って環境を整えること，などを実践してみることとなった．

さらに，病棟スタッフより上記①〜④のことが伝えられ，Ａさんはどのように認識しているかを確認した．その中でＡさんが心配に感じることがあったため，心配の分類をＡさんと行った（図10-1）．

心配の分類では，まず患者が"どのようなことが起こると心配しているか"を明確にする．心配していることの多くは，がんそのものや治療に関連した現実的な心配と，間

◆表10-1　睡眠衛生指導（厚生労働省健康局，2014）

1. 睡眠時間は人それぞれ，日中の眠気で困らなければ十分
   （一日8時間眠る必要はない。季節や加齢により睡眠時間も変化する）
2. 刺激物を避け，眠る前には自分なりのリラックス法
   （眠前のカフェイン摂取，喫煙は避ける）
3. 眠くなってから床に就く，就寝時刻にこだわりすぎない
4. 同じ時刻に毎日起床する
5. 光の利用
   （朝は太陽の光を取り入れる。眠前は明るすぎる照明やPC・TVの光は避ける）
6. 規則正しい三度の食事，規則的な運動
7. 昼寝は15時前に20～30分以内にする
8. 浅い眠りの時は，遅寝早起きにして熟眠感を増やす
9. 睡眠中のいびき・呼吸停止，足のぴくつき・むずむず感には受診を
10. 十分眠っても日中の眠気が強い時は専門医の受診を
11. 睡眠薬替わりの寝酒は不眠のもと
12. 睡眠薬は医師の指示のもと適切な利用をすれば安心

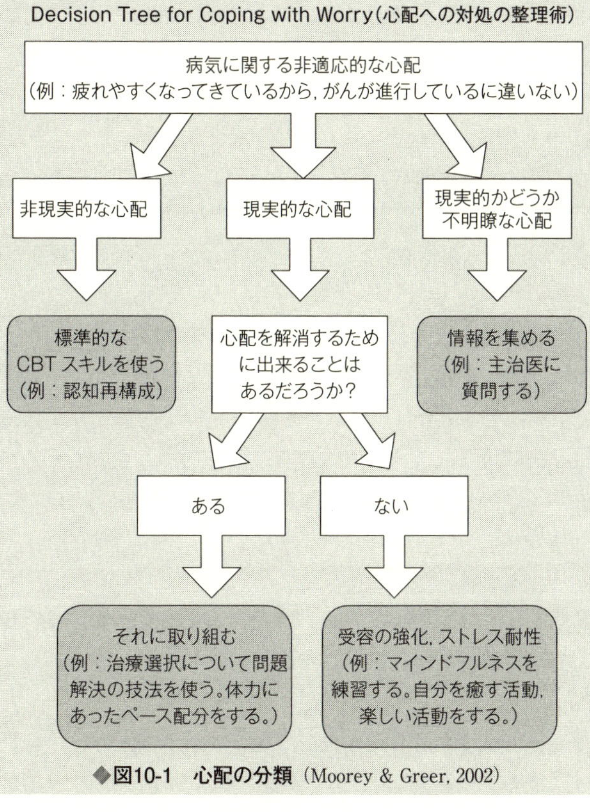

Decision Tree for Coping with Worry（心配への対処の整理術）

```
       病気に関する非適応的な心配
（例：疲れやすくなってきているから，がんが進行しているに違いない）
       ↓            ↓            ↓
   非現実的な心配   現実的な心配   現実的かどうか
                                 不明瞭な心配
       ↓            ↓            ↓
   標準的な      心配を解消するため   情報を集める
   CBTスキルを使う  に出来ることは    （例：主治医に
   （例：認知再構成）  あるだろうか？     質問する）
                    ↓      ↓
                   ある    ない
                    ↓      ↓
              それに取り組む   受容の強化，ストレス耐性
              （例：治療選択について問題  （例：マインドフルネスを
              解決の技法を使う。体力に   練習する。自分を癒す活動，
              あったペース配分をする。）  楽しい活動をする。）
```

◆図10-1　心配の分類（Moorey & Greer, 2002）

違った解釈や偏った考え方による非現実的な心配，の2つの要素に分類される。心配を分類する過程で，"心配はすべて現実的で合理的とは限らない"ことを患者が認識することが大切である。また心配の種類によって効果的な対処法が異なるため，患者とともに表を見ながら，心配を整理できるとよいだろう。

A ：さっき担当の先生たちがいろいろと説明しにきたよ。腰痛が悪くなったのは動かなかったからだったんだな，実は腰にがんが転移したのかと思っていたから聞けて良かった。
Th：そんなふうに考えていらしたんですね，心配だったでしょう。
A ：聞くのは怖かったけど，俺は独り者だから聞いておかないといけないと思っていたんだ。でも4月まで今後のことがわからないっていうのもつらい。
Th：未確定な部分があると，4月まで長く感じますね。
A ：ふとしたときに，俺はこのままで良いのかって思ったりする。
Th：このままというのは？［患者が想像している心配，悪いイメージを把握］
A ：体力が落ちて，周りに気づかれないまま…とか。最期は苦しむだろうとか。こういうことはあまり考えたくない。
Th：つらいことをお聞きしてしまいましたね，すみません。そういう考えたくないようなイメージは1日中頭の中にありますか？［持続的な抑うつ気分があるかどうかを評価］
A ：1日中じゃないけど，夜寝る前とか痛いときとか，どうしても嫌なことを考えることが多い。
Th：では逆に嫌なことを考えないような時間もありますか？［気を紛らわせたり，気分を楽にする時間の把握］
A ：誰かと話しているときとか，パソコンをしているときか。
Th：良い時間も持っていらっしゃるのですね。担当医の先生たちから説明をされて，頭の中では大丈夫だって理解されても気持ちがなかなかついていかないことがあるのでしょうか。
A ：どうしてもそうなるな。
Th：Aさんのお話をうかがっていて，少しでも嫌な時間をなくすための工夫を一緒に考えられたら良いと思ったのですが。
A ：（うなずく）
Th：どうしても心配なことは頭に浮かんでくるのは，今の状況だと無理のないことだと思います。でもずっと嫌なことばかり考えているとつらくなってしまいます。

A ：（うなずく）
Th：まずは，心配事が現実的かどうかを判断する必要があります。（図10-1をAさんに提示）。先々に起きないだろうことを心配するのはつらいばかりでもったいないですよね。Aさんは先日まで"腰痛はがんが転移しているのではないか"と心配していましたよね。この心配は現実に起きていること，つまり事実でしたでしょうか？［現実的な心配とそうでない心配の分類］
A ：先生は転移じゃないと言っていた。
Th：そうでしたよね。では"腰痛はがんが転移しているのではないか"という心配は，この表で言うとどこにあてはまりそうでしょうか？
A ：現実的かどうかわからなかったから，情報を集めた，というところか。
Th：そうですよね。過剰に心配しすぎて，嫌な思いをされていたと思いますが，先生から正確な情報を教えてもらいましたよね。そうすると心配はどうなりましたか？
A ：心配しすぎだと思って，ほっとしてる。
Th：聞けてよかったですね。では，"4月の検査まで今後どうなるのかわからない"という心配について考えてみましょう。
A ：4月に良い結果が出ればいいけど，わからないからな。
Th：そうですよね。もっと情報を集めるとこの心配は減りそうでしょうか，それとももう情報は十分ありますか？
A ：先生に聞いたけど，抗がん剤の効果は人それぞれだから4月の検査をしないと何ともわからないと言われた。もう集められる情報がないからどうしようもないんだ。
Th：必要な情報は集めたからあとは4月まで待つということですね。4月までに心配を解消するために今できそうなことってありますでしょうか？
A ：治療をするしかない。あとは体力を落とさないようにする，とかだろうか。
Th：そうですよね。これから先についての心配には2種類のタイプがあります。①心配を解消するために今できる対処があるタイプ，②心配を解消するための対処がなかったりすでに十分対処をしたけれどこれ以上心配を減らすことが難しいタイプ，です。"4月の検査まで今後どうなるのかわからない"という心配はどちらのタイプになりそうでしょうか？
A ：心配を解消するためには治療と散歩に取り組む。これ以上心配を減らすことは難しい（②）か。そう言われるとつらいな。
Th：Aさんは今できることを十分やってらっしゃると思いますよ。でも嫌なことを考える時間が長いのはつらいですから，4月までの時間の過ごし方を少しでも楽にでき

るような，ちょっとした気分転換に取り組めるといいかもしれませんね。
Ａ　：（うなずく）

その後の経過

　介入後は，カルテをチェックし，必要に応じて患者との面談を行う。併せて病棟スタッフからは患者の変化や困難感やうまく行った対応について直接話す機会を設け，介入方針を調整していく。退院までの問題の状況をみて，外来スタッフへ情報提供を行うことや，外来で引き続き心理師の面談の必要性を検討する。

　腰痛改善のためＡさんは散歩を定期的に行っており，その様子を見て看護師から病棟内で励ましの声をかけるようにしていた。またロビーで別の患者と談笑する様子も見られた。抗がん剤治療の点滴は入院5日目まで続き，点滴に伴う夜間の頻尿は入院8日目まで続いた。日中の活動増加，睡眠衛生の工夫，Ａさんの睡眠への意識変化もあり，不眠に関する不満は少しずつ解消されていった。病気に対する心配はあるものの，目前の治療や副作用，在宅療養に関する疑問点は看護師とＡさんの間で確認できるようになっており，在宅療養中の外来期間に外来看護師による個別フォローは必要ないと判断された。

　病棟スタッフはＡさんへの関わりについて困ることは少なくなり，Ａさん自身も心配事が整理された様子を認めたため，心理師の介入は終了とし，介入必要時に連絡をもらうということとなった。

古賀晴美
千葉県がんセンター精神腫瘍科
（執筆当時）

第 11 章

子育て世代のがん患者への支援

1節　総論

1. はじめに

　2006年の米国がん統計（Reis et al., 2006）では，がん患者の24％が18歳未満の子どもがいる，という報告がある。乳がん，子宮頸がんなどの若年発症が増加していることが背景にあり，例えば，55歳未満の乳がん患者の1/3には，学校に通う年齢の子どもがいるのである。最近は，仕事と育児を両立させながら，家庭での役割を果たしている女性が多く，その上にがん患者としての不安やストレスに彼らが直面するとなると，家族機能に混乱をもたらす事態となる。

　がん患者であり子育て中の親たちは，闘病生活の中での心配は，家族の中での役割をいかに継続し，子どもにとって良い親であり続けたいと思いながら，子どもへの説明をどうしたらよいかと悩んでいることが報告されている（Semple & McCance, 2010）。このように親にとって子どもの存在は，患者としての生活を考える上でも欠かせないものなのである。

2. がん患者である親の「こころ」

　筆者の所属する施設（聖路加国際病院小児総合医療センター）での乳がん患者と子ども支援チームとの初回面談時の相談内容を示した（図11-1）。

　2008年8月〜2011年11月の365例中，子どもへの影響（42％），子どもへの告知（35％）が上位を占めた（三浦，2012）。育児に直接関わる時間が長い母親が，がん患者になると，入院・通院中の子どもの預け先の懸念，そこに子どもが適応してくれる

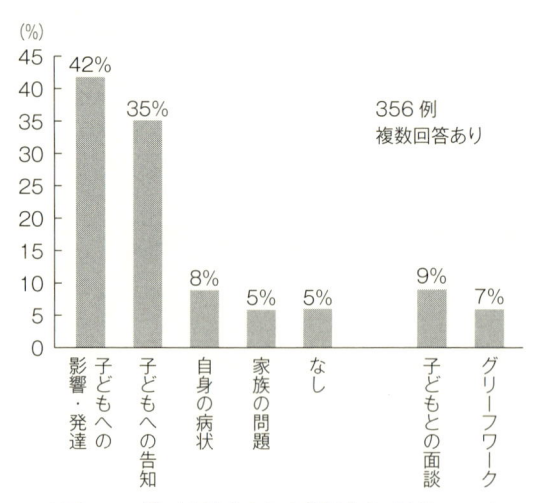

第三部 「からだの病気」を抱える患者への「こころのケア」の最前線

```
(%)
45  42%
40       35%
35
30
25                        356例
20                        複数回答あり
15
10        8%  5%  5%   9%  7%
 5
 0  子  子  自  家  な  子  グ
    ど  ど  身  族  し  ど  リ
    も  も  の  の     も  ー
    へ  へ  病  問     と  フ
    の  の  状  題     の  ワ
    影  告           面  ー
    響  知           談  ク
    ・
    発
    達
```

◆ **図11-1　乳がん患者からの相談内容**（小澤, 2013）

か否か，自宅療法中も今まで通りに子どもの相手ができるだろうか，毎日の入浴をどうするか，日々の生活の多くの場面に工夫と協力が必要になるのである。一方，子どもに関する相談を受ける面談でありながら，はじめから本人の病状の受け入れや家族の問題についての相談が5～8％あった。彼らは，自分自身の病状・予後の心配・受け入れの困難さを語り，子どものことはもちろん心配だが，今は自分自身を立て直さなければ何もできない，子どものことは気がかりであっても対応できないという。このように自身のことで差し迫った様子の患者に出会った際には，まず，疾患の受け入れに関する心理社会的なサポートを必要としている段階であることを成人医療チームと情報共有し，子どもに関する相談が必要になった際の窓口はどこか，誰か，を伝える。あまり多くの課題を示すことで，がん患者である親が疲弊してしまわないように，周囲にサポーターはたくさんいることを伝えるにとどめることがよい。

　また，子どもをサポートグループに参加させた乳がん患者の自由な語りから，子どもに関する話題をまとめると，①子どもに伝えること，②子どもの様子，③子どもへの思い，④自分と子どもとの関係，の4項目が抽出されている（小林ら，2011）。その詳細は，親の病気を伝えるまで子どもに質問させない壁を作っていたという反省，思った以上に子どもは適応力を持っていることへの気づき，子どもの成長への喜び，子どもからの気遣いに感謝，伝えたことで子どもに恐怖を与えてしまったかもしれない後悔，親として余裕を持って子どもを導きたいなど，多くが語られていた。

　特に，子どもに親の病気を伝えるか否かは，がん患者の大きな悩みである。乳がん

患者24名へのインタビューからは，子どもへの伝え方を左右する因子として，表11-1の6つが報告された（厚生労働省，2008）。

また，子どもへの告知に関するがん患者対象のアンケート調査（大沢ら，2011）では，156人の回答のうち96％が説明したほ

◆表11-1　がん患者が子どもへの伝え方を左右する因子（厚生労働省，2008）

①子育て観
②診断前の家族コミュニケーション
③母親自身のがんイメージ
④母親自身の精神状態
⑤子どもへの悪影響の懸念
⑥周囲の反応

うがよいと答え，85％はすでに説明をしていた。そのうち約3/4は初発治療時までに説明，95％は説明してよかったと肯定的な回答であった。アンケートへの協力者は，情報源が豊富で伝えることに積極的な特殊な集団となっている可能性が考えられるが，非常に貴重な患者の生の声である。伝える背景についての記述からは，子に関する親の価値観，伝えるための状況が整っていること，伝える明確な目的，伝えるきっかけの4つが因子として抽出されている（村瀬ら，2011）。

子育て中のがん患者は，自分自身の病状を自分なりに理解し，受け止める過程で情緒的に不安定になりながら，子どものことを常に気がかりに思っている。自分の病状が子どもに与える影響を懸念し，子どもにとっての日常をできるだけ維持しようと奮闘する。その際，子どもが持つ察知する力・理解する力・子どもなりの適応力を知り，親の病状を伝える意味に気づくことができれば，多くの子育て中のがん患者は子どもには伝えたいと考えることだろう。

3. がん患者を親に持つ子どもの「こころ」

成長過程における子どもにとって，生活の基盤となる家族の誰かががん患者になる経験，特に親が患者になった場合は，子どもたちの生活の安定感が揺らぐことになり，非常にストレスフルな体験となる。

子どもがこのような強いストレスに直面したとき，さまざまな反応（表11-2）をするのは，当然のことである（Heiney & Hermann, 2013）。そして，その反応があらわれる時期は個々により異なる。

(1) 否認

直面したことに対して感情を表出しないことがある。大人から見ると子どもが状況を理解していないように見えるかもしれないが，自分に対処しきれないほどの衝撃を

◆表11-2　強いストレスに直面した子どもの反応

①否認
②不安・恐怖
③悲しみ
④怒り
⑤罪悪感
⑥身体症状（睡眠障害，食欲の問題など）

体験すると，子どもはすぐには反応できない，ということを理解しておく必要がある。これは自分を守るための正常な防衛反応であり，大人と同様である。高じると，友人と遊びや学校生活など，それまでの活動をすべて停止してしまうこともあるが，静かに見守り，長期に及ぶようであれば，専門家に相談する対応でよい。

(2) 不安・恐怖

現状を正しく伝えられず，周囲の変化にぼんやりと気づき始めると，とても悪い事実だから隠されているのではないか，お父さん，お母さんがいなくなってしまうのではないか，と想像し，必要のない不安や恐れを感じてしまう。寝る前や深夜に表出されることや，遊びの中に表現されることがある。例えば，動物に話しかける会話や，人形遊びの中に語られることもある。

(3) 悲しみ

親が重篤な病気になってしまったことによる，あらゆる変化に悲しみはつきものである。そんな気持ちになることは当然であると，受け止めて，側に寄り添うことから，まず，始められればよい。だた，悲しみが深くなりすぎると抑うつ状態となり，意欲がなくなり活動性が停止してしまうので，この場合は専門医に相談する必要がある。

(4) 怒り

当たり前と信じていた自分の生活が変わってしまうと怒りが湧いてくることも普通の反応である。怒りの矛先は，患者である親，健康な側の親，学校の先生，ペット，友人など誰にでも向かう可能性がある。逸脱行動が出現した際には，それが怒りから生まれた行動であれば，健康的に発散できる方法を考える必要がある。

(5) 罪悪感

悪いことが起きると，子どもは自分が行動したことや，行動しなかったことが原因ではないかと，罪悪感を持つことがよくある。良い子にしていれば，お父さんやお母さんは治る，というように自分の行動が直接的に身近な出来事に影響すると信じている。だから，親が重病になったら，子どもは自分たちが楽しいことはしてはいけないと考えてしまうすらある。

(6) 身体症状：睡眠障害，食欲の問題

子どもは，自分の感情をうまく伝えられないと，無意識のうちに身体症状として表

現する。頭痛，腹痛，四肢の痛みなど，いろいろである。睡眠や食欲の問題はよく見られる症状である。親が重い病気になっているので子どもたちも自分の身体の状態が心配になるので，きちんと診察を受け，身体に異常がないことがわかったら，「こころ」と「からだ」の関係を子どもに教えることができるとよい。そして，子どもの心に湧いてきている感情を側にいる大人が理解し，対処方法を一緒に考えられるとよい。

これらのいずれも，当然の反応である。ただ，症状が長引いて日常生活がままならなくなった場合は，専門医に相談することを検討したほうがよい。

厚労省がん臨床研究の多施設共同研究（北海道大学病院，聖路加国際病院，四国がんセンター，九州がんセンター）において，がん患者である親とその子どもを対象にした観察研究を行った（村瀬ら，2011）。親が重い病気であるという体験に関する子どもの心的外傷後ストレス症状（PTSS）の質問紙調査に患者182人，子ども117人の協力を得た。その頻度を図11-2に示した。

14歳以下の子どもの31％，15歳以上の21％が臨床的に問題があると考えられる程度のPTSSを呈していた。親であるがん患者においては，42％が臨床域のPTSSを呈していた。また，発病から早い時期に親の病気が伝えられているほど，子どものPTSSは軽いという関連があった（村瀬ら，2011）。

そして，親のPTSSのスコアが高いほど，その子どものQOLの低さ，特に身体，感情，学校生活のQOLの低さとの関連が示された（厚生労働省，2013）。がん患者である親の「こころのケア」を行うことが，子どものQOLの改善につながるといえるだろう。

また，思春期に母親が乳がんに罹患した経験のある20代女性3人のインタビューの報告（厚生労働省，2008）がある。「"乳がん"と知らされて，その深刻さは理解できた（10歳当時）」「母親の生死が最も気になった」「母親の闘病が自分の日常に具体

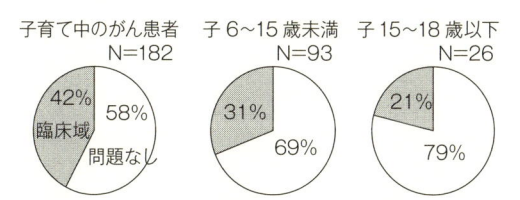

IES-R：Impact of Event Scale-Reviced：親，15～18歳
PTSD-RI：Posttraumatic stress disorder Reaction Index：6～15歳

◆図11-2　がん患者の子どもの心的外傷後ストレス症状
（厚生労働省，2013）

的にどのように影響するか気になった」「発病後の母の心情の変化を十分察知している」「病名・病状の伝え方は，年齢によって受け止め方は異なるだろうが，わかっていることを率直に伝えてもらったほうが対応しやすい」「友人やネットからの情報が身近にある。だからこそ正しい情報を教えてほしい」と話している。

　臨床現場で出会うがん患者である親たちは，がんと聞いた子どもがどんな反応をするか不安で，その際の対応がわからない，だから子どもには伝えないというがん患者が多いことが現状である。そこで，患者である親が「こころ」の準備ができるように，子どもの予測される反応を情報としてがん患者の支援者から伝え，対応のアドバイスをすることができれば，親子で大切な事実を共有することができるようになるだろう。こうして，家族の中のコミュニケーションが十分にとれている環境が整えば，親子の信頼関係が築かれ，子どもは難局に直面しても，家族の存在に支えられながら何とか対処する方法をみつけ，大きな成長を遂げるのである。それは，患者である親の支えにもなる。

　悪い情報を子どもに気づかせないようにする関係は，双方向性であるべきコミュニケーションの質を悪くし，家族の凝集性を失い，家族の構成員が個々に孤立していくという悪循環を生むことになる。どんなにうまく隠したつもりでも，親の様子の変化を子どもたちは年齢にかかわらず察知する力を持っているので，この場合，隠され孤立したという「こころ」の傷となり，家族の信頼関係を失ってしまう。

　子育てをしながらがん患者として闘病経験をした内科医の講演（Harpham, 2014）から，表11-3 を引用した。

　つらい状況に立ち向かうことで子どもはさまざまなことを学ぶ。ただし，家族の中で子どもが孤立してしまっては，この成長は期待できない。親のがん治療経験は，子どもが育つ基盤が揺るがされるほどの体験であるから，陰性感情や好ましくない行動化が一時的に表れて当然といえる。しかし，その中からつらい状況に適応するために

◆表11-3　親と共に病気に立ち向かう経験から子どもが学ぶこと

経験すること	学ぶこと
親がぎりぎりの状態で頑張っている姿に接する	柔軟性
親の特別なニーズを尊重する	寛容
親の世話をする	思いやり
親がゆっくりとしか動けないときは待つ	忍耐
病気に立ち向かう親のありのままの姿を見る	自己愛
手伝いをする	チームワーク
自分で何とかやっていく	自立
親の病状の一進一退に対処する	粘り強さ／回復力

家族とともに苦労を重ねる中で，柔軟性や寛容，思いやりや忍耐力などを学んでいく。苦しいもがきの中から新しい価値観を身につけ，さらに大きく成長することは心的外傷後成長（Calhoun & Tedeschi, 2006／宅・清水（監訳），2014）と言われ，子どもも獲得できるものなのである。

4. 医療者の「こころ」

2010年に，日本乳癌学会乳腺専門医と乳がん看護認定看護師を対象に，患者家族の一員である子どもの支援に関する意識調査を行った（Takei et al., 2012）。約7割が子どもに関する介入をしたほうがよいと感じながらも8割以上が実践できていない，という結果（図11-3）であった。

実際介入を実践した医療者のうち，約5割が良い経験をしている一方で，困難も約3割で経験していた。

介入しないほうがよい理由と，介入したいができない理由は重複している。子どもに関する知識・人材・時間がないなどのサポート体制の課題，介入後の子どもの様子を知る機会がないこと，家族の希望がないことなどがあげられていた。

疾患の性質上，治療やその後のフォローアップが長期に及ぶ，多忙な乳がん診療現場において，未知なる存在であろう子どもの対応には，慎重にならざるを得ないといえる。しかし，若年がんの多くを占める乳がん診療における子ども支援という視点は，今後ますます必要性が増してくるはずであるから，まずは，子育て中の患者であるかどうかを気にかけ，話を聞き，状況を知ることから始めてみるとよいだろう。患者は，子どものことを気にかけてもらえるだけでも，ずいぶん安堵するはずである。そして，各施設における子どもに比較的精通した職種と連携をとれるネットワークができる

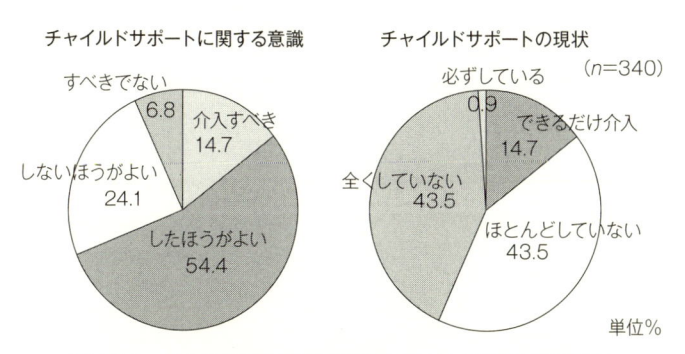

◆図11-3　日本乳癌学会乳腺専門医と乳がん看護認定看護師の
　　　　　チャイルドサポートの意識調査（Takei et al., 2012）

と，さらなる支援が可能となる。誰が，どのようなことをできるのか，次に述べる。

5. 誰が，どんなケアを行えるのか

　各施設には，さまざまな職種が存在するので，誰が適切ということはない。

　患者の日々の治療の苦労をよく知っている看護師が，時間のゆるす限り子どもに関する話を傾聴し，労をねぎらうことは，大きな支えになるはずである。また，心理師は子どもの精神発達を学んでいるので，母親の相談だけでなく子どもの直接の対応もでき，ずいぶん力になってくれるだろう。さらに心理師は，精神面の健康維持を意識した予防的関わりから，病的な反応に対する治療の必要性の有無まで見極められるので，医療チームの中でも心強い支援者といえる。精神福祉士やソーシャルワーカーも子どもに関する対応をしてくれたり，適切な社会資源を紹介してくれたりする。リエゾン担当の小児科医がいれば親子の対応も可能であろう。さらに，成人診療領域には，チャイルド・ライフ・スペシャリストやホスピタル・プレイ・スペシャリストという職種が，数少ないながらも日本でも活躍するようになった。彼らは，対処困難な出来事に直面した子どもたちの反応や，トラウマティックな出来事を体験する上での「こころ」の準備の方法や，その後に起きる反応に対してのケアの方法を北米や英国で学んできた職種である。これに準ずる職種を日本でも養成するプログラムの作成が進められている。

　医療現場に資源が見当たらない場合は，各地域の管轄の教育センターの教育相談や学校内のスクールカウンセラーの利用を検討することもよい。子どもに関する親からの相談はもちろん子ども本人の対応もしてくれる。

　子育て世代のがん患者への支援のポイントをまとめた（表11-4）。

◆表11-4　子育て世代のがん患者への支援のポイント

①子どもに関する親の相談相手になること
②医療現場における子どもの心の準備
③子どもの感情表出を促し，ストレス症状の軽減を図る
④医療現場での面会時間の過ごし方の援助
⑤子どもにやさしい環境づくりの提案
⑥患者・家族に関する情報収集と他職種との情報共有

(1) 子どもに関する親の相談相手になること

　質問に解答を提供するというよりも，子どもの特性に関する情報提供を行い，それを踏まえて，その家族にあった答えをともに考える立場であることが大切。例えば，治療・検査に関する子どもからの質問への答えを考えるなど。

(2) 医療現場における子どもの「こころ」の準備

病院見学ツアーなどを行い，治療機器や場所を見ることは，親が受けている医療への子どもの不安を軽減する助けになる。また，病状が重篤な場合に見舞いにくる子どもへは，子どもの目に映る親の様子や周囲においてある機械の説明を前もって行い，状況を理解する「こころ」の準備を手伝うことは大切である。

(3) 子どもとの面談

感情表出を促し，ストレス症状の軽減を図ることを意識しながら会話したり遊んで過ごす。

(4) 患者である親への面会場面での過ごし方の援助

親の体調によっては，子どもの要求に付き合えない場合も多いので，状態に合わせて親子で可能な作業を提案する。年少児は，病室に長い時間いることが困難なので，部屋の出入りの自由は尊重し，親に会う機会を自由に選択できるようにしておく。

(5) 患者とその子どもに優しい環境づくりの提案

子ども視点でなじみやすく，医療に支障のない範囲での部屋のデコレーション（子どもの作品等）などを提案する。

(6) 患者・家族に関する情報収集と他職種との情報共有

ケアの多くの時間は，話の傾聴と情報提供に費やされる。つまり，直接子どもに会えなくとも，子どもに関する支援は実践可能なのである。

そして，子どもの支援を考える際，子どもにどう伝えるか，が重要視されがちで，現場では，親からの相談も多い。しかしながら，事実を伝える目的を忘れてはいけない。大切な事実を共有することにより，子どもが家族の一員として孤立せず，これにより築かれる大人との信頼関係はその後の成長の基盤を作ることに通ずる，ということである。

また，がん患者を親に持つ子どものサポートプログラム（CLIMB®：Children's Lives Include Moments of Bravery）が，米国50以上の施設で実践中であり，日本でも各地で取り組みが始まっている（厚生労働省，2012）。メンタルヘルスの増進という原則に基づき構造化されたプログラムである。子どもの持っている力を引き出し，親の病気に関連するストレスに対処するための能力を高めることを目的にしている。

さらに，子ども支援に有用な冊子もあるので紹介する。乳がんで治療中の母親が子どもとともに母の状態を知るための小冊子『お母さん　どうしたの？』がアストラゼネカ㈱から，子どもの疑問に答えるような構成の『わたしだって知りたい！』『がんはどんな病気？』はノバルティスファーマ㈱から無料配布（ホームページからダウンロード可）されている。『サポートブック』(サポートブック作成プロジェクトチーム，2009)は，子どもの出生から今日までを振り返って，言葉を書き込みながら親子の絆を確認することができるワークブックである。また，『おかあさん　だいじょうぶ？』(黒井，2010)は，乳がん患者であり，妻である，お母さんとその子どものために作成した絵本である。これは，病気になったお母さんの変化を心配しながら日々を送る男の子が，家族の一員として両親から対応されることで，親子それぞれがお互いに支えあいながら家族の絆をもう一度確認していく物語となっている。

その他の情報源として，がんになった親とその子どもたちのためのホームページ（Hope Tree ～パパやママががんになったら～　http://www.hope-tree.jp）がある。子どもたちがどんなことを感じ，何を知りたいと思っているのか，子どもたちのためにできることを考えるために有用な資料の提供や，講演会やワークショップの企画，発信を行っている。

2節　症例紹介

【症例1】

Aさん（42歳），乳がん。

【既往歴・生活歴】

3年半前に他院にて乳がんと診断され，乳がん全摘出術を受けた。1年前に再発。過去10年ほどうつ病の既往があったが，最近は，精神症状は落ち着いていた。抗がん剤の投与と放射線療法中である。夫，長女B（18歳），長男C（16歳），次女D（10歳）の5人家族。

【第一回面談：Aさん，夫】

Aさん本人よりチャイルド・サポート・チームへ依頼があった。高熱による緊急入院後の連絡であった。心理師が訪室すると，Aさんは3人のお子さんたちの様子を話した。高校3年の長女Bちゃんは看護師を目指す受験生。高校1年の長男Cくんはスポーツ推

薦で高校に進学し，特待生としてがんばっている。小学4年の次女Dちゃんはaさんの再発を伝えて以来，不登校気味。依頼は，特にDちゃんのことを心配しての相談であったが，学校側や周囲の保護者の理解もあり，無理な登校刺激はせず，適切な対応ができていた。

　現在の病状についての説明は，延命できるが，抗がん剤がうまく効かなければ年を越せないかもしれないと，主治医から伝えられていた。「私も覚悟しなければならないと思っています。でも，自分の切迫した気持ちと，子どもたちの気持ちに温度差があるような気がしてつらい。夢に向かってがんばっている子どもたちの足を引っ張りたくない気持ちと，でも，もう時間がないからお母さんのために時間を作ってよ，と思う気持ちがあって」とご自身の葛藤を語った。

【初回面談時のアセスメントとその後の方針】

　幼稚園の先生だったというAさんは，子どもたちの気持ちをよく理解しており，それぞれの個性に合わせた気遣いができていた。ご自身の病状が急に進んだことを実感し，これから家族で過ごせる時間の大切さに，焦りの気持ちが強くなっている印象であった。夫は，多くは語らなかったが，Aさんの話にうなずきながら，しっかりと寄り添っており，深い信頼関係にある夫婦だと感じた。これまで病状について子どもたちと一緒に話をしてきたことが，家族の凝集性につながっていると思うことを夫婦に伝えた。

　また，不登校気味のDちゃんに関しては，"DちゃんがAさんとしたいこと，AさんがDちゃんにしてあげたいことを話し合ってみてはどうか"と提案した。チームでサポートを継続し，子どもたちが希望すれば直接会う方針とした。

【第二回面談：Aさん，長女（Bちゃん），長男（Cくん），次女（Dちゃん）】

　退院後に面談の予約が入り，心理師とチャイルド・ライフ・スペシャリスト（以下CLS）とで会った。不登校気味だったDちゃんは，Dちゃんの希望で家族とテーマパークに出かけたあと，学校の宿泊行事に参加し，今は楽しんで学校に通っているとのことだった。"お母さんの病気のことで聞いておきたいことはあるかな？"と問いかけると，3人とも「特にない」と。Aさんは，3人それぞれに家事を手伝ってくれることへの感謝の気持ちと，Cくんの中学の卒業式にはウィッグをつけて出なければと思っていたが，Cくんが「そんなこと気にすることないよ，そのままでいいから」と言ってくれ，帽子だけで出席したエピソードを話した。子どもたちは顔を見合わせつつ，Aさんの話を照れた表情で聞いていた。

　その後，子どもたちはCLSと病院内の見学へ出かけ，Aさんと心理師はそのまま面談

を続けた。Aさんは、「子どもたちが聞きたいことは特にないと言ってくれて安心した」と話した。そして、「夫婦で伝えた話をきちんと受け入れて信頼してくれていることがわかって、それだけでも連れてきて良かったです」と笑顔で語った。「以前は、残された時間で旅行に行きたいと思っていたが、子どもたちには、それぞれにがんばっていることがあり、私自身がこれまで通りに過ごせることを望んでいると気づきました」と穏やかに話した。

心理師は、思春期を迎えているCくんのことが気になり、様子を尋ねた。6歳までは末っ子として甘えていたこと、気持ちは口に出して話す子であること、最初に病気を伝えたときに、過呼吸になるんじゃないかと心配するくらい「ママはどうなっちゃうの」と泣いたこと、そして、「当時反抗期が始まった頃だったのでその反応に驚いた」と話した。心理師からAさんに、"今日、Aさんの感謝の言葉を聞くことができて、Cくんは何より嬉しかったのではなかろうか""長女のBちゃんやCくんも甘えたい気持ちはあると思う、Aさんに無理のない範囲で甘えさせてあげてはどうか"と伝えた。

【第三回面談：Aさん】

外来での抗がん剤治療中のAさんに時間を合わせて、心理師が訪ねた。目が見えづらくなっていること、体調もつらい日が増えていることなど病状について話した。子どもたちの様子を話すときには表情が明るくなり、「3人ともがんばっています」と。子どもたちに予後の厳しさまで伝えたことで、甘えてくるようになったことを実感したとのことだった。子どもたちそれぞれがAさんのベッドに潜り込んでくるときがあり、「いつまで私の身体に触れられるかわからないって感じているみたい、だからそういう行動で甘えてくるんだろうと思います」と話した。

Aさんは子どもたちのグリーフ・ケアに関しても言及した。子どもたちそれぞれの誕生日が続くとのことで、「来年はお祝いをしてあげられるか、わからないから」と、誕生時の身長、体重のテディベアをプレゼントとして用意している、それぞれ2体ずつ作っていて、「自分がもしものとき1体ずつは棺に入れてもらおうと思っています」と語った。これまでの子育てを通して、信頼し合える親子関係を築きあげられていることを心理師から評価しつつ傾聴した。

【まとめ】

初回面談では、急速に病状が進み、Aさんは、残された時間を有意義に使いたい気持ちと、それでも日常が流れていくことへの焦りを「自分と子どもたちとの温度差」という言葉で表現し、スピリチュアルペインが強かった。それらの言葉を心理師が傾聴し、

気持ちを整理していくことに寄り添った。できる限りこれまで通りの生活を続けていくことが，ご自身や子どもたちの希望であることに，子どもたちの言動によって気づかされ，焦りはなくなり，安定していった。さらにAさんは，子どもたちのグリーフ・ケアについても考え始めている。

【症例2】

Eさん（40歳代），乳がん。

【既往歴・生活歴】

1か月後に手術予定。夫，長男F（中学生），長女G（小学生低学年）の4人家族。Eさんの実父は終末期の胃がんで，実父の看病を手伝っている最中に発病した。

【第一回面談：Eさん】

主治医からチャイルド・サポート・チームに依頼が入り，心理師が面談した。お子さんたちに病気のことを話すか否かの相談だった。「終末期である実父の様子を知っている子どもたちに話をすると，母親の病状を重ねて考えてしまうのではないか」とEさんは心配し，涙ぐみながら話した。子どもたちの性格を尋ねると，Fくんは優しくて我慢しがち，Gちゃんはシャイで内弁慶とのことだった。Fくんがそっと「何かヒミツにしていることがあったら話してね」と言ってきたというエピソードも語った。

［誰のせいでもないこと］［がんという病名を使うこと］［うつらない病気であること］の3つを入れて子どもたちへEさんの病気の説明をし，子どもが聞きたいことがあればオープンに話せる関係づくりが大切で，子どもを家族の輪から外さないことが子どもの安心につながる，と心理師から伝えた。加えて，発見が遅れ治療がほとんど出来なかった祖父と，早期発見ができ，これから治癒を目指して治療を始める母との病状の違いをわかりやすく説明すると理解するのではないか，そして祖父との限られた時間も，大切な時間として受け入れられるのではないか，と伝えた。また，一度にすべてを話す必要はなく，子どもたちの様子を見ながら話せるところから1つずつで良いことも付け加えた。「そうですね，私自身，気持ちが混乱していました。お話ししてだいぶ整理できた気がします」と，帰り際にはEさんは落ち着いていた。

【初回面談時のアセスメントとその後の方針】

Eさんが語る母子の様子から，子どもたちは母親に何かが起きていることを感じ，漠

然とした不安の中にいることが推察された。Eさんは，実父の末期がんの看病の最中に自身が乳がんの診断を受けるというつらい体験が続いている中，それでも子どもたちのことを考えたいと面談に来た。病院で配布した［子どもへの伝え方］の資料に付箋をたくさん付けて手元においている様子から，几帳面で勉強熱心な方だと感じた。話をしながら自身で整理する力を持ち，真剣さと誠実さが伝わる母親からの話なら，子どもたちもきちんと受け入れられるだろうと考えた。治療予定の入院時には，病室を訪ねサポートを継続する方針とした。

【第二回面談，入院病棟への訪室：Eさん】

術後2日目に心理師が訪室した。Eさんは笑顔で，「悩んだけれど子どもたちには入院前に話しました。2人とも協力するって言ってくれて嬉しかったです」と話した。Fくんは話を聞きながら号泣し，Gちゃんは泣かなかったけれど，号泣する母と兄にティッシュを持って来てくれたと言う。"ご家族でお話しできて良かったですね"と傾聴した。「ただ父の予後に関することはどうしても言えてなくて」とEさんは話した。"まずはEさんの入院や手術があったので，子どもたちはその受け入れで精一杯だろう""これから退院されて少し落ち着かれてからお父様のことを話されてはどうか"と伝えた。退院時には，外部で開催されていた，がん患者を親に持つ子どものサポートプログラム（CLIMB®）（厚生労働省，2012）を紹介したところ，Eさんは家族での参加を希望した。

【まとめ】

本例は，自身のがん治療の開始と，実父の終末期とが重なったケースである。チャイルド・サポートとして直接お子さんに会う機会は持てなかったが，Eさんの気持ちに寄り添うことで母親としての力が発揮でき，それが子どもたちのサポートとなったケースといえよう。その後，実父が他界され，Eさんも死んでしまうのではないかとの不安を子どもたちが再び表出したが，CLIMB®プログラムに参加した経験が，子どもたちの気持ちの共有を家族の中でうまくできることに役立ったと，連絡があった。このように，病院外のネットワークを利用することも有用である。

【症例3】

Hさん（30歳代），脳腫瘍。

第11章　子育て世代のがん患者への支援

【既往歴・生活歴】

他院で約1年の治療ののち当院の緩和ケア病棟へ入院した。夫，長男I（中学生），長女J（小学校低学年）の4人家族。Hさんの闘病のために実家の近くへ引っ越し，Hさんの両親が日昼は付き添うことが多かった。入院中，Hさんの意識障害は改善することなく，会話はできないまま3か月後に永眠した。

【第一回面談：Hさん，夫】

緩和ケア科の主治医からの依頼を受け，チャイルド・サポート・チームの心理師が訪室した。子どもたちに病状の厳しさをどう伝えたらいいか，という夫からの相談だった。「この1年，入退院を繰り返していた経緯があるので，子どもたちは病状が進んでいることは感じていると思うが，予後の厳しさまでは伝えきれていない」「残された母親との時間を大切にしてほしいが，お見舞いに来るのを嫌がるようになり困惑している」と堰を切ったように語った。病室には，Hさんがご家族の中心にいたことを感じさせる仲睦まじい家族写真が飾られていた。

【初回面談時のアセスメントとその後の方針】

夫は，この1年の看病で心身ともに疲労が強い印象であった。同時に父親としては，子どもを理解しきれず，対応に困難を感じていた。話の内容から，凝集性の高い家族の関係性がうかがわれた一方で，容貌が変わり話すこともできなくなったHさんを眼の当たりにして，家族の中で，すでに喪失体験が始まっていることが感じられた。お見舞いを嫌がるようになったという長男は，家族の形態が変化する中で思春期に入り，不安や恐れを抱え，孤独に過ごしていることが推察された。"長男には，病状をきちんと認識できるように情報を伝えた上で，お見舞いに来るか，家で過ごすか，自分で選べるようにすることが無力感の軽減になるだろう"と伝えた。その後は，予後のことなど，子どもたちに伝えるべきことが伝えられるように，そして子どもたちが自分の意志で行動できる機会を持てることを目標にサポートしていく方針とした。

【第2回面談：Hさん，夫，長女（Jちゃん），Hさん母】

「子どもたちにHの病状をきちんと伝えたいので同席してもらえないか」との依頼が夫より入った。心理師，CLS，小児科医で同席した。長男Iくんは来院を拒み，当日はJちゃんのみに伝えることになった。最初は，お絵描きやブレスレット作成などの工作をしながら医療者とのラポールをとった。そして改めて夫と小児科医より，母親の病気

はもう治らないことを<死>という言葉を使って具体的に話をした。Jちゃんは祖母の膝の上で涙を流し「わかった」とうなずきながら静かに聞いていた。しばらく泣いたあと，先ほど描いた絵に「ママへ，だいすき」と書き入れ「ママにあげる，ブレスレットもプレゼントにして腕につけてあげる」と話した。そして「ママはお花が好きで小さい頃はお花屋さんになりたかったの」「一緒に遊園地に行ったとき楽しそうだったよ」と，Hさんとの思い出をCLSらに自然に話した。

【第三回面談：夫】

主治医を通して，夫より面談依頼が入った。担当看護師と心理師で訪室する。Jちゃんはその後お見舞いに来ているが，長男のIくんは来たがらないので，予後の厳しさ，残された時間は短いことなどを夫から伝え，「日曜日に引っ張るように連れてきた」ということだった。Jちゃんはベッドサイドに行って声をかけていたが，Iくんは近寄ろうとせず，テレビを見ていた。ご主人は「理解できているのだろうか」「最近疲れやすいのか睡眠時間が長くなり，帰宅後に野球部の洗濯物も出さないので，部活動に行っているのかどうかが心配」と憔悴しきった表情で語った。予後が厳しい病状をきちんと伝えられたことを心理師から労った。"日曜日に病室まで来られたことは良かった""今後はたとえ会わなくてもメッセージカードを書いて病室に貼るなど，母親とどこかでつながっていることを感じられるとよいですね"と夫へ伝えた。そして思春期の特性についても話しをした。

【病棟カンファレンスにおいて担当看護師からの相談】

昼間付き添っているHさんの両親は，子どもの話をしているときにHさんが出す声がつらそうに聞こえるので，会わせたくないとの意向が強い。看護師はJちゃんの手作りブレスレットも腕から外してほしいと両親に言われ，困っているとのことだった。Hさんの両親にとって，孫のことを思う気持ちより，親としてHさんを思う気持ちが病状の進行とともに強くなっていることを心理師は感じ，看護師と共有した。そして，思春期の長男，学童期の長女，夫である父親，Hさんの両親，家族それぞれの感情に寄り添う役割を心理師と看護師で分担することとした。

【まとめ】

終末期は特に，患者と子どもを会わせるのか会わせないのか，また子ども自身が会いたいのか会いたくないのか，家族の中で意見がわかれやすい。きょうだい間でも発達段階や個人の特性が異なるので，子どもの反応に違いが出て当然である。病状の進行とと

もに，家族間の思いも変化し交錯する。まずは，家族それぞれの気持ちを自然な感情として支援者は受けとめる必要がある。その上で，家族間の力動を捉え，家族についてのアセスメントをチームで共有し，家族にとって必要な支援を検討できるとよい。多職種でお互いの働きを理解し合った上で，役割分担をすることが大切である。

小澤美和
聖路加国際病院小児総合医療センター
（執筆当時）

久野美智子
聖路加国際病院こども医療支援室
（執筆当時）

第 12 章

終末期患者のケア
―緩和ケアチームの日々の関わりから―

1節　はじめに

　死を目の前にした人々に私たちは何かできることがあるのだろうか。そうした問いを自分に投げかけたことがある医療者は少なくないだろう。実際，筆者も何もできないのではないかと絶望感を抱いたり，「この立場になってみなければ何もわかるまい」と患者に言われたこともあった。筆者は，心理師として緩和ケアチームで終末期のケアに関わってきた。自分や周囲の医療者がどのような関わりをしているかをこの機会に整理しながら，終末期患者に対して医療者が可能なケアを概観する。

　なお，筆者がこれまで関わってきた終末期患者はほとんどががん患者であった。したがって，本章はがん患者の終末期医療に基づく内容となり，急性期，および，慢性疾患や進行性疾患などの長期療養後の終末期ケアとは乖離する部分もあるかもしれないことを最初に述べておく。

2節　終末期のがん患者に生じる精神的苦痛

　終末期のがん患者においては，不安や抑うつ等の精神症状がより高頻度に認められ(Delgado-Guay et al., 2009)，それらが合併した状態でみられることが一般的な臨床像であることが指摘されている（明智ら，2004）。堀川（2011）は，がん患者の不安をその内容や原因によって分類することを試みた論文を展望し，表 12-1 のようにまとめた。

　一見してわかるとおり，明確な対象のない本来の不安と，特定の対象に対する恐怖，懸念，心配などが区別されずに"不安"という言葉で表現されている（堀川，2011）。このように，これらの対処は不安の種類や内容によって大きく異なるため，まずは患

◆表12-1　がん患者の不安の分類（堀川，2011）とその対応

不安の分類		対応
状況的不安	◆現実的な問題にかかわる不安。多くの患者が，疾患，症状，治療や副作用，さまざまな社会的問題を悩み，将来の身体的苦痛を恐れる。	・状況的不安の傾聴 ・さまざまな選択肢について相談し，持続的な対応を保証する（Kearney & Mount, 2000） ・症状への効果的な対応（Kearney & Mount, 2000） ・患者や家族，医療者に認識の差異があるかどうかの確認
医学的因子に関係する不安	◆身体症状に対する心理的反応として生じる不安：特にコントロール不良な疼痛は最も大きな問題になる。 ◆器質性・症状性の不安：特に問題となる身体的状態は，低栄養，電解質異常，感染症，心不全，低酸素血症などである。さまざまな薬物の副作用として生じる不安も多く，オピオイド，ベンゾジアゼピン系薬物，アルコールなどの離脱症状として生じる不安もある。	・症状への効果的な対応（Kearney & Mount, 2000） ・精神医学的評価 ・精神科専門家にコンサルテーションし，専門治療を行う
精神医学的不安	◆不安障害などの精神障害に由来する不安。精神障害の発病は癌の発病に先行していることが多い。	・精神医学的評価 ・精神科専門家にコンサルテーションし，専門治療を行う
実存的不安	◆個人としての患者の過去，現在，未来にわたる生き方や生と死にかかわる不安。 ・悔恨（過去） ・無意味感，無価値観，無力感（現在） ・目標の喪失（未来） ・自律性を喪失した，または自己コントロールできないと感じること	・ディグニティセラピー ・短期回想法 ・支持的精神療法 ・周囲の行動から取り組む（環境調整） ・行動から取り組む（行動活性化療法） ・日常的ケアの中で取り組む ・関わる人々の意向や関係性の理解と調整

者の訴えをよく聞いて適切な対応方法を検討することが必要となる（表12-1参照）。

　Akechiら（2008）は，進行がん患者の抑うつに対する精神療法の効果検証したRCTのメタ分析を行った結果，精神療法は抑うつの改善と全般的な精神的苦痛の改善に役に立つことを示唆した。しかし，大うつ病などの臨床的診断を伴う患者に対する精神療法の効果は少なかった。したがって，患者が訴える精神的苦痛がどのような要因によるものなのか判別することが非常に重要であることがわかる。

3節　実存的苦痛に対応する

　がん患者の不安を分類したもののうち，特に終末期患者の診療では患者の実存的苦痛が大きな問題となる。このケアはとてもあいまいで，医療者の対応にも苦悩が伴い

やすいものでもある。そこで，以降は特にこの点に関してどのようなケアができるかを再考していく。

終末期において死は先に必ずやってくるものであり，それに対する当然の反応を消失させることはできない。さらに，死や治療困難に関する思考はいつでも浮かぶために苦痛の原因ともなりうる（Moorey & Greer, 2012）。実存的苦痛という言葉以外にも，緩和ケアの領域ではスピリチュアルペインという言葉も用いられる。これらの言葉には，明確な定義があるわけではなく，個人としての患者の生き方やその意味に関する苦痛であり，ほぼ同義に用いられている（堀川，2011）。しかし，スピリチュアルペインにはより宗教的な意味も含められている。Hiraiら（2006）は，日本における"良き死"とはどのようなものなのかについて質的研究を行い，痛みや身体的・心理的症状からの解放，家族との良い関係を保っていることなどのカテゴリーを抽出した。このカテゴリーの中には"信仰を持っていること"も含まれてはいたが，最も出現がまれな項目であったことが報告されている。したがって，わが国においては宗教的な観点が実存的苦痛に与える影響はそれほど大きくなく，日本人における実存的苦痛は，Murata & Morita（2006）が示唆したように，"自己の存在や意味の消滅による苦痛"とみなされるだろう。では，この実存的苦痛を緩和するためにはどのようなケアを提供することが可能だろうか。

1. 直接患者と一緒に取り組む

LeMay（2008）は明確に実存的なテーマを扱ってマニュアル化された介入法を展望した。これらの介入は，それぞれ背景とする理論が異なったり用いる方法が少しずつ違うものの，自己の意味をもう一度見出したり尊厳を支える働きを持っているという共通点が指摘されている（LeMay, 2008）。この展望には支持表出的精神療法や認知的実存療法などの8つの介入法が含まれたが，そのうち，"自己の存在や意味を振り返る"ということを最も直接的に扱っているのはディグニティセラピーである。このセラピーでは，自分にとって最も大切だったことを明らかにしたり，周りの人々に一番覚えておいてほしいものについて話す機会を提供する（小森・チョチノフ，2011）。

ディグニティセラピーは，自分自身の意味を捉えなおすこと，遺すことになる大切な人々に伝えておきたいことなどが意図されたインタビュー項目が定式化されている。具体的には，「あなたの人生において，特に記憶に残っていることや最も大切だと考えていることはどんなことでしょうか？」「あなた自身について，大切な人に知っておいてほしいことや，憶えておいてもらいたいことが，何か特別にありますか？」

などの質問を含む30〜60分のインタビューが1度行われる（小森・チョチノフ，2011）。その後，その内容をふまえ，患者と治療者の共同作業で生成継承性文書（残す人々に知っておいてほしい内容を表現されたもの）の最終的な編集1回を行う形態となっている（明智，2011）。実際の詳細な方法や留意点などは参考文献を参照してほしい。

　また，Andoら（2010）は，回想法によって終末期がん患者の人生の再統合を図っている。過去の自分を振り返ることによって，過去から現在に至る自己に対する評価が高められ，現在の自分をより肯定的に受け入れることができるようになると考えられている（明智，2009）。具体的には，2回で完結する簡便な短期回想法によって，「人生で大切にしていること」や「人生で一番楽しかった時期」「人生で果たした役割」などの振り返りを行う。この方法のRCTでその効果は検証されており，対照群に比して短期回想法を実施した群における抑うつ・不安と苦痛のより大きな改善が認められた（Ando et al., 2010）。

　これらの構造化された精神療法のほかに重要な手立てとなるのは支持的精神療法であり，"自己の存在や意味を振り返る"ことを試みることができる。支持的精神療法の中心は傾聴する姿勢と"理解に基づく共感"である（堀川，2011）。個人としての患者についてさらに深く理解するために，生活についても質問し，うまくいったことも失敗したことも，誇りに思うことも後悔することも，よく聞いて理解し，患者と話し合うことが求められる（堀川，2011）。Lunn（2003）は，"そこに存在する人と出会い，あなた自身とその人の関係を作りながら，彼らが彼らの人生のコアに存在するものや活動，考え，主義と再びつながることを助けること"と実存的苦痛に対するケアを定義している。精神医学全般において，Jaspers（1913）も"患者の体験とそれが起こった文脈を研究し，彼らの存在を理解することで治療者は患者に最もよく貢献できる"と示唆している。こうした態度は，患者が"自己の存在や意味を振り返る"ことを促進するために必須な要件となるだろう。そして，このような深い共感的関係の中であれば，生死についても率直に話し合うことができるようになる（堀川，2011a）。

2. 間接的に取り組む

　明智（2011）はディグニティセラピーについて，自身の死や死後のことについて自ら言語化する患者を対象とし，軽度であっても病状の否認などがみられる患者には導入を避ける必要があるなど，適切な対象選択がきわめて重要であることを述べている。また，Chochinov（2013）は，ディグニティセラピーに参加を求めるべきではない除

外基準として，2週間以上の生命維持が期待されない人や認知能力の障害を呈している人を提示している。これらは，ディグニティセラピーという特定の介入法におけるリスクを指摘しているだけではなく，死に関する話題を直接取り上げて積極的に話し合うこと自体に慎重な態度が必要になるということだろう。実際，他の時期の患者と比して患者は心身の両面における特徴から精神療法の実践自体において制限が生じやすく（表12-2），一般精神科臨床とは異なる点をいくつも持ち合わせている。

例えば，他の身体治療や他の予約との調整，身体的健康の危機の最中にいないことの確認などが一般に必要とされる（Rodin & Gillies, 2000）。さらに，患者と話し合ったり内省を促したりすることに足る十分な持久力や認知能力はこの時期には乏しくなる（鈴木ら，2014）。疼痛や倦怠感などの身体症状があったりその状況が悪化していくことで，面接の機会を持つことや新たな介入者が登場すること自体が患者の負荷となりうることも多い（鈴木ら，2014）。したがって，治療は通常，短期間の対処方略を支えるように，そして「こころ」の平静を維持するように変更しなければならない（Rodin & Gillies, 2000）。そして，時として，せわしない病棟のベッドサイドで実施し，

◆表12-2　終末期における特徴と精神療法に与える影響，その対応

	特　徴	影　響	対　応
身体状況に関する苦痛	・身体疾患に起因する多彩な身体症状を呈していること（疼痛，倦怠感，嘔気嘔吐，呼吸困難感など） ・身体状況が悪化していく状態に置かれていること（時には早急に） ・Performance Statusや認知機能の低下 ・他の身体治療の予定がある	・新規な介入者の登場自体が負荷となりうる ・長時間の面接実施の困難（座位保持時間，集中力の持続，易疲労，身体治療の合間での実践） ・構造設定が難しい（毎回同じセッティングを作ることができない） ・ワークシート，記録用紙の使用が困難	・多職種で協働して介入の担い手を多面的にする ・日常的ケアの中で取り組む ・周囲の行動から取り組む（環境調整） ・視覚刺激や音声刺激の利用
実存的苦痛	・経験される心配の多くは現実的な心配である（Greer et al., 2010） ・さまざまな側面での喪失体験を短い時間に重ねて経験する ・先にある死と向き合わなければならず，「自己の存在や意味の消滅による苦痛（Murata & Morita, 2006）」を経験する。	・変容の難しい内容であること ・直接的に扱うには侵襲性が高すぎること ・患者の不安，苦痛が深く強いために，協力的で共感的な治療関係が生まれにくい（堀川，2011） ・患者の安心感がなかなか生じない（堀川，2011） ・生死がテーマとなり，話し合うことは医療者にとっても難しい課題である（堀川，2011）	・多職種で協働して介入の担い手を多面的にする ・日常的ケアの中で取り組む ・傾聴 ・ディグニティセラピー，短期回想法 ・周囲の行動から取り組む（環境調整） ・行動から取り組む（行動活性化療法）

治療スタッフのケアが入りながらも行われなければならず，終末期患者への精神療法の潜在的価値はしばしば過小評価されている（Rodin & Gillies, 2000）。

ここまで，わが国の終末期患者の実存的苦痛を"自己の存在や意味の消滅による苦痛（Murata & Morita, 2006）"とみなして話を進めてきた。このように限界の多い状況でどのようにこの苦痛を軽減し，"自己の存在や意味を振り返る"ことを促したらよいかについて考えたい。これを可能にするのは，患者と直接的にテーマとして取り上げて一緒に向き合うことだけではない。それを補う，そしてむしろ超えるかもしれない方法がいくつかある。

(1) 環境調整として周囲から取り組む

まず1つ目に，患者と直接現状に対する考え方や捉え方を変えようと相談するのではなく，環境の調整によって対応することがあげられる。例えば，「もう，私は人の世話になるばかりで誰にも何もしてやれない」という言葉が患者から聞かれたときを想像してほしい。どのような対応が考えられるだろうか。こういったとき，この患者の自分に対する認識が反証される材料になりうる周囲の行動が何かないかということを検討したい。具体的には，生活歴を聞く中で医療者が興味を持ったことを積極的にうかがって教えていただく，家族が患者しかわからない事柄のお願いをしてお礼を述べることなどが考えられる。「自分にできることがまだあるのだ」「自分はこうしたことをがんばってやってきたのだ」という形で捉え方を再構成することが可能となり，結果的に"自己の存在や意味を振り返る"ことにつながりうる。

すなわち，多職種スタッフや家族が患者の訴えとその理解を共有し，患者を取り巻く人々の行動に介入を行う（環境調整）ことで考えや捉え方の変容が図られることがある。こうした環境の調整は，日々関わっている多職種のスタッフが介入の担い手となり，多面的な働きかけができるという大きなメリットも持っている。また，がんの治療は進歩を遂げたことで療養が長年に及ぶ場合も多く，患者や家族は，これまでの治療経過の中で病棟や外来スタッフとの厚い信頼関係，人間関係をすでに築いていることが多い。そうしたこれまでの人間関係を有効に活かした介入を用いることは，患者や家族にとって精神・身体両面の負荷を減らすことにもつながる。

(2) 患者の行動から取り組む

また，Moorey & Greer（2012）は，終末期患者に行動の予定を立てることを提案している。すなわち，行動から捉え方や気分に働きかけるという方略を用いる。この考え方は，行動活性化療法という認知行動療法（心理療法の1つ）に基づくものであ

り，考えや捉え方に働きかける介入法とは異なる戦略をとるものである。行動活性化療法は外側から内側に働きかける。すなわち，毎日の生活の中での行動を変えること自体が目的になる（熊野，2012）。死について考えることは，現在をより効率的に生きることを促進するようになるので（Rodin & Gillies, 2000），これまでに述べた介入法も，結果的には患者の生活や行動に変化をもたらしている可能性もあるが，この方法はその方向性と逆の指向性を持っている。

　例えば"孫と売店にアイスを買いに行く""なじみの店にうどんを食べに行く"などの行動目標を共有する工夫をしながら患者の思いを傾聴したい。また，理学療法士や作業療法士などのリハビリテーションスタッフは，限られた身体的機能と患者の希望を照らし合わせ，負荷の少ない可能な行動や目標行動までの的確で無理のないステップを適切に処方することができる。したがって，患者の行動から取り組む際には，リハビリテーションスタッフとの協働が非常に有益である。

　がんのリハビリテーションは，残された機能の中で目標を立てて支援していくことを目指している。がん患者の生活機能と生活の質（QOL）の改善を目的とする医療ケアであり，がんとその治療による制限を受けた中で，患者に最大限の身体的，社会的，心理的，職業的活動を実現させること（Fialka-Moser et al., 2003）と定義される。しかし，終末期におけるリハビリテーションで大切にしたいのは，"目標を実現すること"ではない。患者は，その目標に近づくために努力するというプロセス自体に意義を見出す。その観点を見失わず，"目標の実現"に固執せずにケアを構築することが非常に重要な手立てとなる。ここで，このような"行動から取り組む"戦略が患者の終末期を支えた症例を紹介する。

【症例：肺がん70歳台男性】

　Ｘ－３年に手術後，入退院を繰り返しながら化学療法を行ってきた。Ｘ年に化学療法の薬剤変更投与目的で入院されたが，疼痛コントロールを目的に緩和ケアチームへと紹介された。緩和ケアチーム介入時，「苦しい。不安。これまで良い話を聞いたことがない。聞きたいことはあるけれど，そのうちの多くは聞けていない。病気のことを聞きたい」と話され，これまでの治療選択時にも診断や薬剤の説明などの機会は設けられてきたが，改めて説明を求めた。そこで，医師より改めて病状説明の機会が設けられて厳しい病状が伝えられた。患者はそれを受けて「ショック。完治したい。治して退院させてください」と話され，それに対して，医師は「治ったら何をしたいですか？」と質問した。患者は「特別なことはなく普通のことがしたい。家族とうどんを食べに行きたい」

と話された。後に，患者はこのときのことを「"治ったら何がしたいですか？"という先生の質問はすごく大きかった。病気は治らない。でも自分は今何がしたいのだろうかとすごく考えている」と教えてくれた。

その時点では歩くことが難しかったので，これを受けて"家族とうどんを食べに行く"ことを目標としてリハビリテーションが導入され，理学療法士による歩行の訓練が開始された。緩和ケアチームの看護師と心理師は患者を訪ねた際に，リハビリに日々取り組んでいること，小さなことでも何か変化があればその点に注意の視点を向けながら共有することに留意した。その中で患者は，「リハビリで歩くことができた。みんなと同じように歩きたいとか，普通の生活がしたい。自分の夢は安っぽいかな。でもそれが大切」「せっかちで，先を考えて答えを求めてしまう。でも，この病気は治らないけど，歩くという普通のことをしてる。それに取り組んでいる」などと述べながら，"普通のことをしている"ことをかみしめるようにお話しされた。その後，全身状態が急速に悪化して永眠された。緩和ケアチームスタッフは，「最後は穏やかでよかったと思うが，うどんを食べに行ったら？ ともっと強く進めればよかった。目標を達成させてあげられなかった」と後悔された。しかし，患者が「家族とうどんを食べに行きたい」と言ったのはその行動自体のみが重要だったわけではなく，"普通に過ごしたい"という希望のうちの1つの形態だったのだと考えられた。うどんを食べに行くことはかなわなかったけれど，十分にそのときに可能だった"普通に過ごす"をチームスタッフは支えることができていたと理解され，その旨をフィードバックして共有した。

この症例は，目標行動に向けて取り組み，行動目標が達成できなくてもその取り組みに従事するプロセス自体から支えられていた。すなわち，医療者が従来"目標にしているもの"は患者自身が大切にしたいことに沿って生きるための"手段"の1つでしかない（家族とうどんを食べることだけが大切だったのではなく，それは普通の生活をすることの1つの形態，表現であった）。このように，行動目標そのものだけではなく，そこに向かうプロセス自体が患者の何を保つことにつながっているのかについてよく理解したい（五十嵐，2014）。こうした位置づけで日々の行動を捉えることができれば，目標に近づいていなかったり達成できなくてもポジティブなフィードバックが可能となり，終末期における"行動から取り組む"支援が気分や感情への対応として機能しやすくなる。

そして，この症例が"行動から取り組む"ことを可能にしたのは，医師の質問が"病気や死との戦いに取り組む"から"生活の質のために取り組む"へと治療の文脈を変更させたからだろう。"生活の質のために取り組む"という新たなセッティングが提

示されたからこそ，"何かに取り組む"ということに患者の中で新たな意義が付加されたと考えられた。

　この症例のように患者の行動が促進された場合，これは，これまで述べたようなさまざまな身体的制約がある中で何とか努力した結果であったり，何とか共有してくれた貴重な時間であることも大切にしたい。そのように考えると，そのわずかな時間をできるだけ他の時間にも影響するように，工夫して働きかけることを心がけたい。そのためには，身体・認知機能の低下があっても機能しやすい手がかりを検討することが必要であり，視覚的な手がかりなどは特に有効なツールとなる（鈴木ら，2014）。例えば，許可が得られればその行動に取り組んでいるところを写真に撮らせてもらってベッドサイドに置かせてもらうことも一助となる。また，その取り組みの様子をカンファレンスなどで多職種で共有されれば，後にそれぞれのスタッフがまた別にあらためて患者と共有することが可能になる。これは，患者にとって周囲のスタッフが自らの努力を認め，ともに喜び，感動を共有してくれるという体験となり得，前項で述べた周囲から働きかけることにもつながる方略であるといえる。

(3) 日常的なケアの中で取り組む

　"自己の存在や意味の消滅による苦痛"を軽減するための方法は，日常的なケアと結合されなければならない（Akechchi et al., 2008）という視点がある。

　ディグニティセラピーは，元来，患者の尊厳はどのような側面から支えたらよいかという調査研究に端を発している。この調査結果はディグニティ・モデルとしてまとめられ，患者の尊厳が影響を受ける要因を示唆している（Chochinov, 2013）。このモデルによると，尊厳は病気の苦痛自体から最も影響を受ける。さらに，自己の存続，役割の保持，誇り・希望・自律性・日常性の維持などから尊厳が守られ，プライバシーの侵害や，丁寧なケア，他者の重荷になることなどの外的な要因からも影響を受ける（Chochinov, 2013：一部は表 12-1 と一致）。これらのほとんどは，日常的なケアの中でこそ考慮されうるものではないだろうか。

　医療者はそれぞれの職種の職能を果たすだけではなく，すでにディグニティ・モデルで指摘されたようなケアを実践している。すなわち，職種として持つ一定の役割の上に，さらに"自己の存在や意味の消滅による苦痛"を軽減するためのケアを患者に提供していることを見逃してはならない。

　例えば，経口摂取の維持が患者や家族の QOL を良好に保つことにつながるという視点の研究や実践が栄養の視点から指摘されている（東口，2013：篠田ら，2012）。また，患者が保ちたい家族機能の維持を理学療法や作業療法から働きかける実践（國

澤ら，2014），在宅療養で自己や役割の保持を促進する（儀賀ら，2014）といった取り組みもこの例としてあげられる。同様に，自律性やコントロール感覚の保持という面でも，さまざまな工夫が行われている。患者の食の好みに合わせて食事箋を工夫するという発想（中村ら，2012）や，理学療法によって日常生活につながる運動や動作の獲得を通して自己コントロールの回復を図る視点（國澤・高倉，2013），選択肢を提示した上での薬剤調整で自律性を尊重する（五十嵐ら，2014）など，多職種によるさまざまな場面での実践がなされている。そして，看護師による日常の1つひとつのケアを丁寧に行うことでも，患者は医療者に尊重されていることを感じることができる（堀川，2011）。

　このように日常的なケアの中で実存的苦痛に取り組むことは，表12-2であげた，さまざまな精神療法への影響を相殺してくれる。食事，清拭，さまざまな介助やケア，リハビリテーションの中では，日常の風景の中から自然に会話をすることが可能となるし，日々の変化の中での縦断的な評価もしやすくなる。すなわち，終末期における実存的苦痛に対するケアは，特別な文脈で特別な人（例えば精神科専門家）のみが担当するものではなく，さまざまな職種がそれぞれの立場で行うことができる。むしろ，日常的なケアに結びついてこそのものであると考えられるし，さまざまな医療者が人として，それぞれのできることを持ち寄り，真摯に対応することでこそ総合的な終末期のケアが可能になる。

4節　患者と家族，医療者の人間関係の理解と調整

　患者が実存的苦痛を感じるように，患者の家族も家族員を失うことの不安や悲しみ，混乱，喪失感を経験する。そして，医療者も当然人間であるために，必ずしも良い転帰をとらない患者に向き合う中でさまざまな感情を抱く（清水，2014）。これらの患者と患者を取り巻く人々は，それぞれの立場でそれぞれの思いがあり，意向が異なったり葛藤が生じる場面にも多く出会う。本来は，患者本人の希望に沿った決定がなされるべきであるが，それを本人に求めることが難しかったり，死に関する問題を本人と直接共有したくないという思いや躊躇があったり，さまざまな理由で一筋縄ではいかないことも多い。こうしたとき，心理師は心理学的観点を背景に客観的な視点を持ち，患者や家族，医療者の人間関係の理解を図ることを試みたい。そうした理解を共有することで現状が整理されて見通しが立てられる。または，打開が難しい状況にある場合はその認識が共有されることによって医療者の負荷の軽減につながることもある。このように，患者や家族に直接介入するだけではなく間接的にチームや医療者を支援する視点を持っていたい。

5節　まとめ

　本章では，終末期患者の心理的ケアについて述べた。まず，終末期のがん患者に生じる精神的苦痛，特に不安に関して概観した。不安の種類や内容によって用いるべき対処が大きく異なるため，患者の訴えをよく傾聴して適切な対応方法を選択する必要がある（表12-1参照）。

　次に，患者が感じる精神的苦痛のうち，最もあいまいで医療者の苦悩を伴いやすい実存的苦痛への対応について概観した。わが国における実存的苦痛は"自己の存在や意味の消滅による苦痛"と捉えられ，この苦痛の軽減を図ること，または苦痛の軽減が促される"自己の存在や意味を振り返る"ことに取り組むことが必要と考えられた。具体的には"直接患者と一緒に取り組む"方法と"間接的に取り組む"方法に大別され，実存的苦痛を扱う上での難しさとそれを乗り越えるための方法を検討しながら（表12-2参照），いくつかの介入方法を紹介した。

　すべての実存的苦痛軽減の方法に共通して通ずるのは，患者をひとりの人として尊重する姿勢でお話しをうかがうことである。その結果，目の前の人が何を大切にしてどのように生きてきたかをありありと感じ取ることができるようになる。それが，医療者が自分にできることが何だろうか，と考えることにつながっていく。こうした患者と医療従事者の関係づくりが常にすべての介入の基盤となる。

　この時期は身体症状も精神症状も急速な変化を遂げるため，早急な対応が望まれる。また，当然ながら，話題，活動，介入方法など，あらゆることについて患者さんが望む方向性に沿って進むことを大切にしたい。介入方法は1つではない。そのつど，患者の意向に沿いながらどのような支援ができるか，周囲の医療者とよく相談し，多職種それぞれの持つさまざまな技術を柔軟に用いて協働することが重要な態度となるだろう。

※謝辞
　本稿は，患者さんやご家族，埼玉医科大学総合医療センターの緩和ケアチーム，各科医療スタッフ，神経精神科の実践を側で見せていただき考えたことをまとめたものです。日頃よりの丁寧なケアの実践に深い敬意を，そして，協働させていただけることに感謝の意を表します。

五十嵐友里
埼玉医科大学総合医療センターメンタルクリニック
（執筆当時）

第 13 章

がん患者遺族へのケア

1節　はじめに

　平成25年における日本人の総死亡者数は126万8436人で，死因順位別では悪性新生物（がん）が第1位で36万4872人（28.7%），年次推移でも昭和56年以降死因順位第1位であり，3人に1人はがんで亡くなっている現状がある。1人が亡くなると，周囲5人の親しい友人や家族がその影響を受けると考えられており，がん患者の死によって，影響を受けると推定される遺族の数は少なくない。

　死別はストレスフルなライフイベントであり，中でも「配偶者の死」や「近親者の死」はその上位を占める（Holmes & Rahe, 1967）。多くの遺族はこのストレスに対して当初は悲しみ，不安，不眠などの精神症状を呈するが，その後の経過はおおむね適応的であり，自然に回復し日常生活へと復帰してゆく（Bonanno et al., 2002）。しかし，その一方で精神面，身体面での不調を訴える人も少なくない。

　WHO は「患者が病にあるとき，死別後にも家族がうまく適応できるような支援システムを構築する」と遺族ケアの重要性を強調している（World Health Organization, 2002）。しかし，がん患者遺族は身体面・精神面での QOL が他遺族よりも低いことから（Song et al., 2011），緩和ケアのみならず，医療関係者全体による対策が求められている。

　本章では，遺族が直面しているさまざまな問題点と評価法，ケアの実際および，その際の注意点について事例を交えつつ解説したい。

2節　がん患者遺族に生じる問題（身体・精神・社会）

　遺族に生じる反応として「悲嘆（Uncomplicated Bereavement）」は米国精神医学

会精神疾患の診断・統計マニュアル第5版（DSM-5, American Psychiatric Association, 2013）において「臨床的関与の対象となることのある状態」に分類され，死別は死亡率上昇・身体疾患・精神疾患への影響など，さまざまな身体・精神疾患の誘因となることが知られている（表13-1）。

◆表13-1　死別が遺族に及ぼす影響

身体面	死亡率上昇（特に男性） 新たな身体疾患への罹患（心疾患・高血圧） 治療中の疾患悪化 食習慣の変化 アルコール，タバコ消費量増加
精神面	うつ病有病率上昇 自殺率上昇
社会面	家族成員間の問題 社会生活に関する困難（社会的引きこもり） 生活環境の変化 不適切なサポート 親族との対立 経済的困難

1. 身体面への影響

　死別と死亡率の関連として，配偶者を亡くした54歳以上の男性は，配偶者のいる場合に比較して死別後6か月以内の死亡率が約40％上昇し，その死因の4分の3は心疾患であったという報告（Parkes et al., 1969）をきっかけに，死別を経験した遺族の死亡に関する調査が行われた。それによると，死別早期の死亡率は高く（Mellstrom et al., 1982; Lichtenstein et al., 1998; Manor & Eisenbach, 2003），その原因として自殺，事故，アルコール関連疾患の割合が高く，他に虚血性心疾患，肺がんなどが報告された（Martikainen & Valkonen, 1996）。死別後は新たな身体疾患の罹患や治療中の病気の悪化が指摘されており，心疾患，高血圧，食習慣の変化（Prigerson et al., 2001），アルコール，タバコ消費量の増加など（Grimby & Johansson, 2009）が身体疾患の危険因子となる場合が多いが，医療機関の受診には結びつきにくい現状がある。

2. 精神・心理面への影響

　精神面に及ぼす影響では，死別後のうつ病有病率調査の結果，1か月24％，7か月23％，13か月16％と高いことが知られている（Zisook & Shuchter, 1991）。また，47％の遺族が死別後にうつ病の診断基準を満たす症状を呈し，1年で8％，あるいは11％のうつ病の有病率と比較すると，遺族にはうつ病発症の危険性が高いことがわかる（Clayton et al., 1971）。特に高齢者にとって死別はうつ病発症の最大の危険因子である（Cole & Dendukuri, 2003）。さらに，死別後1年以内は自殺の危険性が上昇し，性別では高齢男性に多く，死別直後に自殺率が15倍に高まることが報告されている（Erlangsen et al., 2004; Kaprio et al., 1987; Li, 1995）。また，がん患者遺族として，医学的援助を求めた者ではその約4割が初診時にうつ病と診断され，治療が開始されて

◆表13-2　がん患者遺族が抱える心理的苦悩の具体例

【後悔】
　がんの経過に関する後悔
　（診断前，治療中，終末期に関すること）
　　どうして気づいてあげられなかったのか
　　もっといい治療法があったのではないか
　　鎮静を承諾しなければ，もっと生きられたのではないか

【怒り】
　周囲からの言葉や態度
　　「新しい趣味でも始めたら？」
　　「あなたよりも，もっと大変な人がいます」
　周囲が妬ましい
　亡くなった人を責める

【記憶の想起】
　さまざまなきっかけで，つらい記憶が思い出される
　　病院，薬，白衣，テレビのワンシーンなど
　つらい記憶が急に思い出される
　思い出せない
　　病気になる前のことが思い出せない

【孤独感】
　つらさを共有できない
　　誰にも話せない

【不安感】
　今後，どうすればいいのか
　死別からの回復状況がうまくいっていないのではないか

【絶望感】
　人生に絶望してしまう

いる（Ishida et al., 2011）。その他，さまざまな精神症状を呈することが報告されており，ストレスのあまり配偶者を亡くしたこと自体を忘れてしまうような解離性健忘の報告もある（Ishida et al., 2015）。

　心理面に及ぼす影響では，感情面（不安，抑うつ，孤独感など），認知面（亡くなった人への侵入的な思考，否認），行動面（社会的ひきこもり，過活動）などの広い範囲に及び，これらの症状は死別直後に最も顕著に表れる。がん患者遺族の心理的苦悩は「後悔」「怒り」「記憶の想起」「孤独感」「不安感」「絶望感」の6つに集約される（Ishida et al., 2012，表13-2）。中でも，遺族に最も多く認められる苦悩は「後悔」で，がんの治療経過に関連して，がんの診断前，治療中，終末期のそれぞれに認められた。

3. 社会面への影響

社会面に及ぼす影響としては、家族構成をはじめ、生活環境の変化に伴う困難や、経済的困難などがある。死別後に社会活動に参加することを望まず引きこもる傾向にあったり、新しい関係を作り、維持することに困難を感じることも多い（Parkes & Weiss, 1983）。よって遺族には社会的な配慮が求められるが、実際には"役に立たない援助（Unhelpful Support）"が提供されていることも多く、周囲は十分な理解と配慮が必要である。

3節　遺族の評価

遺族が抱える問題は幅広い領域に及ぶため、包括的評価が必要になる。

1. 身体面の評価

まず、治療中の疾患の悪化、新たな病気への罹患、通院継続の有無など確認が必要である。死別後、自身の体調管理にまで気が回らなくなり、治療を中断していたり、気がかりな症状があっても「どうなってもよい」と受診しないケースも少なくない。同じような理由で検診を受けなくなることもあり、注意を促したい。次に、生活面についても食生活の乱れ、過剰なアルコール摂取など日常生活に悪影響を及ぼす行動の有無についても併せて評価する必要がある。

2. 精神・心理面の評価

死別後に認められる悲しみ、気分の落ち込み、不眠、および食欲不振などの症状が正常な悲嘆反応の範囲内なのか、あるいはうつ病の症状によるものなのかを鑑別する必要がある。「亡くなったばかりだから、落ち込むのは当然」「食欲がなくても当然」と、その症状を死別後の文脈として単純に解釈することは非常に危険である。遺族にはうつ病の頻度が高いが、それらが薬物療法等によって治療可能な病態であることから、早期発見が大切である。遺族のうつ病を見逃すことは、"死別"と"うつ病"という2つの苦悩を背負わせることになるため、十分に注意したい（Zisook & Shear, 2009）。

遺族の訴える苦悩には、後悔が最も多いが、その中には医学的誤解に基づいた後悔や、本人の認知が原因となって生じた後悔が含まれることが少なくない（Ishida et al., 2012）。せん妄の病態に関する誤解や（Morita et al., 2007; Namba et al., 2007）、オピオイドの誤解が多く（Kinoshita et al., 2015）、高齢者では特にその傾向が強い。こうした誤解が余計な後悔につながっていないか、詳細に確認し、評価する必要があ

る。また,「何もしてあげられなかった」「もっとできることがあったのにしなかった」など,自身の行った看病に対して過剰に後悔している場合,偏った考え方をしている場合には,否定的な認知が関係している可能性も考える必要がある。

3. 社会・経済面の評価

生活環境の変化,家族・親族関係の変化,ソーシャルサポートの状況,金銭(遺産)トラブルの有無などについても評価する。また,遺族の悲嘆は死者との関係やその病気の長さ,亡くなった場所やソーシャルサポートの状況(子どもと同居しているかなど),就業状況などとは関連しないという報告もあり (Ringdal et al., 2001; Chentsova-Dutton et al., 2002),十分な評価が必要である。

4節 遺族への介入

遺族への介入は後治療 (Postvention) という概念で表される。これは「つらい出来事の後になされる適切な援助」を意味し,遺族の後遺症をできるだけ少なくすることで,援助のない状態よりも生産的で,苦悩を少なく,長く生きられることを目的としている (Schneidman, 1973)。これらは,家族・友人など遺族周囲の人が行うもの,遺族会・自助グループなどが行う組織的なもの,一般医療者が行うもの,そして専門科が行うものと,介入レベルや対応者によって段階的に分けることができる(図13-1)。

また,さまざまな状態にある遺族に対し,要不要を考慮せず援助を提供することは,時に有害であるため (Jordan & Neimeyer, 2003; Schut & Stroebe, 2005; Segal et al., 1986; Lehman et al., 1986),介入を検討する際には,その必要性も含め,正確なアセスメントが重要である。

援助の基本は,遺族の苦悩に耳を傾けることである。遺族は自分たちの苦悩を誰か

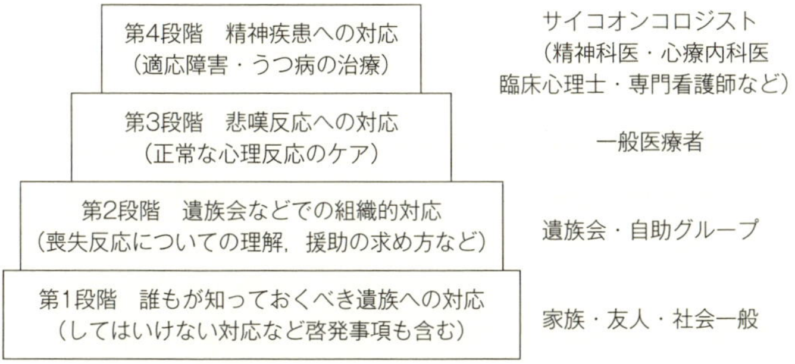

◆図13-1 **遺族ケア介入レベルと対応者**(大西・石田,2014)

段階	対応者
第4段階 精神疾患への対応(適応障害・うつ病の治療)	サイコオンコロジスト(精神科医・心療内科医 臨床心理士・専門看護師など)
第3段階 悲嘆反応への対応(正常な心理反応のケア)	一般医療者
第2段階 遺族会などでの組織的対応(喪失反応についての理解,援助の求め方など)	遺族会・自助グループ
第1段階 誰もが知っておくべき遺族への対応(してはいけない対応など啓発事項も含む)	家族・友人・社会一般

◆表13-3　援助に際しての注意点

【援助者側の問題】
　正常悲嘆へのアドバイスはできるか
　うつ病をチェックしているか

【遺族側の問題】
　誤解や知識不足からくる後悔をしていないか
　偏った考え方になっていないか
　トラブルを抱えていないか
　役に立たない援助（Unhelpful Support）を受けていないか

と共有したいという希望を持っていることも多く，話すことで安定が得られることもまれではない。

　遺族に援助を提供する際は，死別が引き起こす医学的な問題，遺族の精神医学的な問題，役に立たない援助（Unhelpful Support）などの問題に精通している必要があり，細心の注意が必要である（表13-3）。

　以下には，頻度が高く，がん患者の遺族に特徴的な介入項目について紹介する。

1. 後悔

　がんは経過の中で，多くの医学的な情報や治療の選択肢があるため，医学的な誤解が生じている場合はその誤解を修正することで遺族の苦悩を軽減させる可能性が考えられている。そして，その誤解が確認されるたびに適切な知識を提供し，何度でも修正を図ることが必要である。また看病の後悔に関しては，その苦悩を承認した上で，できていたことを本人にフィードバックすることが有効とされている（Milberg et al., 2008）。

2. 怒り

　怒りに関する介入では援助者には，以下のことが求められている（Rando, 2000）。

1）怒りの持つ意味について理解すること。
2）怒りの感情を心理的，行動的，社会的，身体的により健康的な方向へ進めること。
3）怒りが何に対しての反応か，それを受け入れるために何が不足しているのかを評価すること。
4）怒りが表現される形もその激しさも千差万別であることを認識すること。

がん患者遺族の怒りに対しては，静かな口調で話しかけること，傾聴すること，支持すること，援助の中でその人の苦痛と悲しみに焦点を当てることが重要とされており（Rueth & Hall, 1999），安心できる場でその怒りについて話せるように促すことで重篤な罪悪感や抑うつ悪化の可能性を低減させることができる（Burnell & Burnell, 1989）。怒りに圧倒されることなく，防衛機制をはじめ，怒りのさまざまな可能性を考え，原因をアセスメントし，必要な介入を検討する必要がある。

3. 記憶の想起

記念日反応（Anniversary Reaction）は，一般的に認識されているよりも臨床ではよく経験される症状であり，心理的な苦悩になることがある。しかし，それは喪が進むにつれ，次第に予防されるようになり，苦悩は軽減する（Bornstein & Clayton, 1972; Cavenar et al., 1976; Holland & Neimeyer, 2010）。ただし，がん患者遺族では，がんの経過に関連したさまざまなタイミングでその反応が起こり，死別から2年以内に反応が特に起こりやすい（Holland & Neimeyer, 2010）。命日や法事などが介入期間中にある場合は，そのことを考慮した介入を行う必要があり，記憶の想起に関する苦悩や後悔に関して，注意深く関わらなければならない。死亡者の体調が悪くなった頃，終末期を迎えた頃，最後の入院の頃，せん妄を経験した頃などと，同じ季節や月には死別後経過年数に関係なく，抑うつ気分を伴う受診者も多い。また，"がん"という言葉や病院，薬を見聞きするだけでも同様の反応を起こすことがある。通院していた病院や，亡くなった病棟は，遺族にとってつらい記憶が多く，面接等を設定する場合には十分な配慮が必要である。遺族の症状としての記念日反応を知識としてあらかじめ提供しておくことで，症状出現の理由を理解し，予測して対応できるようになる。

4. 役に立たない援助（Unhelpful Support）

遺族に提供される援助には役に立たない援助（Unhelpful Support）が含まれていることがある（Lehman et al., 1986）。死別後に周囲から「なぜ気がつかなかったのか」と声をかけられる遺族は半数以上にも上ることが明らかにされている（石田，2013）。医療者の言葉かけも，役に立たない援助になる可能性があるため，遺族にかける言葉には慎重になることが望ましい。「外に出るようにしたほうがいい」「新しい趣味を始めたほうがいい」「しっかりして」といった安易なアドバイスや，「時間がたてば落ち着いてくる」「亡くなるまで看病の時間があってよかった」「あなたの気持ちはよくわかる」「大往生」といった言葉かけは遺族にとって unhelpful である可能性が高い。

言葉かけが難しい場合は,その旨を正直に伝えることがむしろ好ましいだろう。また,遺族は死別後の時間経過に伴い,つらい気持ちを話す場を失っていることが多いため,「いかがですか」など,オープンな言葉かけをし,話しやすい環境を提供することもよい。

5. 遺族に対する認知行動療法

認知行動的技法を用いた遺族への介入効果はコントロール群と比較して明らかにされているが,認知行動的技法間での比較ではその有効性に有意差はない(Forte et al., 2004)。すなわち,本人の経験している苦悩の背景や,悲嘆の状況に応じて適切に認知行動的技法を組み合わせることが有効である(Currier et al., 2010)。また,悲嘆からの回復を介入の目的にするのではなく,死別に関連した苦悩,さらにはそれに関連した否定的認知などに介入の対象を絞ることが効果的であり,苦悩を軽減させること,死別後の現状への適応を意識した介入を行うことが望ましい(Levy et al., 1993; Carter et al., 2009)。さらに,遺族にはこの状況を変える力を向上させることがよりよいサポートにつながると考えられ(Onrust et al., 2007),認知行動的技法を用いて死別に意味を見出すような援助も可能である(Kim, 2009)。

5節　援助を求める遺族の背景

埼玉医科大学国際医療センター精神腫瘍科では,「遺族外来」を設立し,精神腫瘍医と心理師が診療を行っている。遺族外来では,がんによって愛する人を亡くした遺族に対し,死別によって生じた苦悩の軽減を目的とした精神・心理学的援助を行っており,これまでに200名以上が受診している。

受診遺族の背景としては,女性が約80％と多く,平均年齢は50歳,死亡者の平均年齢は55歳であった。女性は男性よりも心理社会的問題や困難感を主訴として,医療機関を受診することが多いが(Corney, 1990),男性はこのようなサポートを受けることに積極的ではなく,たとえ自身が愛する人との死別によって傷ついていることを認識していても,周囲に援助を求めないことも報告されている(Brabant et al., 1992; Martikainen & Valkonen, 1996)。

また,受診遺族の約60％が配偶者を亡くし,30％が親を,10％が子どもを亡くしている。親を亡くした遺族については,その経験がまれではないことから逆に周囲の理解が得られにくく,そのつらさを話す場所がないことが受診理由として多く訴えられている。同じ家族を亡くしているが,夫を亡くした妻,父親を亡くした子どもがそれぞれ別々に外来を受診することもある。

死亡者の原発部位は肺がんが最も多く，続いて胃，血液，大腸，膵臓と続く。肺がん，胃がんはわが国でも患者数が多いが，それ以外の原発部位については頻度と受診率が一致しないため，それぞれの原発部位による疾患の特徴が関係していると考えられる。

闘病期間はおおよそ2年程度が平均で，死亡から受診までは1年以内が多いがさまざまである。死別後1年が経過し，一周忌を終えた頃，「思っていたように立ち直れない」「これからどうすればいいのか」といった主訴で受診することも多い。

受診理由として最も多くみられたものは「死別がつらかったから」であり，60％以上が訴えていた。しかし，死別のつらさを主訴に受診する患者の中にも，うつ病の診断基準を満たす者が含まれており，「つらい」症状を慎重に評価しなければならない。(Ishida et al., 2011)。

6節　介入の実際（症例紹介）

本項では，がん患者遺族の症例を通して，評価や対応について紹介する。

1. 遺族のうつ病（Bereavement Dream）(Ishida et al., 2010)

【症例と主訴】

65歳，女性。不眠，何をするのも億劫になった。

【既往歴・生活歴】

3年前，乳がんの診断にて手術。その後，タモキシフェンによるホルモン療法継続中。主婦。夫と2人暮らし。

【現病歴】

2か月前より，深夜1時頃に目が覚め，朝まで眠れないことが多くなった。何をするにも億劫になり，孫にも興味を示さない，家から出ようとしないなど，これまでとは様子が異なってきたため，家族の勧めにより精神腫瘍科受診となった。

【初診時所見】

抑うつ的な表情，だるそうな様子。夜間はなかなか寝つけず，就寝前にアルコールを摂取していたが，量を増やしても入眠できない。さらに，深夜1時には目が覚めてしま

い，再び入眠できないためラジオを聴きながら朝まで過ごすような日常が続いていた。家族歴を聴取すると，5か月前に母親をがんで亡くしていることが判明。看病中，母の症状や予後に関しては主治医から伝えられており，理解して覚悟しているつもりでいたが，現実に死を迎えるとそれは予想を超えた衝撃的な出来事であったという。母の死後から元気が出ない，何もする気がしない，脱力感等が出現し，家事も洗濯と掃除以外はできない状態であった。また，毎日のように母親が夢に現れ，「なんでもっとちゃんとできないのか」「早くしなさい」と自身の看病を叱るため，夢を見ること，眠ることに苦痛を感じて昼寝もできず，「母は成仏できていないのではないか」と考えるようになった。

【評価】

億劫さ，不眠が主訴であったが，問診により意欲低下，倦怠感，食欲不振などの合併も明らかになり，うつ病の診断基準を満たした。

発症に関与している要因としては，母親の死別後から精神・身体症状が出現しているため，死別によるところが大きいと考えられ，数年前より投与が続いているタモキシフェンの直接的な関与はないと判断した。

【治療と経過】

薬物療法としてはセルトラリン25mgから開始し，副作用および精神症状をみながら100mgまで増量した。また，同時に心理療法も併用した。

2か月後より母親に関する悪夢の頻度が減り，意欲，食欲が改善した。4か月後には悪夢の頻度がさらに減少し，身体症状はほぼ消失。5か月後には以前の日常生活レベルに戻り，臨床的な寛解に至った。その頃の夢に出てくる母親の顔は笑っていたという。その後は維持療法を継続し，死別後の日常生活に再適応できるよう，心理療法を中心とした関わりを継続した。最終的には抗うつ剤の投与を中止し，終診となった。以後5年間うつ病の再発はない。

【考察】

本症例は不眠と億劫さを主訴として精神腫瘍科を受診となったが，問診でうつ病に罹患していることが判明し，薬物療法と精神・心理療法を実施したところ，うつ病の諸症状は軽快した。家族歴の聴取で，5か月前の母の死が明らかになり，母親の死が衝撃的な出来事であったこと，母親との死別後まもなくうつ病の症状が出現していることから，発症の要因には死別が関与していたと考えられる。"死別の夢（Bereavement

Dream)"は遺族にしばしばみられる現象である（Freud, 1935）。しかし，大うつ病の患者も同じような夢を経験し，その夢に苦しむことがある。それゆえに，遺族が苦悩に満ちた夢を経験している場合は，それを単純に"死別の夢（Bereavement Dream）"と捉えるより，うつ病ではないか鑑別診断を行うことが重要である。

2. 遺族の後悔

【症例と主訴】

60歳，男性。妻を亡くしてつらい。

【既往歴・生活歴】

20年前，胃癌，胃切除術施行。定年退職。死別後，独居。

【現病歴】

妻との死別後2か月，A病院担当医の勧めにより，遺族外来初診。

【初診時所見】

抑うつ的な表情で，涙を流しながら亡くした妻の経過を話す。妻は1年前，胃部不快感を認めA病院を受診。胃がん（スキルス）の診断を受けた。翌月には手術予定であったが，臨床試験（術前抗がん剤投与）に参加。しかし，2か月後には腹水貯留のため，臨床試験は中止となり，手術も不能となった。その後，抗がん剤治療を開始するも2クール施行後に腫瘍増大のため中止。その他の可能な治療を求めてB病院を受診。2か月で600万円もの費用をかけ代替療法を行うも症状進行し中断。その後A病院に戻り，1か月後60歳で死亡した。「同じ胃がんなのに，気づいてやれなかった」「助けられなかった」「治療選択を誤った」と泣きながら訴えた。子どもらは独立しており，週に1度患者を訪問しているが，「心配かけたくない」と，家事は何とか自身で行っている状態。

【評価】

初診時はがんの治療経過に関する強い自責感と孤独感，および意欲低下を認め，臨床診断は死別反応とした。

【治療と経過】

およそ月に2回の割合で通院。当初の苦悩は「絶対に治すんだ，助けるんだ」という思いが，その死によって崩れたことだった。看病をしていた頃の様子を振り返り，「亡くなることは考えず，助けることばかりを考えて行動していた」「再発胃がんが治らないことを知らなかった」「人からは無謀だと思われても，何とかしようと思った」と話した。その一方で，「臨床試験に参加せず，すぐに手術をしていればよかったのではないか」「家内の反対を押し切って，術前の抗がん剤に踏み切ったせいで，手術ができなくなってしまった」「手術をしていれば，このような最期を迎えることはなかったのではないか」と，治療選択の後悔について涙を流しながら訴えた。

診察を通して，患者にはがんの経過に関する医学的知識に不十分な点があったことが明らかになった。そこで，再発がんに関する知識や，治療選択に関する正確な知識の提供を通して，少しずつがん治療に関する誤解の修正を図った。また，患者の自発的な活動として，がんの講演会やセミナー，死生に関する学会等に参加するようになり，がんや死別に関する知識を習得し始めた。その後，本人の希望で集団精神療法に参加した。集団精神療法では，これまでの自身の様子と現在の様子を比較し，「心境の変化というか，以前は後追い自殺をしようと思っていたけれど，今は少し前向きになってきました」と，これまでの後悔などの苦悩が少しずつ軽減している実感を述べた。集団精神療法への参加終了から5か月後，「日常は戻りつつあります。もう大丈夫です」「こういうふうに生きてきたんだよと妻に報告したい」としっかりした口調で穏やかに話し，遺族外来は終診となった。

【考察】

本症例では，「がん」に関する誤解の修正，認知の変容が介入の中心となった。集団精神療法への参加も有用であり，話し合いの中で認知の変容が促され，日常生活に再適応する様子がうかがえた。さらに，本人にとって集団精神療法の場は，悲しみを出せる「場」として必要であったこと，ここに来れば涙が流せるという安心感があったこと，家族の前では決して見せられなかった面をここでは安心して見せられたことがよかったと参加した感想を述べていた。

3. 遺族の怒り

【症例と主訴】

70歳，男性。医療者への不信感，怒り。

【既往歴・生活歴】

肺がん，術後再発なし。定年後，企業の社長としてさらに5年務めて退職。退職後は妻の看病に献身的であった。

【現病歴】

妻の死から3か月後，医療者への不信感，怒りを主訴に遺族外来初診。

【初診時所見】

「医療者の関わりの粗雑さが死期を早めた」「妻の死因の説明を受けてない」と怒り・不信を交えながら話し，納得のいかない点をまとめた書類を作成し，精神腫瘍医に提示した。

妻の病歴は，5年前に子宮頸がんの診断で，広汎子宮全摘術施行後，放射線療法施行。経過観察をしていたが，5年後に食欲不振，全身倦怠感，疼痛が出現したため入院。CTにて，胸水・腹水を確認。その後せん妄出現し，入院から2か月後，入院先の病院で死亡した。

【評価】

患者は医療者に対する不信，怒りを訴えているが，これらは死別に基づく反応と考えられたため，精神医学的な診断は死別反応とした。

【治療と経過】

治療方針として本人の訴えを聞くことから始め，月1回の診察を開始した。妻の死から4か月後（遺族外来初診から1か月後），「妻の死に関する疑問と怒りが消えない」「妻の担当医（婦人科医）と話したい」と訴えた。担当医が施行した病状や治療方針などの説明内容を尋ねると「これまで妻の外来受診には同行していたが，私がしていたのは送迎のみで，診察に同席したことは一度もない」「当院婦人科を受診していれば大丈夫だと思っていた」と当時の様子が語られた。5か月後，婦人科受診。担当医より妻の病状

経過について説明を受けたことで疑問が解消し，怒りが消失，さらには感謝の気持ちが生まれたと語った。6か月後，疑問や怒りが解消された一方で，診察に同席していなかったことから「症状に気づくのが遅かったのではないか」「妻を救えなかった」などの自責感が生じた。これらに対しては，献身的な看病や送迎などの関わりを評価した。7か月後，「妻は最善の治療が受けられた」と話し，医療者に対して感謝を表す手紙を送る。8か月後，「後悔はあるが，これからどうするかを考えていきたい」「他の遺族と話したい」と希望したため，集団精神療法に参加。他のがん患者遺族とともに，死別後の生活や，死別の苦悩に焦点を当てた診療へ移行した。

当院への通院は車で1時間以上を要し，妻の外来受診時に送迎した同じ道であった。当初は闘病中の妻の姿を思い出し，記念日反応で通院もつらかったが，集団精神療法や診察によって認知が変容し，「ここまでの道は思い出すからつらいけど，妻との最後のドライブの道。私たちの思い出が詰まった道。ここに通うことは，思い出の道をたどること。そう思えるようになった」と話した。その後は，自身の経験が誰かの役に立てばと，取材を受けるなどの社会的な活動を開始し，月1回の経過観察として診察を継続した。

【考察】

本事例では当初激しい怒りを医療者に向けていた。しかし，これは死別によって生じたストレスから，自身の心理的な安定をはかるため，「置き換え」を用いたと考えられる。その理由として初診時に死別の悲しみが焦点化されておらず，訴えがまったくなかったことがあげられる。原因を医療者の関わりや，説明不足によるものと置き換えることで，死別という現実の直視を無意識に避け，「こころ」の安定を図っていた可能性がある。しかし，診察を重ねることで，これまでの自身の考えや関わりが内省につながり，病状把握に対して消極的であったことが顧みられた。また，医療不信に関係していた医学的な疑問点は，婦人科担当医から情報を得ることで解消した。このように遺族の症状を適切に評価し，必要に応じて関わることで，死別の現実に向かい合う環境を整えることができたと考えられる。

7節　遺族ケアの展望

がん患者遺族へのケアは，その必要性が多く報告されているにも関わらず，まだ十分に行われていない現状がある。遺族ケアを行う際は，精神疾患に罹患している可能性を常に念頭に置き，その症状を死別後の文脈の中でのみ扱うことの危険性を意識する必要がある。遺族ケアはその問題が多岐にわたるため，医療者をはじめ，家族や友

人から適切な援助を得ながら，それぞれのペースでの再適応を支えることが望ましい。

　医療者は遺族が来院した際には，挨拶や話をすることが有用である。その死によって多くが断絶されたように感じている遺族を気遣い，配慮することは遺族の安心感にもつながることが期待される。しかし，来院できない遺族についても配慮が必要である。遺族にとって医療機関は，その死を迎えるまでの経過の中でつらい時期を過ごした場所でもあり，そこを再び訪れることはその記憶の想起につながりやすい。気にかけながらも，再び来院できないことに苦悩している遺族も少なくない。今後も，家族ケアの延長上の遺族ケアの可能性を検討し，遺族に提供されるべき医療としてさらに発展することが望まれる。

石田真弓
埼玉医科大学国際医療センター精神腫瘍科
（執筆当時）

大西秀樹
埼玉医科大学国際医療センター精神腫瘍科
（執筆当時）

第14章

小児がん患者へのケア

1節　小児がんとは

1. 小児がんとは

　小児がんとは，小児期に発症する悪性新生物の総称である。わが国においては，年間約2,000人，小児人口の1万人に1人が小児がんを発症するとされており，小児期における生命を脅かす代表的な疾患である（細谷・真部, 2008）。小児がんの種類には，白血病，脳腫瘍，神経芽腫，悪性リンパ腫，骨肉腫などがある。小児がんの治療には，化学療法，放射線治療，外科的治療，造血幹細胞移植が代表的であり，これらの治療は，数か月から数年という長期にわたる。

　近年，小児がんの治療成績は大きく向上している。1960年代には，小児がんの中で最も多い急性リンパ性白血病の5年生存率は約10％であった（加藤ら, 2007）。しかし，新しい抗がん剤の開発や効果的な支持療法，造血幹細胞移植といった治療法の進歩により，小児がんは長期生存が可能な疾患となり，現在で，75～80％の患者が治癒するようになった（赤塚ら, 2000）。そのため，小児がん経験者は，わが国では，5万人以上存在するとされており，その割合は20～30代の成人の約700人に1人となっている（Ishida et al., 2011）。

2. わが国における小児がん対策

　2012年6月に発表された「がん対策推進基本計画」において，小児がんは，がん医療における重点的に取り組むべき課題の1つとしてあげられた。そして，小児がん対策としては，小児がん治療施設の集約化を目指すとともに，緩和ケアを含む集学的

医療の提供，患者家族に対する心理社会的な支援，患者とその家族・医療従事者に対する相談支援等の体制の整備といった，小児がん患者とその家族・介護者の心理社会的側面に関わる課題が政策課題として示された。このことにより，これまでその重要性が認められつつも，いまだ十分に実現化されていなかった小児がん医療における心理社会問題の理解と支援が，今後，わが国において推進されることになるといえる。

2節　小児がん患者の「こころ」とケア

1. 治療中の小児がん患者の「こころ」

　発達過程にある子どもにとって，小児がんに罹患し，長期的な治療と入院を経験することは，環境と生活の大きな変化であり，心理面行動面にさまざまな影響をもたらす。治療中の小児がん患者が抱える心理社会的苦痛には，医学的処置に対する不安の問題，抑うつや不安といった情緒の問題，友人関係や学校生活といった社会適応の問題がよく指摘されている。

　小児がんの治療においては，骨髄穿刺や腰椎穿刺をはじめとした痛みを伴う医学的処置が多く行われる。また，治療初期から抗がん剤による化学療法が行われ，造血幹細胞移植が必要な場合も多い。そのため，小児がん患者は，治療中に，痛みや吐き気，倦怠感といった治療に伴う苦痛を強く感じ，医学的処置や治療に対する不安を抱いたり，抗がん剤を連想させるものを見ただけで吐き気をもよおす心因性の予期性嘔吐を呈することが多い。小児期に医学的処置に対する強い痛みや不安を経験することは，そのときだけでなく，長期的に生理的影響，身体的影響を引き起こすことが報告されている。例えば，幼い頃の痛みの経験は，痛み知覚を処理する神経回路を変化させる（Ruda et al., 2000）。また，痛みの伴う処置を経験すると，その後の処置の際に痛みが増大し，より処置時の対応が難しくなること（Frank et al., 1995），成人になってからも医療的ケアを回避するようになる（Pate et al., 1996）。そのため，医学的処置に伴う苦痛に対する適切な対応が求められる。処置に伴う痛みに対する医学的・薬物的対応に加えて，リラクセーションやディストラクション（気そらし），プレパレーション（子どもの発達に合った説明と人形などを用いたモデルの提示，処置の手続きのリハーサル），処置への親の同席といった心理的ケアが有効である。

　小児がん患者の抑うつや不安については，診断や治療開始から間もない子どもに，特にみられる。子どもにとっては，生活する場所が変わり，家族との時間が減り，食事や活動に制限が加わり，学校を休むこととなり，仲良しの友達から離れる，などの大きな生活変化であり，また，いつ家に帰ることができるのか，どれくらい痛くてし

んどいのか，などこれから何が起きるのか推測しづらい生活となる。そのため，子どもの心理的負担は大きい。治療初期の子どもたちの抑うつや不安は，治療による身体的苦痛や入院による生活制限が関連していることが多く，治療による身体的苦痛が緩和されたり，入院生活に慣れて，医療者との信頼関係が形成されるという時間経過の中で改善していくことが多い。ただし，心理適応の過程は，身体症状が重篤さや再発か否か，また，家族をはじめとした子どもを支える体制（ソーシャルサポート）が充実しているかといった心理社会的要因によっても異なる。また，発達によって子どもの病気や死に対する理解も異なり（Bibace & Walsh, 1981 ; Kenyon, 2001），病気に対する認識も心理適応に影響する。子どもが，病気はどのようなものと考えているのか，自分はどうして病気になったと考えているのか，どのように病気の経過を捉えているのかといった子どもなりの病気や治療についての理解や認識を聞く必要がある。今後どのような治療が待っているのか，いつ治るのか，また病気になることはないのかといった，がんの治療における不確実性は，どの年齢の子どもにとっても不安をもたらす。よって子どもたちが自分の体で経験する症状や変化について，わかりやすく，真実に即して説明をすることが，非常に大切である。さまざまな要因が関連することから，子どもの心理的反応は変化が大きく，時間経過にそって注意深く観察し，適応が困難な場合には，適切な介入を検討すべきであろう。子どもの身体状態とそれに対する子どもの認識や不安はどうなのか，生活変化を子どもはどのように感じているのか，家族と子どもが病気や治療についてどのように話をしているのか，入院前の友人関係はどのように変化したのか，など，身体面，心理面，社会面と多面的に子どもを理解していくことが必要である。

　長期的な入院も，子どものセルフコントロール感の低下をもたらし，心理適応に影響する。治療や生活制限など「いつも〜させられている」という受動的な生活や自分にはどうしようもない体調の変化が続くと，だんだんと自分で自分の生活や行動を統制できるという子ども自身の感覚，つまりセルフコントロール感が失われる。「自分でできる」といった達成感や「がんばれば，結果が出る」といった経験は，子どもの心理的成長には重要であるが，治療しながらの生活では経験しづらい。そのため，「自分が何をしてもどうせうまくいかない」と感じ，無気力的になったり，拒否的，回避的な反応を示すようになることもある。したがって，可能な限り，治療場面で，子どもが自分で考え選択する場面を作ったり，子どもが治療に参加しているという実感を持てるように子どもへの情報提供を行うことが重要である。治療や体調面以外にも，遊びや学習，お手伝いといった生活場面での取り組みは，「自分でできた」という経験をしやすく，周囲との交流や賞賛は，子どもの自信や自己肯定にもつながる。特に，

病状が悪化した場合や終末期にはセルフコントロール感は大きく低下することから，その時期でも，子どもがしたいこと，できること，喜ぶことを生活に取り入れていくことは，大切な視点である。

また，治療中の心理適応には，小児がんに罹患する前の心理適応も大きく影響する。入院前より情緒的問題を抱えている子どもが，心身の苦痛が強い治療を受け，制限の多いストレスフルな生活環境に身を置くことは，もともと抱えていた問題の憎悪や再燃につながりうる。入院前に子どもが抱えていた心理社会的問題について早い段階で把握しておくことで，問題の予防や早期対応が可能となるだろう。

さらに，入院生活での体験は，退院後，さらには，治癒後の心理適応にも影響する。特に，心的外傷後ストレス症状（Post-Traumatic Stress Symptoms: PTSS）は，治療の強度だけでなく，自分が感じた治療に対する恐怖の程度や，治療経験に対する子ども自身の主観的な捉え方や理解の仕方が影響することが明らかになっている（Kazak et al., 1998）。つまり，子どもが治療中に，過剰に恐怖を抱いたり，死を繰り返し意識するような経験をすることは，後のPTSSの発生リスクを高めるため，子どもが安心し，納得して治療を受けられるよう治療中から支援していく必要がある。

2. 小児がん経験者の「こころ」とケア

小児がんは，5年の寛解期を経て「治癒」とみなされ，これらの患者を小児がん経験者と呼ぶ。小児がんは，成長発達期に強力な治療が行われることから，治癒した後も発育や発達面の問題，内分泌障害，臓器障害，性腺障害，高次脳機能障害，二次がんなどの晩期合併症を抱えることがあり，小児がん経験者に対する長期フォローアップの必要性が唱われている。また，身体的な晩期合併症のみならず，小児がん経験者が，長期にわたり心理社会的問題を抱えることも指摘されている。しかしながら，大規模な調査研究によると，小児がん経験者のQOLについては，健康な人と大きく異ならないとされており（McDougall & Tsonis, 2009），また，精神障害の発症率も一般集団と違いがないことが示されている（Zebrack et al., 2002）。ただし，このことが小児がん経験者が心理的苦痛を抱えていないということを示しているわけではない。小児がん経験者が健康な一般集団と同等の心理適応状態であるという結果は，精神疾患の発症率や精神症状の得点といった定量的なアウトカムによって報告されており，現在の良好な心理適応状態に至るまでに直面した苦難やそれを乗り越えるプロセスには小児がん経験者特有のものがある可能性がある。また，小児がん経験者が経験した苦難は，小児がんを経験していない者よりも多く，小児がん経験者の25～30%がさまざまな心理的苦痛を感じており（Glover et al., 2003; Recklist et al., 2003），約

14％の小児がん経験者が自殺を考えたことがあるという報告もある（Recklist et al., 2003）。したがって，一般的に用いられる精神症状のアセスメントでは捉えられない小児がん経験者特有の心理的問題が存在するといえる。その代表的なものが，PTSSである。PTSSには，①再体験：自分ではコントロールできない状態での，がんへの罹患や治療に関わるトラウマ的体験のフラッシュバック，生々しい想起，②回避：がんへの罹患や治療，そしてがん経験者として生きていくことに関連した状況（場所や話題など）を実際に回避したり，回避を試みること，③覚醒亢進：がんに関わることを思い出すと，それに対して，不眠や不安症状等の強い情緒的反応が生じること，の3種類がある。心的外傷後ストレス障害（Post-traumatic Stress Disorders: PTSD）の診断基準を満たさないとしても，10〜20％の小児がん経験者がPTSSを経験している（Ozono et al., 2007）。PTSSに対しては，小児がん経験者とその家族を対象としたプログラムの効果が実証されている（Kazak et al., 2004）。このプログラムは，認知行動療法と家族療法を統合した1日の集団プログラムであり，心理的苦痛やネガティブな感情を生じさせている病気や治療に関する認知を同定し，グループディスカッションにより，病気が現在そして将来において家族に及ぼす影響を検討するという内容となっている。

一方で，病気を経験したことで，Post Traumatic Growth（以下，PTG）といった心理的成長が生じることが報告されている（Kamibeppu et al., 2010）。PTGとは，人生の大きな危機やトラウマ的な出来事にもがき苦悩した結果として経験されるポジティブな心理的変化である。病気の経験を前向きに自分で捉えなおすこと，あるいは，病気により失ったものばかりではなく，病気を経験しても失わなかったものやできることがあることを意識することも，小児がん経験者の良好な心理適応のプロセスとして重要である。

また，小児がん経験者は，就労や結婚においても困難さを抱えることが指摘されており（Gurney et al., 2009），青年期成人期の小児がん経験者の支援が今後より重要な課題になるであろう。

小児がん経験者の心理適応について，多くの研究で共通して明らかになっていることは，脳腫瘍といった中枢神経系腫瘍であること，また，白血病で中枢神経浸潤があったり，その予防として放射線頭蓋照射や抗がん剤の髄注がなされていることが，心理社会的問題の出現と強く関連していることである。これらの患者は，認知，注意，記憶，言語，学習といった中枢神経機能に障害を抱える。また，情緒的問題や学校適応，社会性をはじめとした心理社会的問題も抱えやすく，治療による中枢神経機能への影響が，患者の日常生活を大きく支障し，心理適応を困難にしていると考えられる。そ

のため，認知リハビリテーションが有効とされている（Butler et al., 2008）。また，小児がん患者を対象としたソーシャルスキルトレーニングでは，友人関係の形成と維持に必要な非言語・言語的コミュニケーションスキル，対人葛藤場面の解決に必要な問題解決スキル，主張性スキル，からかわれたときの対処といった内容が含まれており，ソーシャルスキルの向上や心理適応の改善が示されている（Varni et al., 1993; Barakat et al., 2003）。

3. 終末期の小児がん患者の「こころ」とケア

　治療成績は向上したものの，小児がん患者の約20％，年間約500名が亡くなる。小児の場合，ホスピスや緩和ケア病棟への移行が多い成人とは少し異なり，治療初期から関わってきた小児科スタッフが終末期ケアを行うことが多い。これまでの闘病生活をよく理解した信頼するスタッフが終末期ケアを行うことは，患者や家族にとって望ましいとされる一方で，小児科スタッフは，終末期ケアのトレーニングが十分でないことや自分の患者を「あきらめる」ことへの恥ずかしさによって，死について話し合わなければならない状況を回避する傾向があることが指摘されている（細谷，2002）。

　小児がんの治療経過において，治癒が見込めなくなってから死別までの終末期における患者や家族の心理的側面については，支援の必要性が非常に高まる時期だと考えられるにもかかわらず，十分な研究が蓄積されておらず，支援体制も確立していないのが実情である。終末期では，まず，患者の苦痛を評価し，適切な症状コントロールを行うことが必要である。症状緩和の方法として，薬物療法，認知行動的アプローチやマッサージ等が推奨されている（小澤・細谷，2002）。また，患者の多くが抑うつや不安を呈する（Wolfe et al., 2000）。欧米では，死に関するオープンコミュニケーションが患者の不安や孤独感を軽減するのに効果的であるとされているが，信仰や文化の異なる日本においては，ためらわれる場合が多い。予後の伝え方については，患者や家族の特徴を考慮し，それぞれのケースに応じて対応を検討することが重要である。ただし，嘘やその場のごまかしは，信頼関係を壊しかねない。最期のときまで，その子どもが周囲と良好なコミュニケーションを維持しながら過ごせるよう，子どもの不安や疑問に誠実に対応しなければならない。

　また，終末期のケアについては，家族に効果的な緩和的治療について情報提供を行い，予後についてよく話し合うことが必要であるとされている（Wolfe et al., 2000）。残された時間が1か月となったとき，約9割の患者が痛みや倦怠感，呼吸困難といった症状に苦しんでいるとその親が報告しているのに対し，医療者はこれらの症状につ

いて過小評価をしていることが報告されている（Wolfe et al., 2000）。子どもと家族が穏やかに最期の時間を過ごすことができるよう，医療者は患者家族と積極的にコミュニケーションをはかる必要があるだろう。また，終末期に親が望むこととして，できるだけ家族で普通の生活を送りながら，子どもに自分自身が特別な存在であると感じさせること，継続的に医療スタッフにケアしてもらうこと，親の責任のもと子どもを育てていくことがあげられている（James & Johnson, 1997）。患者である子ども自身の望みはもちろんのこと，親が「子どもにしてやりたいこと」についても支援していくことが重要であろう。わが国の遺族調査によると，終末期に医療者に期待する支援として，毎日声をかける，親の話を聞くといった十分な関わりや，意思決定に際する積極的な助言，患者はもちろんのこと，きょうだいへのケアといった内容があげられている（吉田ら，2010）。患者のみならず，親やきょうだいといった家族全体を捉え，十分なコミュニケーションと患者家族が抱える心配の把握に基づいて支援していくことが求められる。

　死別後の家族の心理適応も非常に重要な問題である。子どもを亡くすという体験は，他の死別に比べて峻烈であり，死別後の健康状態の悪化や精神疾患の有病率の高さも報告されている（Li, Johansen & Olsen, 2003）。また，子どもとの死別は自責の念や絶望感，無力感，怒りなどのさまざまな情緒的反応を生じさせ，また，子どもの喪失のみならず，社会とのつながりや親としての自分，そして思い描いていた未来を喪失することとなる。また，小児がん患者の死は，親のみならず，そのきょうだいにも大きな影響を与える。きょうだいの25％が死別後に情緒的・行動的問題を呈する（Worden, 1999）。同胞の心理適応は，患児の病状への理解やそれに関するコミュニケーションが適応に影響することから，早い時点から，きょうだいたちと話し合える環境を作り，段階を追って，そのつど患児の情報を伝えることや，きょうだいの気持ちも確認することが重要であろう。

4. 小児がん患者の家族の「こころ」

　子どもが小児がんに罹患することで家族の生活は大きく変化し，それぞれが家族内で果たす役割も変わる。そのため，小児がんが親やきょうだいへのもたらす影響は大きく，患者を支える家族の心理適応も重要な問題である。

　親の抑うつや不安，心配といった心理的苦痛については，特に診断直後や治療初期に大きいが，多くの場合，時間経過に伴い回復する（Sawyer et al., 2000）。しかし，治療を終えても，PTSSがみられることや（Ozono et al., 2007），再発を恐れ，子どもの身体状態を強く心配していること，その心配により養育態度が変化することも報

告されている（尾形，2010）。親の心理的苦痛を予測する要因に，入院初期における不安体験の多さやソーシャルサポートの少なさがあげられ，入院初期が重要な心理的ケアの提供時期といえる。早期に家族と密な信頼関係を構築し，医療者が親のサポート源の1つになることが必要であろう。

　小児がん患者の親に対する心理的介入として効果が実証されているものに問題解決療法がある。問題解決療法とは，①問題解決に対して前向きで積極的な捉え方をする，②問題が何か明確にし，具体的な目標を設定する，③多様な解決方法を考え出す，④解決方法の結果を予想し，最もコストが小さくベネフィットの大きい実現可能な解決方法を選ぶ，⑤解決方法を実行し効果を評価する，という5つのステップを効果的に使えるよう訓練することで，問題解決能力の向上と，抑うつや不安の低減を目指す認知行動療法の技法である（D'Zurilla & Nezu, 2010）。小児がん患者の母親に問題解決療法を適用することにより，問題解決能力の向上と抑うつやPTSD様症状の低減が示されており（Sahler et al., 2005），治療中に生じるさまざまな問題に対処することができるという自己効力感を高め，長期的な母親の心理的適応にもよい影響を及ぼすと考えられる。小児がん患者の親の心理適応は，患者の心理適応に影響することが示されており（Brown et al., 1993），親に対する心理的支援は，親の心理的苦痛の緩和のみならず，患者のQOLのためにも不可欠である。

　小児がん患者のきょうだいの存在も忘れてはならない。きょうだいは，親の注目が小児がん患者に向けられることで寂しさや不安を感じたり，病気について情報が共有されない場合には家庭内で強い疎外感を持つことになる。また，家の手伝いといった役割が増える，世話をしてくれる人が親から祖父母に代わるなど日常生活が変化することは，きょうだいにとって大きなストレスとなる。きょうだいにもPTSSがみられることや，情緒面・行動面の問題を多く抱えていることが報告されている（Alderfer et al., 2010；Sahler et al., 1994）。きょうだいの心理適応に関する研究は，患者やその親に比べると少ないが，きょうだいのセルフヘルプグループといったきょうだいへの支援体制も報告されており，今後より充実していくことが期待される。

3節　小児がん患者へのケアの実践

1. 小児がん患者へのケアを行うために

　小児がん患者とその家族に対してこれまで報告されている効果的な心理的ケアの内容について表14-1にまとめた。

　小児がん患者や家族に対して心理的ケアを行うためには工夫が必要な点もある。ま

◆表14-1　小児がん患者家族への心理的ケア

問　題	介入内容
医学的処置に伴う痛みや不安	・プレパレーション ・リラクセーション ・親の処置への同席
診断直後，治療初期の親の心理的苦痛	問題解決療法
小児がん経験者とその家族のPTSS	家族療法と認知行動療法の要素を取り入れたプログラム（SCCIP）
友人関係形成や社会性	ソーシャルスキルトレーニング
認知機能の問題	認知リハビリテーション

ず，標準的な心理療法とは異なり，介入を行う場所や，介入のタイミング，1回の介入の時間や頻度について，体調や治療状況に合わせて柔軟に設定することが重要である。もし，ベッドサイドで介入を行う際には，プライバシーに配慮することも必要となる。また，身体的治療で医療機関に入院している，あるいは通院している子どもや家族にとって，精神科医や心理師といった専門的な心理的ケアを提案されることは，「問題があると思われているのではないか」と面食らう場合も少なくない。身体的治療が行われる場であることを忘れず，柔軟な枠組みの中で介入を継続していくことで，子どもや家族は，治療経過に伴い，専門家による介入を受け入れ，活用するようになるであろう。また，身体疾患の診療場所（主に小児科）に，心理学的介入を実施できる専門家がいるとは限らない。一方で，地域で心理学的介入を提供している専門家は，疾患や治療が及ぼす影響について精通していないことも多い。身体疾患の治療を行う医療者と，心理学的介入を行う専門家，そして家族や学校がチームを組んで，子どもの心理的ケアにあたることが望ましい。

　また，小児がん患者の抑うつなど，心理面のアセスメントにおいて，病気による影響を明確にできない点で評価が難しい場合がある。例えば，抑うつの症状には，疲労感や，興味や喜びの減退，食欲の低下や体重減少，不眠といったものが含まれているが，これらは，心理的不適応とは関係なく，化学療法等の治療の副作用や痛みのある患者によく観察されるものであり，抑うつの症状と身体疾患の特徴がオーバーラップしてしまう可能性がある。したがって，精神症状の変化について病状や治療が子どもに与える影響を縦断的に照らし合わせたり，行動観察や家族からの情報といったさまざまな情報源から，子どもの精神症状について理解する必要がある。

　そして，成人とは異なり，小児がん患者は，その年齢や発達段階は非常に幅が広く多様であり，さまざまな反応が生じ，その変動も大きいといえる。そのため，いつでもケアが行われるよう多職種によるチーム医療が重要である。医師，看護師，薬剤師，

理学・作業療法士，チャイルド・ライフ・スペシャリストやホスピタル・プレイ・セラピスト，心理師，ソーシャルワーカー，保育士，院内学級教師，精神科医，栄養士など，子どもと関わるすべてのスタッフが，子どもや親を支え，子どもの治療への意欲を高め，QOLを向上させるといった役割を担っている。チーム医療の中で心理的ケアを行うにあたり，カンファレンス等により医療者間で患者とその家族が抱える問題について情報を共有することが重要である。各職種のスタッフがそれぞれの立場から意見を出し合い，それをもとに問題や対応方針を検討し，さらにチームで役割分担を行うことによって，患者に関わる医療者が一貫した方針のもと，心理的ケアを行うことが可能となる。また，このようなチーム医療は，医療者のバーンアウトを防止する。

2. わが国における小児がん患者へのケアの実践

尾形（2008）では，入院中の小児がん患者への心理的ケアの構成要素を表14-2のようにまとめている。また，小児がん患者の復学の不安に対して，不安に対する対処スキルの学習や登校についての行動実験が有効であることや，医学的処置や服薬を拒否する小児がん患者に対して，服薬や感染予防行動，処置を受けることを標的としたトークンエコノミー法による問題の改善が報告されている（尾形，2008）。また，家族に対する心理学的介入として，入院中の小児がん患者の主介護者を対象とした，心理的ストレスの緩和を目的とした問題解決療法のプログラムも行われており（尾形ら，2012），問題解決療法は，入院中の家族に受け入れられる支援方法であることや，家族の問題解決スキルの向上により，治療や入院生活で生じるさまざまな問題に対処できるようになり，心理的苦痛を改善できる可能性が示されている。

◆表14-2　小児がん患者と家族への心理的ケアの構成要素

【患　者】
①病気や治療に関する情報収集の支援
②病状説明後における理解内容の確認
③リラクセーション等を用いた身体的苦痛の緩和
④認知行動的・問題解決的アプローチによる精神的苦痛の緩和
⑤入院生活上の問題や退院・復学の支援
⑥ポジティブな生活体験の促進

【家族・親】
①病気や治療に関する情報収集の支援
②認知行動的・問題解決的アプローチによる精神的苦痛の緩和，ストレスマネジメント
③子育て支援

3. 今後の課題

　小児がんが，わが国のがん対策推進基本計画において重点的に取り組むべき項目となり，小児がん患者と家族に対する心理社会的支援も我々の重要な課題となった。小児がん患者のケアは，その子どもの年齢や発達段階，がんの性質や治療内容，治療経過を評価し，そしてその変化を捉え，患者家族のニーズにあった内容や形で提供することが重要である。今後，充実した小児がん患者へのケアが構築されていくよう，わが国での小児がん患者の心理適応や心理的ケアに関する知見を積み重ねていくことは非常に重要な課題であり，大きく期待されるところである。

尾形明子
広島大学大学院教育学研究科
（執筆当時）

第 15 章

入院中の乳幼児への母子サポート

　近年，わが国において，予防医学の発展や医療技術の進歩により，子どもの死亡率は激減したと言われるようになったと言われる。ところが，その一方で，難病や慢性疾患などを抱える子どもが増加し，長期入院を必要とする子ども，あるいは入退院を繰り返す子どもが増えている。入院が子どもとその家族に与える影響は，その子どもの発達段階によって異なるだけでなく，各家族が置かれている状況や機能によってさまざまであり，決して一様ではない。そのため，それらを正確にアセスメントすることが，適切なサポートを提供する上で必要不可欠となってくる。本章では，付き添いをする母親と特に結びつきが強い乳幼児期の子どもに焦点を当て，両者のニーズと望ましいサポートについて述べる。

1節　発達支援

　入院生活にはさまざまな制限が伴い，通常の発達を妨げる要因が数多くある。Thompson & Stanford（1981）は，遊びを含め，「発達に適した活動」の機会を十分に得られなかった子どもは発達のさまざまな側面で困難を経験し，多くの場合，その原因は刺激が不十分であったり，相互作用が欠けていることとされてきたが，適切な介入があればこういった問題は改善できると述べている。そのため，入院している子どもに対する適切なサポートを考える上で，発達段階を正確に把握することは非常に重要であるといえる。

1. 乳児期

　乳児期とは，一般的に誕生から1歳，または1歳半までの間を指す。この時期は身体の成長や運動機能の成長はもちろんのこと，知覚，記憶，思考などの認知面や情緒，

対人関係，パーソナリティといった心理社会面においても基本的な能力を獲得するときである。この時期の子どもが入院する際には，その特徴をよく理解して，適切な環境設定や配慮をする必要がある。特に入院が長期となる場合，刺激の欠如や偏りによる悪影響が数年に及ぶこともある。

　身体面の発達においては，1歳の時点で体重は誕生時の約3倍，身長は約1.5倍となり，人生で最も大きな変化を見せる。そして，それに伴い，運動機能も大きく変化する。最初は仰向けしかできなかった新生児が，個人差はあるものの，半年を過ぎた頃から自分で座ることができるようになり，乳児期の終わり頃になると，ひとりで歩けるようにもなる。最初は主として閉じている手も，この1年間で手のひら全体から徐々に，親指と人差し指を使ってものをつかむという，より洗練された握り方へと変化していく。

　認知面においては，感覚や運動機能を用いて，直接的にものや人に働きかけることで世界を認識していく。例えば，最初はベッドにつるされたモビールを仰向けで眺めているだけの状態から，徐々に自ら手を伸ばして触ってみようとするようになる。うまく触れるようになると，今度はそれを引っ張ったり叩いたりして他の遊び方を見つけ，運よく引きちぎることができれば，今度はそれをベッドから落としてみるなどして，常に変化を求めて試行錯誤しながら学んでいるのである。そして，自分の行動に対する大人の反応からも世界を学んでいく。最初はモビールを触るだけで「上手にできたね」と笑顔を見せていた母親が，それを引きちぎったりベッドから落とせるようになると笑顔以外の反応（慌てたり，ため息をついたり）を見せる。こういった親のネガティブな反応をネガティブなものとして捉えず，親との相互作用と認識して繰り返し，その反応を引き出してしまうのはこの時期の特徴といえる。

　また，対象概念と因果性概念はこの時期から部分的に獲得し始める。対象概念とは，対象が目に見えなくとも存在し続けるという概念だが，それは4か月前後から少しずつ獲得されていく。2つの事象の間に原因と結果の関係が存在するという因果性認識については，早い子であれば3か月の乳児でも，例えば「モビールから出ている紐を引っ張ったら音が鳴る」といった因果関係を理解しているという報告もある（Papoušek et al., 1987）。

　こういった身体的・認知的発達の大まかな指標を理解しておくことは，入院生活によって何が阻害されているか，それによってどのようなサポートが提供されるべきかを考える際に非常に重要になってくる。例えば，手先の動きが活発になる時期に，長期にわたって指先をほとんど動かせないほど手首から先を点滴確保の目的で固定された場合，その弊害と発達上の懸念を医療スタッフに伝え，「指先は固定具から出す」「そ

れが難しければ，せめて指吸い用の指だけでも固定しない」といった点滴の差し替えなどの子どもの身体的負担を増やすことなく，発達促進できるギリギリの妥協案について検討することが重要になってくる。また，生後しばらく絶対安静が必要だった子どもは，寝返りやお座りを練習する機会がないために，身体発達の遅れが気になってくる。そのような場合も，リハビリスタッフから身体発達を促進するような動きを教授してもらい，遊びや日頃の関わりの中でさりげなく実践するなどして，キャッチアップを図ることができる。

　乳児期には，基本的信頼感を獲得することが心理社会的発達の側面からは非常に重要となる。基本的信頼感とは，主な養育者（多くの場合は，母親）との適切な関係を通して自己を信頼し，また，自己を取り巻く環境も信頼できるような感覚の形成である。そして，そのもとになるのが愛着（アタッチメント）という考え方である。ボウルビィ（Bowlby, J.）は，母親の愛情豊かな語りかけや，子どもが泣いたりぐずったりすると母親がそばに来て慰めてくれるといった日々の相互交渉の中で，次第に親子の間にできてきた情愛的な結びつきを愛着と呼び，その形成の重要性を主張した。多くの子どもにとって，生まれて初めて体験する社会は家庭であり，そこで安定した親子関係が築かれ，「自分は見守られている」「自分は親を安心して頼れる」と基本的信頼感を持つことで，より大きな集団生活（幼稚園や学校など）でもさまざまな人との関わりを安心して展開していくことができるようになると考えられている。

　入院の際，母親は子どもの付き添いをすることが多いため，乳児期の入院でもアタッチメント形成は難しくはない。ただ，入院によるショックなどで母親の精神状態が不安定であれば，子どもへの笑顔や声かけが減少したり，長期入院によって母親のストレスが増大すれば，子育てそのものが負担に感じられ，望ましい関わりができないことも考えられる。その場合には，母親への精神的サポートが重要となってくる。

2. 幼児期

　幼児期とは，一般的に1歳頃から小学校に入学する6歳頃までの間を指す。この時期はまだ養育者を必要としているが，言葉を話すようになったり，自我が芽生えたり，他者を認識できたりなど，できることが劇的に増えてくる。また，通常であれば，幼稚園や保育所に通いながら，社会で生きていく上で必要な基本的ルールを学ぶ大事な時期でもある。入院生活には行動制限を伴うことが多い。特に幼児期の子どもは，入院前とは大きく異なる退屈な環境にいることによって，発達面や遊び，さらには人との関わり方にも悪影響があり，入院が長期になると，その後の発達にも影響を及ぼすと言われている（吉武，1990）。

身体面においては，骨格や筋肉，諸感覚など体が著しく発達する時期である。それに伴い，運動機能も全身運動機能，微細運動機能ともに大きく発達し，乳児期の終わりにはよちよち歩きであっても，幼児期に入るとその歩行はより安定し，走ったり跳んだりものを投げたりとさまざまな動作が可能になる。また，指先も，スプーンなどの道具を使って食べるようになったり，服の着脱やハミガキといった日常的動作を獲得し，遊びの場面では，鉛筆で絵を描いてみたり，はさみやのりを使って工作をするようになるなど，創造的活動も可能になる。

　この時期に制限の多い入院生活を送るようになると，「身体的不器用さ」が目立つようになる。通常であれば，幼児期の子どもたちは外ではもちろんのこと，家の中でも跳んだり走ったり，滑ったり転んだりする日々を送っている。一方，病院は基本的にバリアフリーであり，転倒させない環境となっている。点滴台を押しながら廊下を走る子どもは決して少なくはないが，安全確保という目的のために周囲の大人に過剰に見守られ，すぐに活動を停止させられてしまう。そして，バリアフリーの病棟に段差はない。階を移動する際には階段を使わず，エレベーターを使う。車いすやストレッチャー，ベビーカーでの移動も多い。このような生活を長期に渡って送ると，ただ単に筋力不足によって階段を降りられなくなるだけでなく，どのように体を使って1つひとつの段差を攻略してよいかわからなくなる。治療や疾病の関係で出血傾向にあり，走り回ったり飛び跳ねたりすることを極端に制限された子どもたちも同様である。そのため，子どもたちの安全を守りながら，定期的に体を使った遊びを設定することは重要である。

　認知面においては象徴的思考ができるようになる。象徴機能とは，事物をそれとは別のもので表す働きをいう。例えば，幼児が大きなブロックを「お父さん」，小さなブロックを「あかちゃん」と見立てて遊んでいることがある。このように自分の「こころ」の中でイメージしたものを目の前のまったく別のものに置き換える見立てができるようになるのも象徴機能の発達によるのであり，それが最も高度に発達したものが言葉である。これによって私たちは，今，目の前にないものについても考えることができ，時間的，空間的に世界が広がっていく。象徴機能が発達するにつれて，子どもの遊びはごっこ遊びや後になってからモデルをまねる延滞模倣などへと広がりを見せる。ただし，意味するものと意味されるもの（例：ブロックとお父さん）の間には，何かしらの類似性があるけれど，それは必ずしもすべての人に共通のものとは限らず，幼児の場合は非常に個人的であることが多い。そのため，子どもが見立て遊びを行っていても，周囲の大人にはそれが何を象徴しているのか理解できなかったり，誤解してしまうこともしばしばである。良かれと思って遊びに参加しても，子どもの見立て

を誤解してしまえば，迷惑がられたりして遊びを邪魔してしまうことになりかねない。そのため，日頃からその子どもの世界を理解するために継続した関わりが重要となる。

　見立て遊びやごっこ遊びができるようになると，遊びの幅が大きく広がる。先に体を使った遊びの重要性について述べたが，見立てができるようになると，わざわざ本物の平均台を用意せずとも，3メートルのテープを2本ほど，10cm離して床に貼るだけで「絶対落ちない安全な平均台」ができる。この横に小さなワニや怪獣のぬいぐるみでも置いて，「落ちたら食べられるぞ」と言えば，たちまちテープの平均台は「危険な橋」となり，恐る恐る子どもたちは渡り始める。そして，たまにバランスを崩して「落ちてしまった」子どもがいると，残りの子どもは慌ててワニや怪獣から「仲間」を救出する方法を模索し始めて，協同しようとする。

　病気や入院によって長期に渡って幼稚園や保育所に行くことができない幼児は，ひとり遊びや平行遊びが多く，また，常に付き添いの母親がそばにいることで，子ども同士の「いざこざ」は非常に起こりにくくなっている。幼児期の子どもは同世代の子どもとの遊びの中で，自己を表現，主張したり，また相手のことを考えて我慢するなど，遊びを通して社会性について学んでいく。また，この時期の学びがその後の対人関係の基礎を築く。幼稚園や保育所などは，親から離れた状況でこういったいざこざが起こる環境であり，親以外の大人の適切な介入によって，自然とその解決方法を学び，社会性の発達が促されている。ところが，入院中といったいざこざが起こりにくい状況だと，対人関係をうまく続けていくのにどうするべきかといった問題を解決する必要がない。また，仲良くできなかったときの嫌な気分を味わうことも少ないため，「他者とうまくやっていく」ことの重要性を子どもたちは今ひとつ認識できずにいる。必然的に，長期入院をした幼児は，「社会性の発達の遅れ」を指摘されることが多くなる。そこで，上記のような見立て遊びを設定し，その役割分担などを決める話し合い（相互作用）が必要な協同遊びへと発展させることは，入院している幼児の遅れがちな社会性の発達を促すための有効な手段となりうると考える。

　入院で阻害されるのは社会性の発達だけではない。幼児期には，自分自身を自由にコントロールできる自律性が発達する時期でもある。この時期の子どもたちは，まだ自分の能力を正確に測ることが難しいため，さまざまなことに挑戦するが，失敗も多い。このときに過度に失敗を強調して恐れさせたり叱ったりせず，また失敗を恥ずかしいと思わせることなく，環境を調整して成功体験を増やしたり，褒めたりすることで他者に認められるという体験が，自律性を育むのに重要となる。ところが，入院はこの自律性を非常に育みにくくさせる。検査，処置などはスケジュールが決まっているため，子どもたちのマイペースな支度を待つことは難しく，母親が無理やり子ども

の活動を中断させて嫌がる子どもを抱えてあげて所定の場所に向かうのは日常茶飯事である。それに加えて、病気（あるいは怪我）でつらい時期だからと、入院中は母親が過干渉になりすぎる傾向にもあり、長期入院を経験した幼児は入院を経験していない「通常の社会生活」を行っている同世代の幼児と比較すると、親への依存度が非常に高い。この場合には、周囲の大人は意識して子どもが自分でできることはするように促し、過干渉、依存の弊害についての情報提供を母親に行うとよい。また、医療行為は、子ども自身の思いとは関係なく行われる。どんなに強く「いやだ」と主張しても必要な検査や処置は時間がくれば、大人によってなされる。このとき、子どもは自分が無力な存在に感じられ、さらには「泣いて嫌がってしまった。それは期待された役割ではなかったのに」と自分を恥じたりするなど、自尊心がズタズタになることもしばしばである。この場合、前もって子どもに検査や処置などの見通しをきちんと伝えておくことが大事であり、終了後は「一番大事なのは『泣かないこと』や『嫌だと言わないこと』ではなく、『病気を治すためにきちんと検査、処置を完了すること』だ」と子どもにきちんと伝え、無事完了したことを喜び、子どもに労いの声かけを行うことが必要となる。

2節 母親支援

　往々にして入院生活は突然始まる。そして、入院する子どもの精神的安定のため、家族（主に母親）が付き添いするケースは増えている。付き添いをする母親は、ただでさえ、病気に対する心配や不安があるにもかかわらず、慣れない環境下で見慣れぬスタッフに囲まれて子どもと密着して生活を開始しなければならない。検査や処置だけでなく、検温や服薬など病院独特のルーティンにも合わせなければならず、こういった異なった環境へ適応させることのストレスから身体的・精神的苦痛を感じているのは、当然のことといえる。

　このような親の身体的・精神的苦痛が入院している子どもに影響するとの報告は多数ある（Carson et al., 1991; Mabe et al., 1991; Small & Melnyk, 2006）。先行研究によると、不安の強い母親の子どもほど、入院による精神的苦痛を強く訴える傾向にあり、中でも特に、侵襲的な処置の間の子どもの苦痛と母親の不安には高い相関関係がある（Dahlquist et al., 1994; Jacobsen et al., 1990）。また、母親の不安やストレスは子どもに伝わりやすく、双方の入院、治療生活への適応を難しくすることが報告されている（Wolfer et al., 1988）ことから、入院している子どもと同様、母親もケアされる側として位置づけられ、サポートが必要であると考える。

　入院当初、苦痛や痛みを伴う検査や治療を受ける子どもに不憫さを感じ、病気の原

因や健康管理の至らなさを自分の責任と感じる母親は多い。特に，予後や後遺症など子どもの将来に関係してくる病気の場合は，現在の病状や治療経過，今後の見通しに対して母親は常に不安を持つだけではなく，苦しんでいる子どもに何もしてやれないという母親役割の喪失という「無力感」を体験している（今西，2013）。この場合，母親が子どもに対して持つさまざまな感情は自然のこととして保障しながらも，「いつも通りに振る舞うことで子どもに安心感を与える」「治療や検査によって子どもに起こる些細な変化を医療者へすばやく報告する」といった「母親にしかできないこと」を明確に伝えることが重要となる。

　入院生活が進むにつれて，別のサポートも必要となる。今西（2013）によると，付き添う母親は，「自分の時間がない」「プライベートがない」といった自由にしたい自分と自分の時間が持てない現実に「拘束感」を感じると報告している。また，治療の過程で子どもが個室に入り，他者との接触が極端に制限される期間が長い場合には，付き添いをしている母親の他者と接触する機会も長期にわたって減るために，別の不安やストレスの増大へとつながる。この影響を最も受けやすいのは，乳幼児の母親である。幼い子ども，特に乳児の場合，言葉による表現方法がまだ確立していないため，乳児の要求を完全に理解することはたとえ母親であっても困難であり，常に子どもに振り回されていると感じられる。にもかかわらず，一時的にでも子どもから物理的に離れることは難しく，子どもが気分転換の話し相手になることはないなど，非常にストレスフルな状況だといえる。このような場合，入院している子どもに対して発達促進のための「遊びの機会を提供」しながらも，同時に母親の精神状態のアセスメントが非常に重要となってくる。アセスメントに際しては，まず母親の「話し相手」になるところから始め，何が母親のストレスの要因かを具体的に見極める必要がある。母親が1日の中でほとんど部屋から出ないことで閉塞感に苛まれている場合は，母親が子どもから離れて休憩する機会を定期的に提供することが有効な方法の1つとなるだろう。逆に，「大人」との会話の不足が母親の精神状態を不安定にする主な要因の1つであると考えられる場合には，定期的に訪室し，母親主導の会話を進めるのが有効と思われる。中には，メディカルスタッフと医学的な話をすることを意図的に避ける傾向のある母親もおり，その場合には医療とまったく関係のない母親自身が好きな話をするよう心がけ，母親が趣味としている活動があれば一緒にそれを行うなど，母親のペースに合わせた介入を継続する。

　その一方で，積極的に医療，あるいは医療者に対する自分の思いを話す母親もいる。その際には，

①病態や治療方針を明確に理解しているか
②必要な情報は得られているか
③スタッフとの関係性はどうなのか

といった点に焦点を当てて話をうかがうようにする。子どもの病気や治療に関する母親の理解度を把握し，わからないことや知りたいことを整理しながら，情報を得るための具体的な方法を一緒に検討することは，母親の不安の軽減につながる。さらに，的確にその情報を医療者へフィードバックすることで，医療者が母親の不安を把握し，適切に情報提供できるようになり，母親の医療者への信頼感が増すことになる。

さまざまな話を継続して行う中で，子どもの通常の発達に関する不安や，入院している子どもの兄弟姉妹への関わり方についてアドバイスを必要とする母親も少なくはない。入院生活の中では，時に，母親が子どもの年齢に応じた制限やしつけを行うことが難しいことや，病気のわが子にどのように関わってよいか悩むことがある。発達に関する不安については，病気，あるいは病院環境によって，通常の発達が妨げられやすく，時には退行行動がみられること，キャッチアップの可能性の有無，母と子の日々の関わりの中で発達促進のためにできることなど，あらかじめ情報提供できるようにしておくことが必要である。また，関わり方に悩む場合にも同様に，情報提供を行い，母親の子育てに関する悩みの援助を行う。

付き添いをする母親のサポートを考える上で，最初のアセスメント段階から継続的に医療スタッフへ情報提供することは非常に重要である。なぜならば，医療スタッフは，母親のライフスタイルや興味・関心について知ることで，付き添いをしている母親を単に「病気の子どもの母親」という認識から，独自のパーソナリティやライフスタイルを持つ個人として全体像を捉えることができ，それによって母親とよりよいコミュニケーションを促進することができるからである。スタッフとの良好な関係性は，母親の入院生活への適応を助けるだけでなく，必要な情報を信頼するリソースから得られるという意味でも不安の軽減に役立っている。

3節　きょうだい支援

子どもが病気になり，長期入院を必要とするような場合，病気の子どもはもちろんのこと，その家族全体の生活が大きく変化する。親をはじめとする周囲の大人には，これまで家庭や社会で日々果たしていた役割に加え，病院といった慣れない場所で病気の心配や罪悪感といった心理的苦痛を抱えながら子どもをケアし，サポートする役割が新たに期待されるようになる。そういった周囲の大人の変化の影響を強く受ける

のは，健康な兄弟姉妹たち（以下，きょうだい）である。

1. きょうだいの経験

子どもが入院するとき，そのきょうだいたちが直面する困難は，次の4点にまとめられる。

(1) 親との分離

子どもにとって，家庭は当たり前のようにそこにあり，自分を守り，安心できる場所である。ところが，長期であれ，短期であれ，子どもの入院には親の付き添いが必要な施設が多いため，子どもの入院によって家族が離れ離れになることで，その日常と安全性が大きく崩れたと多くの子どもたちは感じる。最近では仕事を休んで付き添う父親も皆無ではないが，母親が付き添うケースが一般的である。入院している子どもは，治療や検査，処置といった入院からくるストレスはあるものの，「こころ」のよりどころとなる母親とはずっと一緒にいることができる。一方のきょうだいはというと，いつも家にいて世話をしてくれた母親が急に不在となり，父親も通常の仕事に加え，慣れない家事の一部を担いながら病院と家を往復するために，きょうだいと過ごす時間は極端に減少する。特にきょうだいが入院した子どもよりも年少である場合，「まだ幼いがゆえにこの状況を理解できないに違いない」と判断され，「里心がつくから」「混乱するから」と，特段の説明もなく，極力，付き添いをしている母親や入院している子どもに会わせないようにするのが最善の策だと考える家族もある。入院している子どもと同様に，きょうだいたちの成長発達や精神的安定のためにも，親の存在は必要不可欠である。それぞれの家族にさまざまな事情があり，やむを得ない場合もあるが，親との分離がきょうだいへ与えるネガティブな影響を理解しておくことは非常に重要である。

(2) 役割の変化

入院した子どもが乳幼児の場合，そのきょうだいもまだ幼いことが多い。きょうだいが入院した子どもよりも年長であれば，「お兄ちゃんだから寂しくても我慢しよう」「お姉ちゃんだから家事を手伝って」と日常生活におけるきょうだいの責任や家庭内での仕事が増す傾向がある。このように，これまで得られていた親からのサポートやケアがなくなったことの寂しさや不安を抱えながら，実際の発達段階以上の自立や成長を求められることは，きょうだいにとって精神的負担となっている。

(3) 生活パターン・生活環境の変化

　母親が入院している子どもに付き添う場合，祖父母や親せきが自宅に来てきょうだいの面倒をみることが多いが，中には祖父母の家に預けられるケースもあり，転園や転校を余儀なくされることがある。このように主な養育者が一時的に親から祖父母へ変更するケースはどの年齢のきょうだいにも起こりえることであるが，きょうだいが幼ければ幼いほど，これまでの安定した生活から新たな養育者，新しいライフスタイルへの適応は，大きなストレスになるといえる。

(4) 満たされないニーズ

　子どもが入院するとき，周囲の大人がきょうだいのことをまったく気にかけていない，ということはない。入院が決まった時点で「母親が付き添いで不在の中，誰がきょうだいの面倒をみるのか」といった課題は真っ先に取り組まれている。しかし，「面倒をみる場所・人が決まった」とハード面が解決されると，とたんに大人たちの注意は入院している子どもに注がれる。きょうだいが「母親がそばにいないこと」に対する不安を持っていることは容易に想像がついても，子どもが入院する理由や今後の見通しなどを発達段階に応じた適切な方法できょうだいに伝えることを実践できる大人はまだ少ない。きょうだいが年少になればなるほど，このような適切な情報提供は重要視されなくなる。しかし，このような「知らされない状況」というのは，さまざまな誤解や子ども独特の悪い想像（例：「自分が意地悪したから，お兄ちゃんが病気になった」など）へとつながり，大きな不安や恐怖心を抱く原因となりうる。

　長期入院の間には，入院している子どもが一時的に帰宅を許されること（外泊）がある。外泊して，久しぶりに家族がそろうと子どもたちは，たとえ一時的であれ，元の生活が戻ってきたと安心して喜ぶ。ところが，話題の中心はもっぱら闘病中の子どもであり，そのような周囲の大人の態度の変化を目の当たりにしたきょうだいは，自分への関心や愛情が薄らいだと孤独を感じることも多い。

2. きょうだいへの影響

　上記で示したようなきょうだいが体験する困難は，具体的にどのようにきょうだいの変化をもたらすのだろうか。

(1) 精神面

　心に大きく負担がかかり，精神的に不安定なっているきょうだいには，笑わなくな

る，話さなくなるといった静かな変化を示すことあれば，些細なことで泣く，普段より怒りっぽくなる，反抗的になるといった感情の爆発も起こり得る。また，入院している子どもに対する嫉妬を表出したり，母親と会えた際には過度のわがままといった様子も頻繁に報告される。

(2) 行動面

精神的な負担は行動にも大きく影響する。登園・登校を拒否するといった例もあれば，登園・登校をしても友達に対してこれまでになく攻撃的であったり，落ち着きがなくなったりすることは，よく見られる行動である。また，「退行行動」「おねしょ」「チック」「吃音」などの症状がみられたケースもある。そこまで激しい変化でなくとも，食欲不振や寝つきが悪いといった睡眠障害などのちょっとした変化も注意しておくべき症状である。

以上のような行動は，子どもの退院をきっかけに消失するなど一時的であることが多いが，長期にわたる場合も考えられ，その行動は消えてもきょうだいの心は傷ついたままで，元の家族の状態に戻ることが困難なケースもあることから，きょうだい支援は必要不可欠だといえる。

3. きょうだいへのサポート

以上のことから，入院している子どものみならず，そのきょうだいもサポートを必要としているのは明らかであり，小児領域で働く医療スタッフにとって，きょうだい支援の必要性は広く認識されつつある。しかし，親やその祖父母にとってはその認識は一般的でないことが多く，また子どもが病気になったことで病気や入院生活に関する膨大な情報を処理しながら「子どもが入院になった」というつらい現状に何とか適応しようとしている親には，精神的な余裕がないことも多い。さらに，近年では核家族化，離婚率の上昇，共働き夫婦の増加に伴い，家族の危機対応能力が脆弱化の傾向にある。このような状況で，入院している子どもだけでなく，きょうだいへのサポートの重要性を説いても親が実行することは困難であり，大きすぎる負担に親が押しつぶされてしまっては意味がない。そこで，子どもの入院によって注意が必要なのは，きょうだいも同様であるが，まずはきょうだいに精神上，行動上の変化が出てくるかどうかだけを見ておいてほしいこと，また祖父母や学校（保育所，幼稚園）からそういった報告があった場合には，きょうだいへの具体的なサポートについて一緒に考える体制がスタッフにあることを伝えることが望ましいと思われる。

本来であれば，きょうだい支援にスタッフが積極的に関わっていくことが理想である。子どもの入院によってさまざまな負担を強いられる親にすべてを任せるのではなく，スタッフがきょうだいへも病気の説明をしたり，疑問に答えたり，きょうだいの気持ちを聞いていくことで，きょうだいの現状に対する理解を促進できる。ところが，わが国では，感染予防の観点から年少のきょうだいたちの面会を制限している施設が多く，そのような施設ではスタッフがきょうだいと直接関わり，サポートを提供することは困難であることが多い。きょうだいにも十分に注意を払うことができる親であれば問題はないが，それが困難な状況にある親に対しては，スタッフがあえてきょうだいに関する話題を持ち出す（「きょうだいは何歳ですか？」「（きょうだいは）どんなお子さんですか？」「（きょうだいは）何をして遊ぶのが好きですか？」「最近，きょうだいはどうしていますか？」など）ことで，親に大きな負担をかけることなくきょうだいに注意を向けるきっかけを与えることができ，間接的なきょうだい支援を行うことができる。

　どんな子どもとであれ，コミュニケーションは精神的サポートの重要なキーとなる。それは入院している子どももきょうだいも同様である。医療スタッフも含め，入院している子どもの周囲の大人たちは，入院している子どもとのコミュニケーションに対しては意識が高い。入院している子どもの感情，望み，理解度といったことを積極的に知ろうとし，必要があれば適宜介入しようとする。しかし，きょうだいに対してはその質，量ともにコミュニケーションが圧倒的に不足していることが多く，また何をどのように話をしてよいかわからない親も少なくない。Alderferら（2010）によると，小児がんなど重症の子どものきょうだいたちは，「よりオープンなコミュニケーション」「治療に関するより多くの情報と，治療プロセスに家族の一員としてもっと関わること」「個人的な興味や活動を維持するためのより大きなサポート」を望んでいる。たとえ親から離れた生活となっても，可能な限り，きょうだいのこれまでの生活リズムやルーティンを守り，病気や入院生活に関する説明を年齢や発達段階に応じて行い，さらには，「何かを話したくなったらいつでも周りの大人に話してもよい」という環境を整えることが非常に重要であるといえる。医療スタッフとして，幼いきょうだいたちと関わる機会が十分ではないこともあるが，以上のことを念頭において，入院の早い段階から限られた時間で面会に来たきょうだいたちを歓迎し，彼らの日々を労い，スタッフがきょうだいを気にかけているというメッセージを積極的に伝えること，そして，たとえ闘病中であっても，きょうだいと親が積極的にコミュニケーションをとれる時間的，空間的環境を提供していくことで，きょうだいの不安は軽減されるだけでなく，家族の絆の強化や他者への思いやりやいたわりの気持ち，自立心の芽生えと

いった成長を促すといった前向きの結果をもたらすことが可能になる。

藤原　彩
広島大学病院小児科
（執筆当時）

第 16 章

小児疾患の子どもたちへの退院・学校復帰支援

1 節　病気とともに生きていく子どもたち

　小児医療の著しい進歩は，先天性疾患やさまざまな難治性疾患の子どもの救命・延命に貢献し，病気を抱えた子どもたちの多くが成長・発達し，成人期を迎えることができるようになった。その一方で，生活全体にわたる管理が必要な慢性疾患が増加し，多様化している。1974年に厚生労働省が創設した小児慢性特定疾患治療研究事業では，治療が長期間にわたり，高額な医療費が必要となる小児慢性特定疾患として，11疾患群，514疾病が認定されており，平成23年度には119,370人が登録されている（松井，2013）。平成27年1月からは，対象疾患が14疾患群703疾病に拡大されたことからも，いかに多くの慢性疾患に支援が必要とされているかがうかがえる。

　小児医療では，子どもが罹患する疾患への対応（Disease Oriented Pediatrics）と，子どもの健全な発育への総合的支援（Health Oriented Pediatrics）をバランスよく実践していくことが重要である（田原ら，2012）。病気や治療により生じるさまざまな困難を克服し，自身の病気と上手につきあいながら，充実した社会生活を送ることを目指し，子どもの病気の経過とライフステージに合わせた統合的な支援が求められている。本章では，慢性疾患を抱える子どもたちが日常生活を送る上で直面する心理社会的問題を展望するとともに，支援の実際について紹介する。

2 節　慢性疾患を抱える子どもたちが退院後の生活において直面する問題

　成長・発達途上にある子どもが病気になり，しかも慢性の経過をたどる場合，子どもの心身の発達，心理状態，社会生活など，さまざまな側面に多大な影響を及ぼす。疾患の要因（発症年齢，疾患の予後・経過，治療方法，機能障害の有無，生活制限の

有無など）や患児・家族の要因（年齢・発達段階，コーピングスタイルや認知様式，親の対処能力，家族機能など）により影響は異なるものの（石崎・小林，2002），慢性疾患の子どもが心理社会的な問題を抱える危険性は，健康な子どもに比べて1.3〜3倍高いことが指摘されている（Thompson et al., 1992）。ここでは，慢性疾患児が退院後の生活において抱えやすい問題を整理する。

1. 日常生活における健康管理に関する問題

慢性疾患とは，長期にわたりゆっくりと進行する疾患であり，数年または数十年にわたり継続的な管理を必要とする健康上の問題である（WHO, 2002）。慢性的な健康問題を持つ子どもにおいては，病気の経過や成長・発達段階に応じて，体調のモニタリングや特別な注意・判断，特定のケアが必要になる。例えば，1型糖尿病は，1日に複数回の血糖測定やインスリン自己注射，内服，低血糖・高血糖の管理，運動や食事管理を行う必要があり，これらを怠ることは病状の悪化や生命の危機につながりうる（Wysocki et al., 2003）。しかし，学校生活の中で補食をしたり，人前で血糖測定やインスリン自己注射を行うことに困難を抱えている患児は少なくない。思春期の1型糖尿病患児の多くが，仲間との関係を維持するために食事や療養行動を遵守しないことも報告されている（Thomas et al., 1997）。慢性腎疾患は，服薬，運動制限，塩分制限を中心とした食事など，日常生活の中でさまざまな療養行動や生活規制を長期間維持していかなければならない。入退院を繰り返し，長期にわたる服薬や透析が必要となる場合もある。学校生活において友人と同様の行動ができない（運動制限，給食が食べられないなど）ことを苦痛に感じたり，薬の副作用で外見が変化することに不安を抱え，治療や服薬を拒否するなど，さまざまな困難を抱えている（武田，2004）。心疾患では，術後の残存病変や続発症などに応じて，運動・活動制限を必要とされる（須川，2009）。そのため，体育や部活動が思うようにできなかったり，友達と自由に遊ぶことができないなどの困難を抱えやすい。小児がんは，退院後も維持療法として服薬しなければならなかったり，晩期合併症に対するケアを必要とされる場合がある。感染症や身体状態に注意を払いながら生活することも大切である。このように，慢性疾患児に求められる健康管理は実に多様である。

入院中は医療者主体で健康管理が行われるが，退院後は患児家族が主体となり管理していく必要がある。しかし，痛み，怖さや煩わしさなどからセルフケアを負担に感じる子どもや家族は多い。セルフケアの目安が曖昧であったり，自覚症状に乏しい疾患では，アドヒアランスが低下することが指摘されている（Dunbar, 1983）。熱心に取り組んでも必ずしも健康状態の維持・改善につながったという実感を持てず，セル

フケアの継続が難しくなることもある（奈良間，2010）。子どもの成長・発達段階や，周囲との関係性，生活状況の変化などもアドヒアランスに影響を及ぼすため，これらの要因に配慮しながら適切なセルフケアを維持できるよう，患児や家族を支援していく必要がある。

2. 復学に関する問題

学校は学齢期の子どもにとって，社会関係の主要な要素である。しかし，慢性疾患の子どもは，入院により長期間学校を欠席することが多い。また，短期間の入院を繰り返さなければならない場合や，定期的な外来通院，治療の副作用や体調不良などで，頻回に学校を欠席しなければならない場合もある。病気や治療により安定した学校生活が阻害されることは，患児の復学においてさまざまな影響を及ぼす。

(1) 勉強の遅れや学力低下

入院治療を終えて復学する際，学習上の問題を抱える患児は多い（Takei et al., 2015）。治療の影響で勉強が思うように進められなかったり，検査や処置など入院生活における時間的制約，周りからの刺激の減少，院内の学習環境の問題などによって，学習への意欲が低下してしまう場合は少なくない。親や医療者も，「勉強は病気が治ってから」「病気の子どもに無理して勉強をさせなくてもよいのではないか」など，勉強よりまず身体を優先して考える傾向がある（前川ら，1995）。学習の遅れは，患児の劣等感の高まりや自尊感情の低下，不登校につながる可能性がある。また，入院や治療で十分に勉強ができなかったり，出席日数が不足することなどで，落第したり，進路やキャリアの変更を余儀なくされた患者も多いことが報告されている（武井，2010；Chang et al., 1987；Gray et al., 1992）。

病気や治療の影響で，認知機能や感覚器の障害，神経学的後遺症，学習障害などを引き起こし，学力の低下につながることもある。脳腫瘍やチアノーゼ型先天性心疾患など脳（中枢神経系）に影響を与える疾患は，そうでない疾患に比べて学力や認知機能が低い傾向にあることが報告されている（Nassau & Drotar, 1997; Wright & Nolan, 1994; Aram et al., 1985）。1型糖尿病においても，記憶・学習の障害，問題解決能力の障害などの可能性が指摘されている（Rovet & Fernandes, 1998; Ryan, 1997）。

(2) 対人関係，周囲への説明と理解に関する問題

学齢期・青年期において"対人関係"は重要なテーマであり，仲間との関係は現在

の社会的能力を測る目安であると同時に，今後の適応を予測する基準でもある（Morison & Masten, 1991）。慢性疾患の子どもは対人関係で多くの問題を抱えており，それらは心理的適応にも大きな影響を及ぼす（Takei et al., 2015）。例えば，病気のために，学校を欠席したり，遊びやスポーツ活動などが制限されること，服薬やインスリン自己注射など病態管理のための行動が，児童・思春期の子どもたちから患児を「違う存在」のように見せてしまうことがある（Kliewer, 1997）。社会的活動自体が少ないことで，仲間との関係を保つことに必要なスキルを育む機会も少なくなる可能性がある。また，ムーンフェイス，脱毛や手術痕など，治療がもたらす外見的な変化は，いじめや差別など友人関係に悪影響を与える場合がある（Lahteenmaki et al., 2002）。患児自身も否定的な自己認知を持ちやすく，友人関係における消極的な行動につながることも示唆されている（Cobb et al., 1998）。

　病気に対する間違った認識や偏見も，慢性疾患児が直面する困難の１つである（武井，2010）。入院中は，自分の病気を十分に理解している医療者に囲まれているが，退院後は，それとはまったく異なる環境に置かれる。例えば，小児がんについて正しい知識を持っている児童生徒は10％に満たないという報告もある（副島ら，2012）。患児は「自分のことや病気のことを正しく理解してもらえないのではないか」「変な目で見られないか」など不安を感じたり，孤独感を抱きやすい。患児と接する児童生徒や周囲の人々も，治療によって入院前とは大きく変化した患児の外見，低血糖や痙攣，失神などの症状を目の当たりにすることで，ショックを受けたり，患児とどのように接していいかわからず戸惑うことが予想される。子どもたち同士がお互いに対して抱く戸惑いを和らげてあげることが，円滑な仲間関係の構築につながるのではないだろうか。クラスメイトに病気の説明をしたことでサポートが受けられた（牧野・野中，2010），病気の説明を十分に行うことでネガティブな反応が少なくなり，ポジティブな言葉かけや気遣いが見られるようになったなどの報告もある（大見，2010）。一方で，伝えても思うような反応が得られなかったり，伝えなければ良かったと後悔する患児，前向きに伝えないことを選択する患児もいる（武井，2010）。大切なのは，誰に伝えたいのか，何のために伝えるのかを考え，誰が，何を，どのように伝えるのかということを，そのときの状況に応じて患児や家族，関係者が丁寧に検討することである。

　ところで，病気に関わる人間関係は，患者にとって常に悩ましい問題であるとは限らない。病気を経験したことで，家族や友人の大切さに気づき，より充実した関係性を築くことができたと感じる患者もいる（武井ら，2012）。病気にならなければ出会うことがなかった人たちの存在も肯定的に評価している。つまり，病気に罹患するこ

とは，これまでの人間関係を損なう危険性だけではなく，これまでの人間関係を見直したり，新たな人間関係を築くチャンスにもなりうるのである。

3. 将来に対する不安, 社会的自立の問題

身体疾患を抱えた子どもたちは, 治療経過や再発, 合併症のリスクなど, 今後の病気の経過に関する不安を抱えている。また, 進学, 就職, 結婚や出産など自分の将来に関しても不安に感じており, このような不安を抱くことが患児の社会適応を妨げることにつながっている（坂本，2003; 武井，2015）。

近年, 医療技術の進歩により, 慢性疾患児が成人に達すること, つまり, キャリーオーバーした患者が増加している。同時に, 彼らが社会生活においてさまざまな問題に直面していることが注目されている。例えば, 多くの患者が, 病気は就職に不利であり, 採用を拒否されるのではないかと思い, 雇用者に病名を伝えていないことがある（谷川ら，2009）。体調・体力面や自身の能力に不安を抱え, 働くこと自体に抵抗を示す者もいる。恋人や婚約者に自分の病気や今後のリスクを受け入れてもらえるか心配し, いつ, どのように伝えるべきか悩む患者も少なくない。慢性疾患児の社会的自立を促すことは今後の重要な課題であり, 学齢期や思春期の頃から将来を見据えた病気との付き合い方を考えていく必要があるだろう。

3節 慢性疾患を抱える子どもに対する退院後の支援の実際

1. 不適切なセルフケア行動により入退院を繰り返す患児への介入

【症例】

16歳，女子，1型糖尿病。

【問題】

高校入学後から自宅や学校で血糖測定を行わず，隠れ食いをしては必要量より少ないインスリンを注射するという行動が見られるようになった。主治医や親が何度注意しても改善が見られず，HbA1c値が悪化する度に入院を繰り返していた。

【介入】

まず，情報収集と問題の整理を行った。中学時代に友人の前で低血糖になり倒れて以

来，友人たちが腫れ物に触るような態度になったこと，好きな男子から「付き合うなら普通の子がいい」と言われたことなどから，周囲に自分の病気を知られたくないと思うようになった。高校入学後も，友人に自分の病気を知られないように学校での血糖測定を行わなかったこと，人前で低血糖になることを防ぐために食事や間食を多めに取っていたことがわかった。また，病気の自分を嫌悪する気持ちもセルフケア行動を回避する要因の1つであることが推測された。

そこで，養護教諭や担任と連携し，患児が学校で安心してセルフケアを行える環境を作ってもらった。また，自分の病気の伝え方に関して，誰に，何を，どのように伝えるか，どんな反応が返ってくると思うかを話し合い，さまざまな場面を想定してロールプレイを行った。その後，信頼できる友人数名に病気や自分の想いを伝えることができ，「誤解されることもあるが，わかって受け止めてくれる人もいる」と思えるようになった。その後は，学校生活や友人との交流の中で少しずつ自己管理ができるようになってきている。

2. 体調不良を訴え登校を渋る患児への介入

【症例】

10歳，男子，髄芽腫。

【問題】

小学1年時は入院治療のため長期欠席。2年時に退院したが体調が安定せず大半を欠席。3年になってからも，その日の気分で登校が大きく左右されていた。母親は患児を登校させたいと思いつつも，体調不調の訴えがあると心配になり学校を休ませていた。学校側は「大変な病気だったから」と無理に登校を促さず，患児が学校に来たときも何をどこまでさせてよいかわからず対応に困っていた。

【介入】

患児の登校渋りに関して行動分析を行い，スムーズに登校できるときと，登校を渋るときのパターンについて整理を行った。患児の好きな授業や行事がある日，授業時間の少ない日は進んで登校していること，一方で，苦手な授業の多い日，疲れが溜まっているときや前日に母親と喧嘩した日などは，体調不良を訴え登校を渋ることがわかった。そこで，事前に親子で一週間の予定を相談してもらい，学校に行きやすい日から，少し

ずつ登校を増やしていくこととした。登校できた日は母親からシールをもらい，シールが集まったら週末に患児の好きな所に遊びに行くことを約束した。また，体調不良を訴えたときの母親の対応が，患児の訴えを助長していることを説明し，親子の関わり方について検討した。さらに，患児の病態，登校渋りのメカニズム，親子の取り組みについて学校の先生にも説明し，患児に対する理解を促すとともに，学校でも自宅でも一貫した対応をとるよう協力を仰いだ。その結果，患児の登校頻度が増加し，体力もついて活動性が向上した。母親と喧嘩することも少なくなり，親子の関係も改善した。

4節 慢性疾患を抱える子どもを支える環境づくりの実際

これまで述べてきたように，慢性疾患児は日常生活を送る上でさまざまな困難に直面している。これらの困難を克服するためには，患児自身の努力だけでなく周囲の支援が必要不可欠である。特に，病気と付き合いながら社会生活を営んでいく慢性疾患児に対しては，退院後の生活環境をいかに整えるかが重要な課題である。第3節では患児家族を中心とした支援例を紹介したが，本節では，患児家族を支えるための環境づくりについて実際の取り組みを紹介する。

1. 患児家族と医療機関，学校の関係づくり

慢性疾患児が入院治療を終えて日常生活に戻る際，最初の大きな課題となるのは復学である。今日，入院治療を終了した多くの患児が，入院前に通っていた学校に復帰することが可能となり，継続的な治療管理を受けながらも，通常の学校で教育を受けている（平賀，2010）。当院では，患児のスムーズな復学を促すために，多職種で協力しながら，入院中から退院後まで継続した心理社会的支援を行っている。支援の構成要素について表16-1に示す。

復学支援は，復学時期が決まってからではなく，入院中から行うことが重要である。なぜなら，入院することで地元校との物理的・心理的距離が遠くなることは，患児や保護者の不安につながるからである。患児にとって学校は"日常"であり，入院という"非日常"を終えた後に戻る大切な場所の1つである。「早く退院して学校に行きたい」「学校の友達と遊びたい」など，復学が治療の励みになる場合も少なくない。「退院しても学校に自分の居場所がなかったらどうしよう」「クラスメイトは自分を覚えてくれているのだろうか」などの不安や焦りを和らげ，安心して入院治療を行うためにも，入院中からの復学支援は大切である。筆者は，患児や保護者が入院生活や治療に慣れてきた頃から，少しずつ学校について話題にするよう心がけている。また，保

◆表16-1　慢性疾患児に対する復学支援の構成要素

【入院中】
・地元校とのつながりの維持
・入院中の学習支援
・学習や復学に対するモチベーションの維持
・復学に対する不安や気がかりの整理と対応
・院内外の関係者による合同会議

【退院後】
・地元校との連携体制の構築
・復学状況（学習，対人関係，活動状況，体調管理など）の確認
・学校生活における問題の整理と対応
・院内外の関係者による合同会議

護者や院内学級の先生と相談し，地元校の先生やクラスメイトとのつながりを維持するような取り組み（地元校の様子に関する情報提供，手紙や寄せ書きなど）を行っている。なかには，地元校の先生や他児童生徒に病気について説明したほうがいいか悩んだり，院内学級に籍が移ったのに地元校と連絡をとるのは迷惑ではないかと戸惑う保護者もいる。治療の真っ最中に退院後の話をしていいものかと遠慮される場合もある。このような患児家族の戸惑いや不安を見逃さず，真摯に対応し，地元校との関係を調整していくことが重要である。また，退院の目処が立ち始めた頃に，退院後の生活に関するパンフレットを提供し，不安なことや気になることについて話し合う場を作っている。友人との接し方や病気の伝え方についてイメージしたり，ロールプレイを行うこともある。保護者に対しても，地元校の先生や他児童生徒の保護者との関わり方について支援している。状況に応じて，病院と学校との間で合同会議を開催することもある。

　退院後は，外来受診時に学校生活の様子を聴取し，必要に応じてカウンセリングを行っている。また，保護者を通じて学校の先生に筆者を紹介してもらい，学校生活の中で対応に困った際は，いつでも相談してほしい旨を伝えている。その時点で特に問題がなかったとしても，病院と学校がつながっていることは，患児家族の安心につながる。実際に，保護者と学校の先生が一緒に外来を受診されることもあれば，筆者が学校に出向くこともある。医学的な配慮や説明が必要な際は，医師に協力を仰ぐこともある。このように，患児家族を中心として，医療機関と学校の関係性を作ることが，慢性疾患児を支える環境づくりとして重要である。

2. 教員を対象としたスキルアップ研修

　慢性疾患を抱える児童生徒の支援を行う上で，体調不良時の対応，他児童生徒への

説明困難，友人関係への対応，支援のための時間や設備不足など，多くの教員が困難を抱えている（石見ら，2014）。大見（2007）は教員の認識を高める研修会の開催や，学校復帰に不安のある事例に対する合同会議の取り組みが，教員の意識啓発や医療機関との連携の場づくりとして効果的であることを指摘している。しかし，教師や教師を志望する学生が病弱教育に関する研修会・講義を受ける機会は少なく，病弱児の理解や指導法，病弱教育の制度の活用方法，あるいは，病弱教育の存在自体が把握されにくいことが指摘されている（平賀，2010; 石見ら，2014）。学齢期の小児慢性特定疾患の多くの患者が普通の小中学校に在籍している今日，病弱教育に関する専門性の獲得が必要であるが，現状としては，慢性疾患のある児童生徒の支援に関する専門的な教育は十分であるとは言い難く，関係者の個人的な力量や努力に依存していることが多いと考えられる。

当院では，病院と関係の深い特別支援学校と連携し，医教連携体制の強化と教師のスキルアップを試みている。具体的には，定期的なカンファレンスを開催し，対応に苦慮している児童生徒に対する教師の関わり方についてコンサルテーションを行っている。カンファレンスに挙がる議題としては，児童生徒の病態や心理状態，セルフケアの問題，対人コミュニケーションの問題，支援学校から前籍校への移行支援，保護者との連携の取り方など多岐にわたっている。基本的には病院の心理師と学校の教員間で実施されているが，議題の内容に応じて，主治医や地域の保健師など多職種の参加を仰いでいる。また，年に数回，教員対象の勉強会を開催し，慢性疾患を抱えた子どもたちの特徴や，周囲の関わり方に関する理解を促している。これらの活動は，支援学校と交流のある地域の小中学校にも少しずつ広まり，合同で研修会を開催する試みも始めている。

5節　今後の課題

"病気とともに生きる子どもたち"を支えるためには，医療領域内での横断的な連携に留まるのではなく，子どもたちの病気の経過，成長や発達を時間軸で捉えながら，長期にわたり，医療や教育，地域社会との連携体制を構築・維持することが重要である。しかし，これらの連携に対するニーズはありながらも，いまだ十分な連携体制が整えられているとは言い難い。各医療機関や学校独自の取り組みに依るところが大きいため，地域格差や施設格差も生じている。谷川（2010）は，連携を困難にする要因として，役割や権限に関する認識の相違，情報交換のすれ違い，子どもや保護者と連携先との関係のもつれをあげている。互いの立場や役割，それぞれが必要としている情報を把握した上で，各機関が効率的に関わることができるよう，連携体制を確立して

いくこと，また，それらの有効性に関する実証的な研究を行っていくことが望まれる。

武井優子
宮崎大学医学部付属病院小児科
(執筆当時)

第 17 章

心臓疾患患者のケア

1節　心臓疾患とメンタルヘルス

1．心臓疾患とメンタルヘルスの関連

　厚生労働省の発表した2014年の人口動態統計の年間推計によると，心臓疾患は日本人の死因の第2位を占める。毎年19万人を超える人が心臓疾患によって亡くなっていると推計されており，日本人にとっては非常に身近であり，重大な疾患といえる。

　近年メンタルヘルスが身体疾患に与える影響が注目される中で，心臓疾患は精神的健康と身体的健康の関連が検討されてきた主要領域の1つである。例えば，慢性期心不全患者の2割にうつ病が見られる（Kato et al., 2009）。心臓疾患患者にうつ病が合併すると，心疾患イベントの増加や生命予後も悪化するという報告は数多い。うつ病は高血圧，糖尿病，脂質異常症などとは独立した心筋梗塞の危険因子であり，冠動脈イベントの再発率や心血管系による死亡率を上昇させ，うつ病が重症になるほどこれらのリスクがあがることも明らかとなっている。（Lichtman et al., 2008）。

　心臓疾患は症状の増悪や軽減を繰り返し，時には合併症を併発しながら生涯にわたって続く。急性増悪のために入院治療を要して患者の生活を中断させることもあるが，症状が小康状態にあるときにも疾患の進行を少しでも遅らせて健康状態を維持するために，定期的な通院や検査，服薬，生活管理などが年余にわたって求められることになる。うつ病が心臓疾患に合併することで，生命予後も悪影響を受けることは先に述べた。これにはうつ病に伴う身体機能異常の影響だけではなく，うつ状態で増加する喫煙や飲酒量，運動不足，生活リズムや生活習慣の乱れなどが，身体疾患で求められる治療アドヒアランスを低下させてしまう，ということも大きく関与している。

また，近年ではうつ病の存在だけでなく，不安症状を伴う抑うつ状態が，心臓疾患患者の生命予後や心不全増悪による再入院のリスクに関連するという報告もある（Suzuki et al., 2014）。

2．心臓疾患特有の治療に伴う問題

　心臓疾患に対して行われる特殊で侵襲的な治療も，大きな心理的負荷となり問題を生じさせる可能性を無視できない。例えば，植え込み型除細動器（ICD）は致死性不整脈患者に用いられる治療法である。体内に植え込まれた医療機器が不整脈の発生を感知して自動的に放電し，除細動を行うことで不整脈発作が停止し，患者は致死することなく救命される。生命予後を改善する非常に有用な治療法であるが，心理的な負担も大きい。ICD 治療の対象となるのは，「致死的な」不整脈を有しているという告知を受けた患者であり，中には実際に不整脈発作によって救急搬送されたり，心停止から蘇生された経験を持つ者もいる。また，ICD は除細動によって患者を救命するがその作動時には「雷に打たれたような」などと表現される強い衝撃を伴う。こうした ICD の特徴から，当院の経験では，おおむね 25％の ICD 患者に外傷後ストレス障害（PTSD）様の症状がみられることが明らかとなった（Kobayashi et al., 2014）。救命，生命予後を改善させる治療の恩恵と同時に存在する，その治療特有の心理的負荷への適応が課題になる。

　また，重症心不全患者であれば，その生命予後を改善させるためには心臓移植以外に選択肢がなくなることもある。脳死下での臓器提供は 2010 年の臓器移植法改正以降も十分には増えておらず，国内での心臓移植の待機期間は平均 977 日（3 年弱）にもなる（日本移植学会臓器移植ファクトブック，2014）。心臓移植の対象となる心不全患者の予後は不良で，1 年生存率は 50％前後，つまり 1 年以内に半数が死亡する（日本移植学会臓器移植ファクトブック，2014）。こうした重症心不全で，身体活動が制限され，安静時にも症状が存在する状態（NYHA IV）になると，42％もの患者にうつ病がみられるという報告もある（Rutledge et al., 2006）。このように重症化した患者においてどのような心理的ケアが提供できるのかは大きな課題である。近年では，がん患者とは異なる経過パターンをたどる終末期の心不全患者に対する緩和ケアのあり方が議論されている（日本循環器学会，2010）。

　さらに，重症心不全患者の心臓移植までの長い待機期間のブリッジとして，補助人工心臓（ventricular assist system: VAS）が用いられる。従来，わが国では体外設置型の VAS が用いられてきたが，2010 年にようやく小型・高性能で在宅療養を可能にする体内植え込み型 VAS が承認され，普及しつつある。この VAS によって，心不

全患者の生命予後，日常生活上の制限は大きく改善される。その一方で，心臓が機械に代替されていることに対する自己感覚の傷つきや，装置が安全に稼働し続けて生き続けるかどうかに生命がゆだねられていることへの不安も大きい（Chapman et al., 2007）。

心臓疾患におけるメンタルヘルスの問題に適切なケアを提供する上では，慢性疾患としての心臓疾患と，心臓疾患とその治療の特殊性を十分に理解しておく必要がある。

2節　心臓疾患患者のメンタルヘルスを支援するシステムの可能性

心臓疾患に罹患する人は非常に多く，なおかつ生涯にわたる問題であり，心臓疾患患者におけるメンタルヘルスの良好な維持は患者のQOLといった側面だけでなく，身体疾患そのものの良好なコントロールや生命予後にも関与する。こうした特性を考えれば，適切なメンタルケアを適切な時期に提供するという発想が必要になる。

西村（2013）は，欧米においてこれまで行われてきた，心臓疾患に併発したうつ病の協働ケア（collaborative care）について概観している。協働ケアは身体疾患患者に対するメンタルケアの介入モデルである。このモデルでは，トレーニングされたうつ病ケアマネージャーが，プライマリケア医のもとで身体疾患患者のうつ病治療をサポートし，定期的に精神科医のスーパーヴァイズを受ける（Katon & Seeling, 2008）。また，stepped-care modelに則ってうつ病のスクリーニングと予防的介入（レベル1）に始まり，うつ病が顕在化したら精神科医のスーパーヴァイズを受けながら協働ケアを行い（レベル2），それによってうつが改善しない場合には専門医に紹介し（レベル3），さらに必要であれば専門医による専門治療が行われる（レベル4）（Katon et al., 2010; Katon & Seeling, 2008）。この段階的ケアモデルによる1年間の多施設共同研究では，うつ病の症状改善，うつ病治療への導入率，満足度，QOLに良好な結果が得られ，介入終了後にも効果が維持された（IMPACT Study）（Hunkeler et al., 2006）。また，うつ病を合併した急性冠症候群の患者にIMPACT Studyと同様の介入を行った研究では，うつ症状の改善だけでなく，冠動脈イベントの再発も少ないという効果が得られている（Davidson et al., 2010）。身体疾患を治療する場で，メンタルヘルスサービスをいかに有効に提供するかの重要なモデルといえる。

また，「段階的ケア（stepped care）モデル」は，プライマリケアの段階で基本的な心理的介入を可能にするための教育モデルとしての側面を持つ（NICE, 2004）。精神科医をはじめとするメンタルヘルスの専門家の不足を補い，多くの患者が幅広く必要な心理的（精神的）支援を受けられるようにする上でも，非常に重要なシステムといえる（NICE, 2004; 筒井ら，2015）。当院においてもコンサルテーション・リエゾン

の中で,「段階的ケアモデル」を意識することが多くなってきた(筒井ら,2015)。本章では筆者の経験をもとに,心臓疾患領域のコンサルテーション・リエゾン活動,循環器科と精神科との連携の歴史,近年の段階的ケアモデルを意識したリエゾンチームの活動について紹介する。

3節　当院での心臓疾患領域における取り組み

1. コンサルテーション・リエゾン活動の歴史

　東京女子医科大学病院では,循環器内科が一般病床およびCCU(Coronary Care Unit)合わせて86床,心臓血管外科が一般病床とICU(Intensive Care Unit)含めて54床を有している(2014年11月時点)。

　1990年代後半から循環器内科に非常勤の心理師が雇用され,循環器心身医学の土壌を培ってきた。その一方で神経精神科においては,1980年代から身体疾患患者に顕在化した精神医学的／心理学的問題について,身体科医からのコンサルテーションに応じる精神科医の熱心な活動が行われてきた。2000年から循環器内科の非常勤心理師であった筆者が,神経精神科に正規雇用されたのは2003年のことで,精神科医と心理師の協働によるコンサルテーション・リエゾン活動が本格的に開始された。これ以降,特に精神科的問題の発生リスクが高いと思われる領域においては,患者全員に関わる構造を作り,心理的・行動的問題の予防や早期発見・早期対応を行うリエゾンモデルの実践が試みられた。心臓疾患領域では,致死性不整脈に対する植込み型除細動器の利用者,補助人工心臓・心臓移植登録候補患者らがこのリエゾンモデルの対象となった。

　身体科医療者が問題を発見して依頼するコンサルテーションモデルでは,器質性や症状性,薬剤性精神障害など,身体的因子の関与が大きく,患者の精神症状によって身体疾患の治療が阻害されるような問題が中心となりやすい。コンサルテーションに対する精神科からの助言内容も大部分が薬物療法の提案であった。一方リエゾンモデルでは,より心理社会的因子の関与が大きい問題が多くみられた。患者自身の疾病受容とセルフケアに対する動機づけの問題,家族や医療者など患者を取り巻く対人関係の問題,病気をもちながらの社会生活に関する問題などである。

　こうした問題の存在が明らかとなるなかで,精神科医と役割分担をしながら,慢性心不全による長期入院患者や植込み型除細動器利用患者に生じたうつ病や不安障害に対する心理師独自の支援を行う体制が築かれてきた。

2. 精神科リエゾンチームの発足と発展

　身体疾患患者に生じる精神的・心理的問題に対して専門的な立場から助言・介入する立場には精神科医，心理師，精神看護専門看護師（リエゾンナース）など複数の職種がある。2012年4月に診療報酬が改定され，精神科リエゾンチーム加算が算定可能となった。当院でもこれを受けて2013年12月より，精神科医，リエゾン専門看護師，心理師をコアメンバーとするリエゾンチームが発足し，チームの運営を開始した。

　当院のリエゾンチームが2013年に依頼を受けた，652件のコンサルテーションのうち，心臓疾患を持つものは20％程度に上る（山内，2014）。依頼内容で最も多いものはせん妄への対応であるが，それ以外にも長期入院や疾患受容に関連すると思われる問題も見られる。

　リエゾンチームとして，多職種から構成される強みをどのように活かしうるだろうか。精神医学的診断と薬物療法については明確に精神科医の役割として比較的位置づけやすいが，メディカルスタッフである心理師とリエゾンナースの役割は重複する部分も多く未分化である。山内ら（2013）は1年間に精神科リエゾンに対して身体科から初回コンサルテーションのあった755件の症例を通して，この2つの職種の役割を明確化することを試みた。その結果どちらの職種も，患者やその家族に直接接する中で，医療者に対しても精神状態の理解の仕方について教育的・情緒的な支援を提供していた。またリエゾンチーム内だけでなく，他の医療チーム，他部門，他専門職種との調整や橋渡しの機能を担っていた。職種独自の役割としては，リエゾンナースは看護チーム内の葛藤など看護支援に重点を置き，セルフケアの査定や積極的傾聴を用いた介入を行っていた。一方で心理師は心理検査ツールなどを用いた認知機能や性格傾向の査定，精神病理の重い患者への体系的な心理療法を用いた介入を行っていた。この報告の中で山内ら（2013）が指摘しているように，リエゾンチームの限られた人数と構成の中で精神的ケアのニーズにより確実に答えるために，効率的かつ有機的な活動が不可欠である。有機的なチーム活動は職種ごとの単なる分担ではなく，相互の役割への期待と理解の上に成立するものであり，役割分担と連携のシステム構築，その効果評価を継続的に行っていくことが必要であろう（山内ら，2013）。

3. 心理師による個別支援の実際

　リエゾンチームの役割分担の中で，アセスメントに基づいて，心理師による個人に対する心理療法が用いられることもある。

(1) 患者個人への援助

　致死性不整脈に対する植え込み型除細動器（ICD）利用患者に生じた不安，抑うつに対する介入を紹介する（小林ら，2005）。

　Aさんは仕事の多忙な時期に初めての致死性不整脈の発作を経験した。すでにICDを利用していたため，致死性不整脈発作に対して自動的に除細動が行われ，一命を取り留めた。このときの除細動は「急に突き飛ばされたような激しい衝撃」を伴うものとしてAさんの記憶にしっかりと印象付けられた。翌年，同じように仕事の忙しい時期が来た。Aさんは「このように忙しい時期に，不整脈発作が起こったのだ」ということを思い出し，「また同じように発作が起こるのではないか」という懸念に捉われ，「仕事を続ける自信がない」とまで思い詰めるようになった。

　心理師はAさんの話を聞きながら，ともに問題を整理した。Aさんの困りごとは，①以前作動が起きたときと同様に忙しい仕事状況を，うまく乗り切れないと考えてしまうこと，②仕事で何かミスが生じると非常に自分を責めてしまうこと，③失敗の原因を考え始めると他のことが手につかないこと，であった。Aさんはこうした状態で仕事を続けていたら再び不整脈発作が生じ，強い衝撃を伴うICDの作動が起こるのではないかと懸念していた。心理師はすでに不安が強まった中で，ミスをきっかけに自責的な考えが喚起され，さらに不安が高じて身体も緊張してしまうこと，その身体の感覚に対して致死性不整脈の発生を心配してしまい，仕事に集中できないためにますます仕事が滞ってしまう，という悪循環に陥っていることをAさんと共有した。その後，身体的な緊張を緩和し（リラクセーション），実際に不安や緊張が喚起された場面を観察記録し（セルフモニタリング），ミスに対する自責的思考について検討した（認知再構成法）。Aさんは心理師との3回の面接の中で，自分自身の考えの特徴，仕事に対する完璧主義や内的帰属の傾向に気づいた。そして，今後仕事とどう向き合うかを考え直すきっかけになったと話すようになり，ICD作動への強い予期不安も軽減された。

　心臓疾患患者の個人心理療法においては，長い療養生活の中で「なぜ今問題が生じているのか」に留意しながら問題を整理すること，疾患と治療の特性を踏まえた上でセルフコントロール感を回復させ，病気はありながらもこれからも生活していけるだろう，と患者自身が思えるようになることを意識した介入が必要だろう。これは，段階ケアモデルではレベル3～4にあたる。

(2) 病棟スタッフとともに取り組む支援

　段階的ケアを意識すると，必ずしも心理師が患者と直接会って支援する形態ではなく，スタッフが患者を支援することを後方からサポートする形をとることも可能になる（小林，2009，2014）。

　この枠組みでは心理師は，患者に直接関わる医療スタッフ（循環器科の医師や看護師）からの相談や依頼を受け，スタッフが抱える困りに応えることがより明確になる。身体科スタッフの治療目標は，患者の心理面の安定にとどまらず，身体疾患治療の安全な遂行のための患者との協力関係の構築，身体疾患の安定とそれに伴う患者のQOLの拡大と維持である。心理的な介入の目標も身体科スタッフの目標と十分一致するように，身体疾患の経過や治療に良好な影響を与えうると予測できるものにする必要がある。

　心理師は患者の問題を十分に見立てて，身体科スタッフの視点から理解しやすいように整理して伝え，どのように問題が生じており，どのようにして改善しうる可能性があるかを共有する。そして，身体科スタッフがどのように行動したらいいかについて具体的な提案をする。提案したことが実行可能であり，適切な効果を上げているかをモニタリングし，必要に応じて修正する，といったことが典型的な流れとなる。問題の見立てや効果の評価にはスタッフから十分な情報を得ることが不可欠である。そのため，こうした後方支援の関わりは決して身体科スタッフの能動性や主体性を奪うものではなく，相互に協力的に話し合える関係を基盤とすることは言うまでもない。段階的ケアモデルでは，レベル2の強化といえる。身体科のスタッフが提供できる心理的支援は身体科のスタッフが実行できるようにサポートし，より濃密な介入が必要な場合にはリエゾン看護師や精神科医と連携するなど，問題に応じた強度の介入の提供はこうした関わりの中で可能になる。

4．循環器内科からの取り組み

　循環器患者に生じた問題を精神科にコンサルトし解決するだけでなく，スタッフの心身医学的知識や連携の強化のための勉強会が循環器内科医により立ち上げられた。これにより，多職種で問題意識が共有され，新たな取り組みへとつながっていった。

◆スクリーニングツール導入の試み

　循環器内科医の主導で循環器内科入院時に抑うつを評価する自己記入式尺度（PHQ-9）を実施し，一定以上の得点を示した者をフォローアップし，必要に応じて精神科

医あるいは心理師に紹介するシステムが試験的に導入された。PHQ-9は入院後と1か月後に実施された。スクリーニングされた患者は，循環器内科外来で循環器内科医によって注意深くフォローされ，改善が見られない場合には精神科医や心理師に紹介されたが，その割合はごくわずかであった。

　一定のスクリーニングツールを用いることの利点は，医療者の経験値や知識によらず，精神医学的介入の必要性があるものを見落とす可能性を低下させること，また，すべての患者を対象とすることで，特別視されているという患者の懸念（時にセルフスティグマにつながるような）をむやみに刺激する危険性が少ないことなどがあげられる。一方で過剰に広く問題を拾いすぎる可能性もあるが，当院での試みでは，入院中にうつ傾向ありとスクリーニングされた患者のうち，精神科専門治療が必要と判断されるにいたった者は5人に1人程度と少なく，早期に発見されて適切にモニタリングされることで多くはうつを悪化させることなく経過する可能性も示された。こうした活動は段階的ケアではレベル1の段階で行われるべき重要な事項に含まれるだろう。

　実際的には緊急性が高く重篤な入院患者を受け入れる病棟の中で，こうしたスクリーニングをだれが実施し，適切に管理しながら精神科医療につなげるゲートキーパーになりうるか，どのようにそのシステムを維持しうるか，という点で課題もある。

5．循環器内科リエゾンカンファレンスの開催

　2012年からは慢性心不全看護認定看護師をリーダーとして，循環器内科病棟入院中の患者の心理・精神的問題を扱うリエゾンカンファレンスが継続的に開催されるようになった。このカンファレンスの目的は，「循環器内科病棟に入院中の患者・家族と，関わる医療スタッフへのメンタルサポートを強化し，入院中の患者・家族が精神的に安定した療養生活が送れるような質の高いケアの提供を目指す」ことと明確に定義づけられている（若林ら，2014）。

　コンサルテーションモデルでは，主治医が問題を認識しない場合や患者の同意がない場合にはリエゾンチームの介入につながらない。このカンファレンスでは，病棟スタッフが抱える困りに焦点を当てることで，より広く病棟で生じている患者の心理・精神的問題に関するニーズを拾い上げ，ケアを提供することを目的としている。

　このカンファレンスには循環器内科病棟勤務の慢性心不全看護認定看護師を中心に，各循環器内科病棟，CCUの看護主任およびスタッフ，循環器内科担当看護師長，精神科リエゾンチーム所属のリエゾンナース，心理師が参加している。必要に応じて循環器内科医や精神科医が参加することもある。

カンファレンスは月に2回，1時間から1時間半程度かけて行われる。各病棟スタッフから心理・精神的状況が気になる症例，対応が困難と感じている症例が提示され，参加者全員で症例の理解と対応について検討する。若林ら（2014）がまとめたように，カンファレンスでは精神科コンサルテーションにすでに出されている患者についてさらにケアの仕方や家族支援の方法について話し合われるだけでなく，コンサルテーションには至らない範囲でもスタッフが拾い上げた患者について，その理解の仕方やケアの方針についても話し合われる。カンファレンスで扱われるテーマは家族支援，疾病受容，意思決定支援，終末期ケアなど広範に渡る。

こうした取り組みでは，病棟でコントロールが困難になるほど顕在化した精神症状だけでなく，心理社会的には複雑でも医学的緊急度は比較的低い問題まで扱うことが可能になる。またスタッフ自身の困りとして問題を取り上げ，参加者みなで対応策を話し合う場が，教育的支援・情緒的支援として機能し，スタッフへの有効なサポート源にもなりうるだろう。段階的ケアではレベル2に該当する試みと考えられる。

4節　まとめ

心臓疾患におけるメンタルヘルスの影響，メンタルヘルス維持・改善のための支援の重要性について概観し，当院での取り組みの実際を紹介した。特定の病期，特定の専門職種に限定せず，患者に関わる医療者が連携・協働しながら，1人ひとりの患者に向き合い支援すること，継続的な支援を提供するシステムの構築を目指し，効果検証を行っていくことで，今後もより有用な支援を模索できればと考えている。

小林清香
国立精神・神経医療研究センター精神保健研究所
（執筆当時）

第 18 章

心血管疾患患者の
社会復帰と心臓リハビリテーション

1節　心臓リハビリテーションとは

　日本では，年間19万人以上が心疾患で命を落とすほど（厚生労働省，2013），心疾患は日本人に多くみられる疾患である。以前は心臓病に罹患すると，その治療では「安静」が重視されていたが，その後「長期安静臥床」が，治療後も体力低下や精神的な自信喪失感から元の生活に戻れない，あるいは再発への不安から活動が制限されてしまうなど，さまざまな弊害をもたらすことが報告され，早期の離床・退院・社会復帰がすすめられるよう治療法が変化してきた。この流れの中，1960年代後半頃からは，心臓病患者に対して積極的に身体を動かすことがすすめられるようになり，近年日本でも，基本的に3か月という期限はあるものの運動療法に保険が適応されている。またその内容も運動療法に加え，食事療法や禁煙指導，カウンセリングなどが含まれ，包括的リハビリ「心臓リハビリテーション」が実践され，国際的にも循環器関連学会などでその効果も明らかにされつつある。

　心臓リハビリテーションは，運動療法を主体として，患者教育・生活指導およびカウンセリングによる包括的なプログラムによって，心臓病によって低下した「からだ」の機能を高め，身体的・精神的デコンディショニングの是正と早期の社会復帰を目指すプログラムである。このような適度な運動の継続は，体力の回復と，危険因子の軽減のみならず，精神面においても，自律神経のバランスや働きを改善し，うつ病予防の効果があることが報告されている。実際のプログラムでは患者1人ひとりに対し，その人の体力・体調に最も適した運動量と質を医学的に測定し，適切な運動プログラムを処方するとともに，患者自身が罹患した疾患についての理解を深め，心身の健康管理を主体的に取り組めるよう総合的なサポートが提供されている。

このような統合的な医療プログラムでは，医師，理学療法士，看護師，薬剤師，心理師など多くの医療専門職が連携して関わるとともに，それぞれの職種が1つのチームとして円滑に機能していくために，共通認識と知識・用語の共有化，定期的なカンファレンスやミーティングなどを行う必要がある。

この対策として日本では，2000年に心臓リハビリテーション学会が，「心臓リハビリテーション指導士」の認定制度を整え，毎年数多くの心臓リハビリテーション指導士が資格をとり現場で活躍している（表18-1）。このような資格制度は，それぞれの医療スタッフが自分の専門外であっても，心血管疾患患者をサポートする上で，必要な最低限の知識をもちあわせるとともに，他職種の役割やサポートの内容についても学ぶ良い機会となっている（表18-2 参照）。

医療現場で働く心理師も，この心臓リハビリテーション指導士の受験資格を得るこ

◆表18-1　心臓リハビリテーション指導士資格認定試験の受験条件

1. 本委員会主催の講習会を当該年度に受講していること。
2. 医師，看護師，理学療法士，臨床検査技師，管理栄養士，薬剤師，臨床工学技士，臨床心理師，作業療法士，あるいは健康運動指導士のいずれかの資格を有していること。
3. 申請時に本学会会員であり，申請時の直近2年以上継続して会員歴があること。
4. 心臓リハビリ指導の実地経験が1年以上あること，または心臓リハビリ研修制度により受験資格認定証の交付を受けていること。

＊「心臓リハビリ指導士養成カリキュラム」の項目には心臓リハビリ指導士が保持すべき知識および技能の到達レベルが記載されています。
＊試験は50問の択一式で，合格率はおよそ60％台後半です。

◆表18-2　心臓リハビリテーション指導士養成カリキュラム
（心理師関連個所＝太字）

○心臓リハビリテーションに関する基礎的項目
　　A. 機能解剖学，
　　B. 運動生理学，
　　C. 心臓電気生理学（心電図），
　　D. 心理学，行動科学
○病態生理および診断治療学
　　A. 病態生理，B. 診断治療学
○健康評価と健康適正試験（運動負荷試験について）
○心臓リハビリテーション
　　A. 心臓リハビリテーション総論，
　　B. 二次予防，教育（この項目の中にも，「10.ストレスへの対処法について理解し，指導できること。」と心理面での知識が含まれている。），
　　C. 運動プログラム，
○救急処置・安全性

◆表18-3　心血管疾患におけるリハビリテーションに関するガイドライン（2012年改訂版）
(Japanese Circulation Society, 2012)

＜心理面関連項目＞
Ⅷ．心血管疾患における心理面からのアプローチ
1. 心血管疾患に対する臨床心理的介入の必要性とその効果
2. 心血管疾患患者のアセスメント（査定）
3. 心血管疾患患者の心理的問題に対する介入
4. 心血管疾患リハビリテーションにおける心理的介入の実践

とが可能であり，循環器領域でのニーズも高まりつつある。さらに2000年頃からは，心筋梗塞後の心臓リハビリテーションなどのプログラムにおいて，運動指導に加え，ストレス軽減を目的としたサポートを導入することで，予後がより良好であるとともに（Blumenthal, 1997），治療費も軽減することが報告され（Blumenthal, 2002），この流れの中，2008年AHA（American Heart Association）においても，サイエンス・アドバイザリーとして，うつ病のスクリーニングおよびうつ病への介入の必要性が提言された（Lichtman, Bigger, Blumenthal et al., 2008）。このように近年，統合的リハビリテーションにおける精神・心理面でのサポートは重視されつつある。またこの領域では，「心血管疾患におけるリハビリテーションに関するガイドライン」も出されており，その項目に精神・心理面でのサポートについてもまとめられ，医師をはじめ他の医療スタッフの精神・心理面への関心は高い（表18-3参照）。

2節　心血管疾患患者の「こころ」の状態と変化

　心疾患は中高年に多くみられる疾患であり，その多くは，職場においても家庭においても，責任のある中心的な立場で役割を果たしていることが多い。一般的に退院し元の環境に戻ることは，喜ばしいことではあるが，実際には，家事の負担，長時間の通勤や勤務による疲労，対人的なストレス，仕事上のトラブルなどの突発的状況による心理的動揺など，ストレスが数多く存在し体力的にも，精神的にも負荷がかかりやすいステージである。

　また疾病により，元の社会的役割から離れることは患者が自信を失う要因の1つであり，周囲が予想する以上に，本人にとってはプレッシャーやストレスも感じられやすく，適切な心理的支援が必要となる。さらに発症前の患者本人の仕事に対する姿勢や考え方が，職場でのストレスを必要以上に増悪させている場合もあり，復職前に，休職の原因となった要因を整理し，心身の健康増進を目指すストレスマネジメントや問題解決のスキルを向上させることも有用である。

一方それらの役割や忙しさは，必ずしもストレスになるとは限らない．仕事，社会的役割は，身体的な面で負荷がかかる一方，精神的な面での生きがいや存在意義，楽しみなどを生み出す重要な活力源となっていることも少なくない．このため単に仕事や役割をなくすことを検討するのではなく，仕事量や負担の軽減など，仕事と休息のバランスを調整することも大切である．

1. 患者と家族の退院時の複雑な感情

心臓血管疾患に罹患すること，特に入院治療は，患者本人にとっては，「初めて」の経験であることが多く，またその症状の表れ方から，「また発作が起きたら，誰にも気づかれずに死んでしまうのではないか」という恐怖を感じる例や，また逆に自覚症状が少なく検査結果から急な入院・手術となり，「本当に良くなったのだろうか？また気づかぬうちに悪化するのではないか？」と不安に思う例も少なくない．

このような不安感は，身体の治療が先行し，治療が一段落し退院できるぐらい状態が安定すると，患者や家族の気持ちに余裕が生まれ，それまでの緊急事態を整理する時期に表れやすく，気持ちのバランスも崩れやすい．

また心臓や血管の疾患では，退院時に，服薬管理，血圧や脈拍の記録，食事の注意，生活の中での運動量の注意など，さまざまな教育的指導が行われることが多く，入院時には看護師など医療スタッフに身をゆだねていたものが，この時期に急に患者本人や家族が管理するものへと変化する．このため「やっと病院から自宅に戻れる」という安堵感と同時に，「自分たちだけで管理できるだろうか」「再び症状がでてきたら，どう対処したらよいのか」といった不安感も表れやすい．場合によっては，「もっと長く入院していたい」と希望しながら退院することもある．

さらにこのように退院時に不安を抱えた患者は，再発の心配と自信のなさから，自宅での生活で動こうとせず，再発への恐怖感から外出もできない事態や，復職への自信がなく退職を考えるといった事態を招きやすく，抑うつ状態におちいりやすい．また家族や周囲も，患者を大事にしようと思うあまり，「何かあったら大変」と，患者の自発的な行動を制止しやすく，また遊びや気分転換の誘いも控え，そっと見守る体制になりやすい．このような事態が逆に患者を孤立させ，「面倒をかける存在になってしまった」や，「自分は迷惑なのではないか」と落ち込ませ，家庭や職場での役割の喪失感につながることもある．

このため退院時に，定期的に病院に通い，元の生活に戻る１つのステップとして紹介される心臓リハビリテーションは，単に体力を回復させ再発予防を目指すだけでなく，患者や家族が気軽に相談できる機会とともに，元の生活に戻る準備期間を提供し，

体力的にも精神的にも自信を取り戻す機会ともなっている。

なお心臓リハビリテーションそのものについても，①体力向上から自信が回復しやすく，その結果前向きになりやすいこと，②筋力向上から行動範囲・行動のレパートリーが拡大しやすく社会的交流が増加しやすいこと，③適度な運動により睡眠障害が改善しやすく，ストレス耐性の向上・QOL向上が期待できるという精神面へのメリットがある。

2．退院後の「こころ」のサポート方法の実践

(1) スクリーニング検査と情報提供

精神症状のスクリーニングとそのタイミング　心血管疾患患者の精神面でよくみられ，予後にも影響する注意すべき症状は抑うつ症状と，不安感である。抑うつ感は，一般的にも，「何かを失ったとき」に感じられやすい感情であり，不安感は，「今まで経験したことのない状況」で感じられやすい感情である。いずれも心臓血管系の病気など大きな病気を経験した患者に表れやすい症状であるため，その症状と生活への影響の程度は対応を検討する上で重要なポイントとなる。特に抑うつ症状については，病状の予後にも影響を与えるものとして，他職種からアセスメントや対応を求められることが多い。

現在のところ抑うつ症状のスクリーニング検査としては，PHQ-9（Patient Health Questionnaire）が最もこの領域で国際的によく用いられており，不安症状では，国際的にはGADが，国内ではHADS-A（Hospital Anxiety and Depression Scaleの不安尺度）が利用されていることが多い。いずれも，得点が高いほど症状が重いことを示し，基準点を超えた場合，あるいは自殺念慮などが確認された場合は，直接話を聞くなど，より詳しく症状や状況を確認するとともに，きちんと対応する必要がある。

この2つの症状は，退院直後には同世代の一般平均値に比べ高いことが多く，心臓リハビリテーションなど数か月間の統合的サポートで標準的な値まで軽減されることが多い。しかしその一方，心血管疾患が中高年に多い疾患であるため，通院，経過観察の検査などでその他の疾患が発見されることや，本人や家族の生活事情の変化に伴う新たなストレス要因が発生するという環境要因にも配慮が必要となる。後者の場合，退院直後は何とか乗り切ったものの，複数のストレスが重なることにより，数か月後に気持ちのバランスを崩してしまうという事態なども多い。このため一時点でのスクリーニング検査の結果だけで，サポートの必要性を判断するべきでなく，期間があいた場合は，その変化についても考慮し判断する必要がある。

単純ではない精神面の相談

精神症状のスクリーニング検査が医療側で浸透しつつある一方、患者や家族は、心疾患という身体の病気が精神・心理面と関係するとは思っていないことが多い。また抑うつ感を医療スタッフに打ち明けた後、医療スタッフから精神科あるいは心理師を紹介されることで、自分自身が特別問題のある患者になってしまうように感じ、専門外来受診や心理相談への来談に対して否定的になることもある。このように患者側の「こころ」の準備が整っていない段階で、サポートを提案・開始するシステムがこの領域でのサポートと精神科診療における対応と大きく異なる点でもある。場合によっては、落ち込んでいる患者を抑うつ状態に追い込んでしまう可能性も念頭におきながら、丁寧なコミュニケーションが求められる。

このような背景であるため、スクリーニングを実施する際も、なぜスクリーニングが必要なのか、その結果がどのように治療に活かされるのかを患者に説明するとともに、結果についても慎重にフィードバックする必要がある。フィードバックの作業は、患者、およびそのご家族の率直な気持ちや状況を知り、情報提供できる良い機会であるが、適切にフィードバックされない場合は、症状を病院側が把握しているにもかかわらず何もサポートがないという不信感や不満を生み出しやすい。

なおアセスメントの結果、専門科および専門医療機関の支援が必要と感じられた場合も、上記の心境を考慮し丁寧に専門機関を紹介、引き継ぐことが望ましい。新たに通う医療機関が増えることは、本人のみならず家族の身体的・心理的な負担になる場合もあるため丁寧に説明することが望ましい。特に患者やその家族がメンタルヘルス領域に対する偏見や抵抗感を持っている場合、症状の否認や、専門科を紹介されることに対する怒りや抵抗感があらわれやすく配慮が必要である。

心理教育と情報提供

心血管疾患の患者や家族は、患者の落ち込みや前向きになれない姿勢などを、「精神が弱いから」「病気によって変になってしまったのではないか」などと否定的に思い込み、1人で抱え込み悩んでしまうこともある。このような状況で患者やその家族が、「心血管疾患と精神疾患との関係」について一定の情報を得ることは、抑うつ状態の悪化を予防することにつながるサポートとなる。

特に「心血管疾患後には抑うつ状態や不安症状が表われやすいこと」や、「それらの症状を感じた場合に実際にどのような治療や対応が可能であるのか」といった具体的な対処方法を、患者と家族が理解していることは、余分な落ち込みや不安感を避けると同時に、周囲からのサポート強化と症状への早期介入を可能にする（長谷川ら，2015）。患者教育および情報の提供方法としては、ストレス対処や精神症状に関する啓

蒙パンフレットの配布や，グループを対象とした健康教室，スクリーニング結果等の説明時や医療スタッフによる個別面接の中での情報提供など，さまざまな形式がある。

また心血管疾患という大きな病気を経験した直後では，「うつ病」など，「新たな病名」がついてしまうことや，「その治療のために，さらに多くの服薬が必要になること」に対する抵抗感は高い。さらに近年，軽症うつ病に対しては重症ほどの薬物療法の効果は認められず（FDA, 2011），運動や心理療法の有効性が指摘され，患者や家族の中にはこのような情報を入手している場合もあり，睡眠導入剤など薬物療法に否定的である場合も多い。したがってその患者の状況とタイミングを考慮したサポートが必要となるとともに，心理療法など薬物療法以外のサポートのニーズも高い。

(2) ストレス対処・問題解決スキルの向上

退院後，少し生活になれると，比較的時間にも余裕がうまれ，自分の精神的なコンディションも見直し，もとの生活に備えたいという意欲も高まりやすい。したがってこの時期にストレス対処スキル，問題解決スキルなどを見直し支援することは有効である。

この時期になると，今後の生活にそなえ，セルフ・マネジメントのスキルを身につけたい，ストレス対処力を向上させたいとの希望も多い。特に仕事の要求度が高く，仕事のコントロール，決定や裁量の自由度が低く，サポートが得られにくい環境では，精神的なストレスが高く（Karasek, 1979），ストレス対処力の向上が望ましい。

また心血管疾患では，退院後も心臓病の再発予防を目指すという目標がある。このため低下した体力を回復し，習慣化された行動やパターンを改善するといった目標達成に向けての心理面でのサポートも重要となる。そのサポートの一環として，ストレスや感情のコントロールなどセルフ・マネジメント能力の向上は，継続的な再発予防と健康づくりのために不可欠であるとともに，個性や特徴に合わせたエンパワーメントも有効でもある（長谷川・長山，2013）。

新しい習慣を「スタート」させるサポート　　心血管疾患の再発予防指導では，食生活の見直し，運動習慣の定着，服薬・血圧・体重の管理など，生活習慣の改善が含まれる。慣れ親しんだ生活リズムや習慣を変化させようとするとき，それがいくらよりよいものであったとしても，その人がこれまで保ってきたバランスが一時的に崩されるために，その変化に対し不安と恐れなどの感情が生まれやすくなる。特に生活習慣を見直す場では，主治医や家族にいわれ，再発を予防するためやむを得ず改善を目指す羽目になっている状況も多く，ストレスが発生しやすい。また大きな疾患を経験した直後では，短期間に無理やり合わせようと焦る傾向や，

逆に無理だと安易に諦めてしまう傾向がみられることも多く，この意欲のコントロールの面で多職種からも，心理師に対し介入が依頼されることも多い（上月，2014）。

その1例として心理アセスメントを利用した，①多角的な視点からの適切な目標設定と，②失敗しても継続できる関係（環境）づくりの2点があげられる。適切な目標設定が意外に難しいのは，本人が決めた目標が適切とは限らないことである。例えば失敗への不安が大きくあり，低すぎる目標を選んでしまう事例や，不安を解消させるため，あるいは強がりから高すぎる目標を選んでしまう事例もみられる。

再発予防指導でプレッシャーになりやすいのは，「これまでの自分なりの生活」をまた大幅に変更しなければならないなど，「変化」を負担に感じているケースである。特に中途半端が嫌いで，何でもきちんとしようとするタイプでは，完璧を目指すあまりに，極端で無理のある目標を設定し不適応を起こしてしまうこともある。意欲が持てないまま患者教育を継続すると，医療スタッフとの関係性に影響するばかりか，疾患管理にも大きく影響する事態となる。このため患者自身が自分を見つめなおし，その考え方や行動パターンを把握し，その人にあった目標を見つけられるようサポートすることが重要である。

「継続」のサポート　生活習慣の改善は，期間限定で効果がでるものではなく，長期間継続する課題である。このため最初は意欲的に取り組めた場合でも，ある程度その目標に慣れ親しんでくると，スタート時に比べ，その目標の魅力があせて見え，つまらないものに感じてしまうことも少なくない。このため「疲れない」「飽きない」工夫が必要となる。

この点について心臓リハビリテーションなどで，心肺機能や筋力などの改善が数値で具体的に把握できることは，また体力が回復しつつあることを実感できることは，継続の大きな励みとなりやすい。またその成果を医療スタッフや家族とともに，共有できる環境づくりも継続意欲を高める。そのほか，「飽きない」工夫としては，「楽しい」と感じられる時間の提供，「ユーモア」のあるコミュニケーションも効果的である。目標や課題の視点を変えるなど，常に新鮮さを提供することや，疲れているとき，あるいは意欲が低いときの代替案が含まれているプログラムも継続性が高い。

心疾患患者によく見られるストレス対処　一昔前までは心疾患に関連のある傾向として Type A 行動パターンや，怒り・敵意が注目されていたが，近年では，ヨーロッパを中心に，Type D が心臓・血管疾患に影響することが注目されている（Denollet, 2005）。Type D とは，ネガティブ感情性（Negative Affectivity: NA）と，社会的抑制（Social Inhibition: SI）の2つの要素から構成されている，心臓血管系と関連がある傾向である。NA が高い場合は否定的な感情を喚起

することが多く，SIが高い場合は，感情表現を抑制する傾向があることを意味する。この傾向を踏まえたサポートとして，患者が気になっていることなどを，積極的にスタッフ側から声をかけるとともに，患者や家族が不安に思うことなどを話しやすい雰囲気づくりが望ましいと考えられる。

3．ソーシャルサポートの強化と心臓リハビリテーション

　ソーシャルサポートの強化は，「こころ」のサポートの中で重要な1つの柱である。特に退院という気持ちのバランスがとりにくい時期に，誰かが見守り，応援してくれていると感じられることは，孤独感を軽減させ前向きな意欲へとつながることも多い。

　心血管疾患者のうち，社会的関わりが少ない患者は，そうでない場合に比べ，死亡率が高く（Burell, 1996），また，うつ状態と低ソーシャルサポート状態をかね合わせた患者のリスクが高いといわれている。このようにソーシャルサポートは，うつ症状などの心理的症状を軽減させる要因の1つである（Burg et al., 2005）。

同じ疾患経験者と接する機会　同時期に病室や病棟にいたこと，あるいは心臓リハビリテーションで顔を合わせたことなど，類似した疾患を経験した患者同士が気軽にコミュニケーションをとることができる場は，患者の精神的な支えにつながりやすい。

　このため，発症後，数年，時には10年近く，自費で心臓リハビリテーションに通う患者も少なくない。このように患者同士が交流できる場，医療スタッフとコミュニケーションできる場は，健康管理を継続させる大きな要因ともなっている。

家族へのサポート　患者を支える家族のほうが，不安が強くバランスを崩し，家族間のコミュニケーションなどで悩むことも少なくない。サポートする側である家族も，親密性の低下，家族機能の低下，緊張感，不眠などで悩むことも多く，家族への配慮も必要である。家族へのサポートの強化方法として，家族が患者とともに心臓リハビリテーションなどに付き添い，他の患者の様子をみて，スタッフと言葉を交わすことは，家族の不安の軽減，患者への共感，交流の機会の増加にもつながる（Herridge & Linton, 2005）。

スタッフとのコラボレーション　心血管疾患者への「こころ」のサポートにおいて，精神科領域のサポートと大きく異なる点は，①「こころ」の準備ができていない，あるいは精神症状への問題意識が低いこと，②精神症状とともに身体症状が訴えられやすいことがあげられる。①については，患者本人に，自らの「こころ」の状態や変化について関心を向けてもらう工夫が必要であり，②については，他の医療スタッフとの連携と，身体症状の把握と申し送りが重

要となる。

　また心臓リハビリテーションなど多職種が一度に対応する臨床現場では，心理師が直接対応しないサポートという選択肢がある。心理師がアセスメントしながら，心理相談という形式をとらず，リハビリテーションの一環として，背後からサポートし様子をみる方法は，患者や家族の精神的な負担も少なく，自然にサポートする良い方法である。しかしこのような間接的な支援では，依頼する多職種スタッフに，具体的に，どのような理由から，どのような方法で接してほしいのか，それぞれの多職種の対応の中で具体的にどのような工夫が可能なのかといった要望を明確にする必要がある。

　さらに機会があれば多職種スタッフに，どんな心理療法を紹介しているのか，またどんなスクリーニングのフィードバックをしているのかを体験してもらうことも，相互理解を深め，連携システムの強化につながりやすい（長谷川ら，2013）。

3節　おわりに

　心血管疾患の中には，残念ながら次第に状態が悪くなるのを避けられない疾患もある。またそうでなくても，疾患後の再発予防の取り組みは，その後一生続くといっても過言ではない。つまり長期間，継続して自分や家族の健康に注意しながら再発を予防することになる。このため，どんな病状，どんな状況であっても，そのタイミングでの優先順位を考慮しながら，希望と目標を持ち，行き詰まらない見通しを立てていくためのサポートがストレスを軽減し，患者や家族のQOLの向上につながるものと思われる。

　退院後，復職に向けての心理面でのサポートでは，集中治療室に代表されるような，「手厚いサポートに身をゆだねる環境」から，通院時の「自律して，必要に応じてサポートを求める環境」への気持ちの切り替えが求められる。この切り替えがうまくいかない場合，息が詰まるような感じや，あるいは逆に見捨てられたような不安感が生まれやすい。いずれにしてもサポートしてくれる人との人間関係を大切にしながらも，その関係に依存しない距離感を保つことが重要である。このために必要なサポートにアクセスできる環境，情報の提供，健康づくりを目指そうとする気持ちをサポートすることが大切でないかと思われる。

長谷川恵美子
聖学院大学人間福祉学部
（執筆当時）

第19章

糖尿病患者へのケア

1節　糖尿病患者の心理的課題

　糖尿病はインスリン作用不足による慢性の高血糖状態を主徴とする代謝疾患であり，成因により1型/2型，病態によりインスリン依存/非依存状態に分類される。主に自己免疫性の1型は通常，インスリン絶対的欠乏のため生命維持にはインスリン治療を要し（インスリン依存状態），一方，2型はその発症要因にインスリン分泌低下，インスリン抵抗性の素因に加え，過食，運動不足，肥満など生活習慣の環境要因が関与しており，インスリン治療を必ずしも必要としないが（非依存），高血糖是正のため導入される場合もある。いずれの病型も高血糖状態が慢性的に続くことで網膜症，腎症，神経障害，動脈硬化性疾患などの合併症に進展していくリスクが高く，寿命や生活の質を著しく損なう恐れがある。したがって，糖尿病療養において患者は，合併症への進展を防ぎ生活の質や寿命を保つために血糖値を良好な値にコントロールすることが求められる。日常生活でのセルフケア行動（食事療法，運動療法，血糖自己測定，内服およびインスリン自己注射など）を継続していくことで血糖コントロールを保つが，とりわけ食事・運動といった日常の生活習慣を患者自らが改善するという主体性が求められ，また完治のない慢性疾患ゆえ，この自己管理を絶えず維持することに困難や負担が生じやすい。また，糖尿病療養指導において医療者は，患者自身が疾患・療養の正しい知識を理解し療養行動に向かえるよう教育・指導にあたるが，知識伝達のみや合併症の恐ろしさなど脅威を与える形での他律的な行動変容の促しに終始しやすい。そこで，患者自らが病に向き合い病状をセルフコントロールしていけるよう主体性を援助するためには，疾病への受け止め方や，治療的取り組みへの準備性を評価し，受療にまつわる負担感情を緩和し，セルフケア行動を形成し実行度を高める

心理行動科学的援助介入が有用となる。

　わが国における一般身体科での心理師による成人糖尿病患者への介入効果としては，糖尿病教育入院患者へのエンパワーメントを主軸とした集団療法により Problem Areas In Diabetes Survey；PAID 得点の有意な低下（久保，2004）が報告されているほか，個人の認知行動療法（Cognitive Behavior Therapy: CBT）では 2 型糖尿病患者で薬物療法＋食事療法群に比べ薬物療法＋食事療法に CBT プログラムを併用した群が HbA1c 改善と対処行動の自己効力感向上が認められた（金・坂野，1996）。また，糖尿病ではないがそのリスクファクターとなる単純性肥満の患者を対象とした単一機関での RCT では，食事運動療法群よりも食事運動療法に CBT を併用した群で減量効果が高いことが報告されている（木村，2007）。

　また，安藤（2006）は，糖尿病教育入院中のグループワーク，入院中の個別 1 回心理カウンセリング，外来での個別の継続的心理カウンセリングを「包括的糖尿病カウンセリング」として展開しており，心理師による多元的な介入モデルを示している。

2節　糖尿病チーム医療における心理的介入

　住友病院（以下，当院）糖尿病・代謝センターでは，糖尿病，脂質異常，肥満症，メタボリックシンドローム患者対象に，教育入院（12 人 1 組 10 日間）を行い，患者が生活習慣病療養の知識や食事療法，運動療法を習得できるよう，医師，看護師，管理栄養士，薬剤師，臨床検査技師などから成る多職種チームで講義や療養指導にあたっている。年間平均 434 名（近年 5 年間 2009〜2013 年）の実績があり，また，境界型糖尿病やメタボリックシンドロームを含む病態の患者も対象とした予防的観点や，同一入院日から一斉入院するため患者同志の連帯感が生まれやすいことが特色である。

　当院臨床心理科は独立部門として院内外からのメンタルヘルスケアのニーズに心理師（筆者）が応対している。筆者が糖尿病治療チームへの新規参入にあたり，提供しうる援助形態の選択肢（下記①〜⑦）をチームに提示し，患者およびチームの心理援助に対するニーズを踏まえスタッフ間での合意を得た援助形態から連携し始めた。選択肢①〜⑦は間接・一時的〜直接・継続的援助の連続体となっている。

①チーム・スタッフ向け勉強会での講義
②チーム・スタッフへのコンサルテーション
③患者の心理面アセスメント
④教育入院中のストレスマネジメント講義
⑤教育入院中の集団療法

⑥教育入院中の個別単回カウンセリング
⑦外来での継続的カウンセリング

　教育入院中患者を対象とした「心理グループワーク（上記⑤）」創設に始まり，現在では広く連携しており（上記④⑥以外すべて），また上記のほか定期的な症例カンファレンスにも参与している（図19-1）。

　心理師の存在や貢献がチームに知られるにつれ，内分泌代謝内科医師からコンサルテーションを依頼される機会も生じてきた（例えば，摂食障害の鑑別や強迫性パーソナリティなど精神疾患が併存する可能性のある内科患者への理解と対応などを医師に提言するなど）。また，内分泌代謝内科より糖尿病およびメタボリックシンドローム患者の個別継続的なカウンセリングを当科に依頼される例も見られるようになり，当科が従来行っている外来カウンセリング（有料自費）で対応している。依頼例としては以下に大別される。

①糖尿病罹患に伴う心理的動揺，疾病への適応・受容の課題を主訴とするもの（1型糖尿病（特に若年）の告知後の心理的動揺など）
②食行動，運動などの生活習慣の行動変容を主訴とするもの（セルフケア行動の阻害要因として職場・家庭の心理社会的要因が影響している症例）
③精神科的疾患・問題が併存しているもの（適応障害，対人恐怖，自閉症スペクトラム障害疑いなどの症状・不適応行動がセルフケア行動の遂行を妨げ，食事運動の生活習慣を維持増悪させている症例）

　なお，心理社会的背景を踏まえて生活習慣の改善に焦点づけられる②と比べ③は精神科的問題への心理療法がより重点的となる。

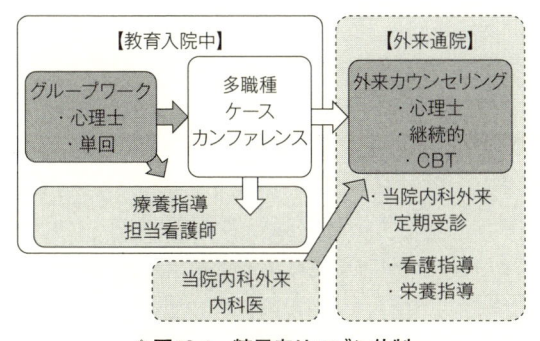

◆図19-1　糖尿病リエゾン体制

3節　個人対象の心理療法

職務による疲労への対処行動として食行動を理解し，生活習慣の改善に介入した症例を紹介する。

【症例】

60歳代男性，2型糖尿病，自営業。

【現病歴】

X-8年，人間ドックで高血糖を指摘されるも放置していた。X-4年に内分泌代謝内科を受診し，以降通院加療を続け，内服なしでHbA1c6％台前半を維持していた。X年夏，食欲低下し口当たりのよい氷菓や果物を摂り続けていたところ倦怠感が出現し入院（HbA1c：10.6％（NGSP），BMI：27.5），血糖降下剤の内服開始となった。

【心理検査】

PAID：36点/100　全体的には糖尿病療養への負担感は顕著でないが，「病気悪化や食事への不安」，「自己管理逸脱の罪悪感」についての項目が高値であった。

健康行動セルフエフィカシー尺度：91/96（対処行動の積極性：53/56，健康に対する統制感38/40）

【介入】

「食事時間，内容に問題あるので入院中に食事を身体で覚えたい」ことを主訴に，入院中より個人カウンセリングを開始した。

①食行動のセルフモニタリング導入および食事休憩確保の活動スケジュール

前職でも食事に時間を割くことが少なくお菓子で空腹を満たす習慣であった。現職でも業務多忙で食事時間帯が不規則。お客を待たせないよう昼休みを取らず，勤務の合間に菓子パンを一口ずつの断続的な昼食であった。そのため，「活動スケジュール」にて昼食に15分間設け，サンドイッチと温野菜を持参する計画を実行した。

②疲労への問題解決

深夜に疲れて帰宅，食前にとりあえず氷菓を食べて落ち着くという問題に対し，職場の人手を増やして週3日は自分の業務量を減らし夕食時刻を早めることを患者が考案し着手した。

③代替のストレスコーピング強化

切迫的で過活動傾向ゆえより疲れやすく，また，疲れや気分の緩和として甘い物を摂っていた。偶然ゆったり掃除したら気分がよかったという体験から，くつろぎ・休養の少なさに患者自身で気づき，くつろぐ過ごし方を検討。かつて楽しんでいた趣味（植物を育てる）を取り入れた。

④過食についての考え方の検討

疲れて空腹感ないにもかかわらず食べ過ぎることを話し合うと，次のような自動思考に影響された食行動であるとわかった（「疲れているときには，たくさん食べないと疲れが和らがない。お腹が空いていなくても，夜にたくさん食べておかないと翌日倒れてしまう」）。またこれらは，前勤務先での激務に適応するための行動パターンから形成された考え方だとわかり，現在の生活に必要な新たな適応的思考を患者が自発的に産出した（「夕食が遅いときは，多く食べなくても，寝るだけで疲れは和らぐ。翌朝しっかり食べればよい。食事以外の過ごし方でも疲れは和らげることができる」）。これらの思考をコーピングカードに書き留めて，日常での食行動変容を定着できるよう援助した。

本症例は，過食で疲労を緩和していることに気づき，食行動のあり方を通じて，くつろぎのない仕事中心生活を自身で省み，仕事への関わり方を自発的にバランス調整するに至った。その後，HbA1c 6％台前半を維持している。

4節　集団療法

1. 概要

糖尿病患者においては，無症状ゆえ病識がなく生活習慣を変える必要性が感じられない，セルフケア行動の必要性は知識的に理解しても実行に移しにくい，実行していても継続が難しい，挫折を繰り返し燃え尽きている，など，行動変容に対する患者の準備性は一律ではなく，個々の準備性に応じた援助介入が必要となる。そこで，食事・運動への患者の主体的な生活習慣改善と，食事療法・運動療法の自己管理行動への動機づけを目的とし，準備性に配慮した単回の心理的介入プログラムを糖尿病・代謝センターにおいて2009年末に新設した。1クール10日間の教育入院プログラムの1つとして，毎クール入院5日目に1グループ5〜7名で60分の心理グループワーク（以下GW）を計2グループ実施。心理師（筆者）が進行を務め，可能な場合は看護師（日本糖尿病療養指導士）が同席している。年間平均51グループ，315名（近年3年間2011〜2013年）の実績がある。

2. 集団認知行動療法

◆プログラム概要

①事前アセスメント：Prochaskaら（1994）のTranstheoretical model（以下，TTM）に基づき，行動変容への準備性（変化ステージ：前熟考期・熟考期・準備期・実行期・維持期）を患者が自己判別する。また，Rollnickら（1999）の健康行動変容のメソッドを参考に，食事療法・運動療法それぞれへの重要性の認知と自己効力感を自己評定（GW事前事後）

②事前評定をグループ全体で共有

③ステージ別にB，Cをワークシート検討：

　A. 実行期・維持期患者に自己管理行動の成功体験や工夫・努力を語ってもらう（モデリング）

　B. 前熟考期，熟考期患者には疾病や療養行動への受入れ難さがあれば傾聴し，問題習慣について損益分析を行う

　C. 準備期～維持期患者は目標行動を具体化

④受容共感的にグループ全体で発表共有する。

介入効果は，食事・運動療法への重要性の認知および自己効力感についてGW事前事後×各ステージ群間の2要因分散分析により検討され，GW実施前後で，食事への自己効力感や運動について重要性の認知に上昇，準備期で維持期と比べ運動の効力感に有意な上昇が認められた（巣黒，2011）。

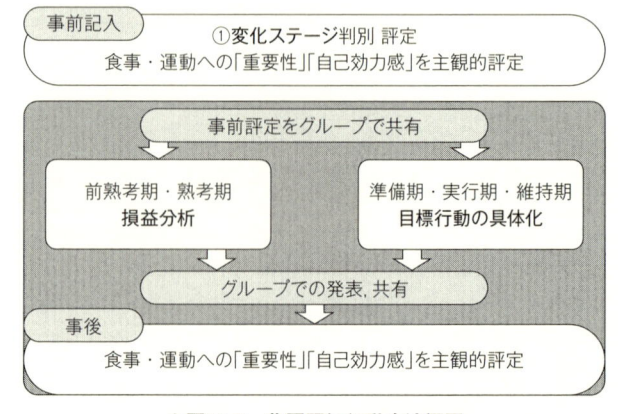

◆図19-2　集団認知行動療法概要

3. 相互作用を活かしたアプローチ

　現在のGWでは先述の集団CBTほど構造化された手続きをとらず，事前評定の食事療法・運動療法への重要性の認知と自己効力感を手がかりとして話し合いを持っている。疾病への適応や日常療養での困難場面におけるコーピングモデルとしての同病者の語りを重視し，患者同志の支援・助言など相互援助力を活用できるよう司会進行している。特に次の3点を意図している。

(1) 療養上での困難な場面への対処

　療養の難しさやつらさを共有しつつも，間食の誘惑への対処や工夫，くじけそうな運動療法が続けられている秘訣など患者の語る成功体験の中から，他患者が自分でも使えそうなアイディア，ヒントとして普遍化していく。時には，罹患し心理的に動揺している患者にとって，同病者の言葉は療養体験に基づく生身の疾病教育となりえる。

　40歳代男性患者A。約2年前に糖尿病指摘されるも放置，今回HbA1c8％と悪化し教育入院となった。「前血糖値がピンとこなかった。自覚症状がなく，放っておいても何ともなかった。ここでインスリン打ち始めたら，喉が渇かなくなって〈糖尿病（の症状）やったんか〉とわかった。皆さん，2～3回入院していると聞いて〈治らんのか…〉と思いショックです。血糖値を下げたら〈治った〉ことだと思っていた」。すると，病歴30年ほどの男性患者Bから「糖尿病は一生つきあっていくもの」だけれども「自分の食事運動で保っていくもの，いけるもの」「うまいことつきあってきたのでインスリン打たずに済んできた。友人が酒や菓子を持ち寄ってきても〈自分はこういう病気だから飲まない〉と断っている」と助言あり。それを聴いてAは「食事療法と運動療法は続けなアカン，と今，認識が変わりました」と高血糖を放置から糖尿病の実情に目を向け始め，慢性疾患として認識し引き受ける変化が生じていった。

　また，食事療法に対して「食べる楽しみが奪われてしまう感じ」と訴える女性患者Cへ，60歳代女性患者Dは「週一回ごほうび，お酒を日曜日だけ。平日は周りが飲んでいても〈私は日曜日に〉と飲まない。ここまで来るのに10年かかった」と述べ，すべてを我慢するのでなく食事運動をがんばった報酬を自分に与えることを助言している。

(2) ソーシャルスキル

　セルフケア行動に難しさを感じる場面として，外食の誘い，飲酒の勧め，食前のイ

ンスリン注射など，いずれも会食という対人場面をあげる患者は多い。そしてその困難の要因として，飲み会の誘いを断ったり，会合には出席しても周囲に病状を理解してもらい協力を得るなど，「断る」「頼む」「伝える」「相手に〜してもらうようお願いする」といったソーシャルスキルが課題となっている例もみられる。

　「他者からのお菓子の贈答品は断ると悪いからいただく。でもいただくと結局，自分が食べてしまう」という患者発言に対して，「皆さんだったらこの状況でどうするでしょう」と心理師が問うと「いただいても即，お裾分けする」「食べ物以外の物をくれるようリクエストしておく」「出先でお茶菓子を出されても，持ち帰れるものならその場では手をつけずに持ち帰って処分する」などの対処策が他患者からあげられる。また，外食場面で「もったいないから残せない。残すとお店の人に悪い」という患者もいれば「私は，病気のことをお店の人にあらかじめ伝えて，残さないで済む量にしてもらっています」と述べる患者もいる。60歳代男性患者Eは，外食店で店員に予め病状を伝えて品数を減らしてもらっていることを話し，「周りは食べていて羨ましいけど，自分の体のためやから」「病気を周りに宣告するのは恥ずかしいよ。でも，それを乗り越えないかんわ」と述べる。また，50歳代男性患者Fは「職場には糖尿病だと伝えている。会社でお土産のお菓子を持って来られても〈見たら欲しくなるから自分には分けないでおいて〉」と言う。

　「糖尿病だから要りません」「医師に止められているから控えている」など病名を公表するか否かの違いはあるが，「断る」「お願いする」などは単に対人コミュニケーションスキルというだけでなく，「自身の病状を他者に伝えて自分の健康を守る」ということである。そしてまた，患者の疾病認識や病気に対する自身での受入れ難さなども理解する手がかりとなる（例えば「恥ずかしいから病状は他人に言いたくない」「自分だけ周りと違うものを食べて場を白けさせたくない」「断ったら次から誘われなくなる」という発言などからは自分の健康を守ることがまだ優先されていない状態と推察できる）。

(3) 療養に取り組む自分なりの理由を持つ

　また，改善の指標とされる血糖値，体重などの数値は，その改善が必要なのは抽象概念・一般論として認識していてもそれは数値であるがゆえに「他人事」で自身とは隔たりのあるものに体験されている場合も多い。抽象的・他人事から具体的・自分の身に起きている事へと橋渡しするために，その人なりのセルフケアする意義を引き出

して意識化させることで価値観に沿ってセルフケア行動へのコミットメントを高めることも試みている。

「合併症なく長生きできれば，もう一度学校に通いたい」
「体重減らして結婚したい」
「人目を気にせず外出したい」
「サイズの合う服を選べてオシャレしたい」
「楽譜を読める視力を保ちたい」
「孫の成人式をみるまでは生きたい」

　食事運動療法自体が人生の目的でなく，その先の人生のために食事運動療法という手段があるはずである。では，どのように自分らしい生活を実現したいか。食事運動療法の義務感に縛られて苦しんだり，血糖値・体重の変動に過敏になり一喜一憂している患者にこそ問い，ともに考えてみたい。なお，筆者は臨床実践の試行錯誤の中から価値への着目に行き着いたが，「糖尿病への受け入れ難い思考感情をそのまま認め，自身の価値に基づき（セルフケア）行動する」Acceptance & Commitment Therapy（ACT）との共通性や糖尿病に対するACTの効果研究を後々追って知ることとなった（例えば，Greggら（2007）のRCTではアクセプタンス，マインドフルネス，価値の明確化の単回心理教育研修群で，糖尿病教育のみの群と比べ3か月後の糖尿病自己管理が改善したと報告している）。

4. 疾病認識を知る

　GWでの患者発言を次の2つの観点から理解し働きかけるとともに，他職種からは見逃され誤解されやすいポイントとしてチームで共有したい。

(1) 疾患への心理的適応，受容

　他疾患へのステロイド治療の影響で高血糖が生じた場合，糖尿病は自己の生活習慣よりも薬剤によりもたらされたものとして体験されることもある。外的に原因帰属されることで，罹患したことの責任を請け負えずセルフケア行動に主体的に取り組むことが困難となっている例もみられる。以下3例はステロイド性の糖尿病である。

Gさん（80歳代女性）:10年間，おやつも要らないのは我慢や制約でもなく「私の生き方」と素直に受け入れてきた。ステロイドで血糖値があり得ない値になって呆気

にとられた。10年間が水泡に帰した思い。でも同室の方に「10年間そういう生活してなければ今健常でいられなかった。10年間幸せだったのよ」と言われて,「治せばいいんだ」「出直せばいい」と思うようになった。ものの考え方で気分は変わるんだな。

Hさん（60歳代女性）：私の糖尿病は「薬のせいだから」と医師から言われている。血液内科の治療でその薬を飲まない訳にはいかないし…。嫌な気分のときに酒を飲んで落ち着かせる。ヤケ酒になります。

Iさん（70歳代女性）：落ちこんだけど，糖尿病はなってしまったもので，しょうがないと前を向いた。病気のことを周りに言っておくのは大切と思う。私も無性に食べたいときはあるけど，自分の体のために歯止めかけないと。

　また，薬物療法への心境が，①内服を拒む，②薬頼り，として表現され，疾病との心的距離を示唆することがある。拒薬は「自分で改善する余地があるなら薬に頼る前に食事療法を自分で試したい」といったセルフケア行動を立て直す意向の表れや，薬剤のメリットを十分知識理解しておらず誤解と偏見がある可能性，また，「薬を飲むと自分が病人になってしまった感じがする」といった病識が示されている発言として理解していく必要がある。一方で，自身で取り組める食事運動の課題がまだ多く残されているにもかかわらず「胃を小さくする薬，食欲を減らす薬が出たらいいのに」という患者の発言は，改善を望んではいるが他者任せといった心理状態がうかがえる。自分がセルフケア行動に取り組むことで病状が改善すると思えず，セルフケア行動に対する無力感を持っている可能性がある。Peyrot & Rubin（1994）は，糖尿病療養に特化した統制の所在を内的統制（自律的，自己非難），外的統制（医療専門家，それ以外の他者），偶然・運と分類しており，上記患者は糖尿病の改善が医療者（薬剤）によってもたらされる外的統制にあたると考えられる。この場合，病状改善が自身のセルフケア行動によってもたらされたと原因帰属できるように働きかけていくことが有用であろう。

(2) 価値観の内在化の様態

　糖尿病チーム医療では，TTMに基づき患者の行動変容への準備性（変化ステージ）を評価し適した療養指導を多職種で提供することはすでに共通理解となっている。ただし，変化ステージに反映されにくい患者の疾病認識やセルフケア行動に関する価値

観の内在化の有り様を把握して介入することも，患者が病を自身のものとして引き受けセルフケア行動に主体的に関与できるためには重要である。

> Jさん：診察で主治医に叱られるから運動療法に取り組んでいる。
>
> Kさん：減量のために運動しなきゃいけないとわかってるから，しないと罪悪感を感じる。
>
> Lさん：運動して血糖値を保てているから視力も失わず，今こうやって趣味や習い事を楽しめる体調でいられる。

　運動療法の遂行度から評定すると1日1万歩を半年以上継続していれば変化ステージにおいては三者とも同じ維持期となるが，自律性に違いが認められる。Ryan & Deci（2000）の自己決定理論では，価値観が内在化していくに伴い自律的に動機づけられた行動となる在り方を説明しており，Jさんは価値観が内在化しておらず課せられてこなしている「外的調整」，Kさんは価値が取り込まれ内的強制力となっている「取り込み調整」，Lさんは自分にとっての価値を認識している「同一視的調整」と考えられる。他者から課せられている感覚が強ければセルフケア行動は逸脱，中断しやすくなる。したがって，価値の内在化を促進するためには，セルフケア行動の価値を知識教育として外から植えつけるだけではなく，患者がセルフケア行動を実行している中での自分なりの意義を患者自身で発見できるよう医療者が引き出していく姿勢も必要となろう。
　また，心理学理論を参照枠としつつも，理論や専門用語を振りかざすことなく，こうした心理学的アセスメントから得られた患者理解と援助課題について，療養指導の主な実施者となる他職種が各々の指導で活かせるよう情報を伝達し共有するリエゾン体制の整備が課題ともなる。

5節　治療チームにおける連携

1. チーム内での情報共有

　情報共有する上で，特に患者を担当する看護師が生活指導に活かせるよう患者情報（GWで語られた自発的なセルフケア行動目標や疾病認知など）を対面で伝達することに努めている。また，治療チームの多職種間では電子カルテで遍く情報共有してい

るが，心理師に望む働きに関する糖尿病代謝センター職員を対象とした調査結果では，対面・双方向での意見交換がより望まれていることが明らかになった（巣黒，2014）。

そして，2013年8月からは多職種合同カンファレンスが創設され，各クールの教育入院患者のうち療養指導上，配慮や工夫を要するであろう1～2例について，医師看護師ほか教育入院に携わるメディカル多職種で検討することが定例となった。当該クールの糖尿病代謝センター担当看護師が症例を選出しカンファレンスを主導するが，その選出においては，GW終了後に心理師から看護師に伝達した患者情報が活かされることも増えている（例えば，病識が持てずにいる，飲酒や間食の習慣，食事を制限される負担感など，特に課題を抱えた患者）。また，カンファレンスの場では，心理師は患者の行動の機能，疾病受容，心理的適応の様態について理解と対応を述べている。とりわけ，うつ病や双極性障害，自閉症スペクトラム障害の併存する患者への理解対応についてチームから意見を求められることから，身体疾患患者の心理行動を翻訳する媒介者（鈴木，2008）としての筆者の自認以上に，当チーム他職種からはメンタルヘルスケア提供者としての専門性が求められていると考えられる。

2. 協働するために

チーム医療では自分1人で成果をあげるのでなく，他職種の専門性を知り尊重し，分担したり，時に他職種の後方支援にまわることで治療チーム全体として効果的な治療をしていく。その際に，職域や役割の住み分けを認識することも重要である（巣黒，2013）。筆者はステップドケア的発想で各職種の互換性と専門性を考えている（図19-3）。

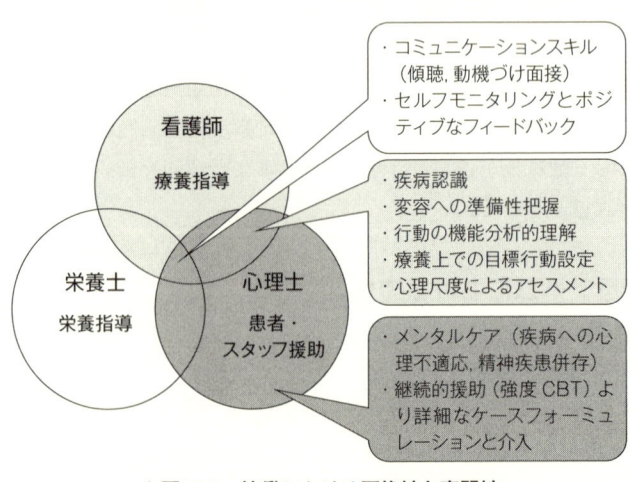

◆図19-3　協働における互換性と専門性

①多職種に共通するスキル：
　糖尿病療養指導のミニマムエッセンスとなるコミュニケーションスキル（傾聴，動機づけ面接）や各種セルフモニタリングへの導入スキルとポジティブなフィードバックなど。
②特定職種間に互換性のあるスキル：
　重複する業務として仕事の奪い合いをすることなく，どちらの職種も担い手となることができ助け合える職務やスキル。行動変容への準備性を把握する，療養上での目標行動の設定，心理尺度によるアセスメント実施など。
③心理師の独自性，専門性：
　疾病への心理不適応や精神疾患を併存している患者のメンタルケア，より詳細なケースフォーミュレーションと継続的介入（強度CBT）など。

専門家集団による単なる分業に留まるのではなく，互換性を意識して他職種の働きの中に自らの専門性を活かせるような協働でありたい。

巣黒慎太郎
住友病院臨床心理科
（執筆当時）

第 20 章

重篤な肥満患者へのケア

1節　高度肥満患者の心理特性

1. 認知の歪みとその機序

　高度肥満患者の食事に対する認知として，図20-1のごとく多くの患者は食べてない，痩せにくい，等の認識を示すことが多い。ただし食事療法や運動療法により減量したときに肥満時の生活習慣を振り返ってもらうと，ほとんどの例で"あの頃は食べていた""食べ過ぎていた"と実情にそった認識が返ってくる。この違いは高度肥満者の認知の歪みとして重要で，治療側はこの認知の歪みの機序，その対応に十分留意する必要がある。またこのような認識は，一見，本書の第3章（生活習慣病患者の「からだ」と「こころ」）で述べた行動変容のステージ分類の無関心期のように見えるが，これは大きな誤りで決して無関心期ではない。なぜなら肥満者は現実に治療者の前に現れており，かつ対話を拒否していないからである。"水を飲んでも太る""私は太る体質だ"と，無関心に見えるのは，行動変容に対する偏向や誤った認識があるからであり，心理学的には「認知の歪み」として捉えることができる（馬場・木村・佐藤，2004）。

　図20-2は高度肥満患者によく見られる認知の歪みの機序で，実際には適切な食事や運動療法により体重や血糖は必ず改善しているが，患者は過度な減量や血糖の改善を期待し，その効果を認識する以前に，軽いリバウンドや停滞期を起こし，その効果

```
治療者：食べ過ぎですよね？
患　者：（よくある答え）
　　　　"運動してもやせないんです…"
　　　　"私は食べてません…"
　　　　"水を飲んでも太るんです…"
　　　　"太る体質なんです…"
```

◆図20-1　高度肥満患者のよくある認知の歪み

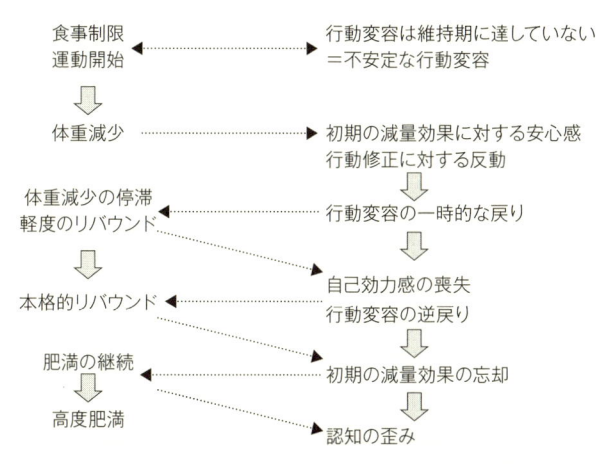

```
食事制限           行動変容は維持期に達していない
運動開始     ←→   ＝不安定な行動変容
   ↓
体重減少   ……→   初期の減量効果に対する安心感
                  行動修正に対する反動
                      ↓
体重減少の停滞
軽度のリバウンド ←……  行動変容の一時的な戻り
   ↓                   ↓
本格的リバウンド ←……  自己効力感の喪失
                      行動変容の逆戻り
   ↓                   ↓
肥満の継続    ←……  初期の減量効果の忘却
   ↓                   ↓
高度肥満      ←……  認知の歪み
```

◆図20-2　高度肥満患者における認知の歪みの機序

を認識できていないことが多い。また，これらの効果は患者が期待したほど大きくないことがあり，過度な効果を期待するあまり，現実的な効果を認識できないことが多い。さらに多くの患者は効果を過小評価しており，そのことが自身の自己効力感を減少させより認知の歪みを増長している可能性がある。

2. 認知の歪みを来しやすい思考機序

これら認知の歪みを来しやすい思考特性は，表20-1に示されるごとく分割思考，過度の一般化，教条的思考などを有する場合よく見られる。すなわち初期のダイエット目標であるカロリー制限や運動習慣を完璧に遂行しようとしたり，少しのつまずきから先を読みすぎたり，できないことへの罪悪感などにより，自己効力感を得にくい

◆表20-1　認知の歪みを来しやすい思考特性

二分割思考：中間のない"全"か"無"かの完全主義的な思考
　「完全に減量をやり遂げられないなら，初めからしないほうがまし」
　→　適切な目標設定の難しさ（罪責感，タイプA）
過度の一般化：以前の経験をすべてに当てはめる
　「前の医療機関では先生が私を見捨てたから，今回も失敗したら私をいずれ見捨てるに違いない」
　→　ドロップアウトのリスク，見捨てられ不安
教条的思考：～すべき，～してはいけない，といった禁止
　「チョコレートを1個でも食べたら終わりだ」
　→　脱制限（掟破り）が生じ，罪悪感増幅，リバウンド

状況に陥っていく。これらは心理学的には陰性感情を助長する認知のくせとしてよく見受けられる。したがって高度肥満に介入する場合，主体性のある目標設定やセルフモニタリングを促すと同時に，これらの陰性感情の助長を改善する思考パターンへの気づき，修正が重要となってくる。

3. 心理アセスメントからみた高度肥満患者の特徴

　肥満患者の認知の歪みのみならず，行動変容を妨げる要因を心理的に評価することは重要である。ただし肥満患者に特異的な心理指標やパーソナリティが存在するかは議論の分かれるところである。なぜなら個々の患者の社会的背景や環境はさまざまであり，個々の心理的要因やパーソナリティのみでは肥満の要因にはなり得ないからである。しかし，個々の患者の心理的特徴やパーソナリティを評価し，その情報を肥満介入チームのスタッフで共有することは肥満チーム医療を遂行する上で非常に有用であると思われる。

　Sutinらは高度肥満では，NEO-PI-Rで測定される「神経症傾向」「外向性」が高く，「誠実性」が低いと報告している（Sutin et al., 2010）。筆者らも同様にNEO-PI-Rでの「神経症傾向」「誠実性」の有用性を報告しており，これら心理指標の臨床での応用可能と考えられている（齋藤ら，2007; Saito et al., 2009）。また，交流分析理論による解析であるTEG Ⅱは，自我状態の相対的バランス関係から性格特性を評価することが可能である（図20-3）。同時にその評価から各個人に対するアプローチが可能となり，異なる専門職での対応には有用な共有情報になり得ると思われる（図20-4）。筆者らの解析では，肥満患者ではCPとACが低値，NPとFCが高値となるプロフィール特徴（NP優位，M型，台形Ⅰ型）を示す者の割合が肥満症患者全体の34.7％と非肥満一般成人に比べて高い結果が得られている。すなわちこれらの患者では自他への厳しさが乏しく，欲求充足的なタイプである可能性が考えられた（馬場ら，2012）。このように個々の患者の心理アセスメントは，肥満患者全体の心理特性を表すものではないが，個々の患者のアプローチの際には有用な心理情報になり得ると思われる。

自我状態（5因子）

CP（Critical Parent）
　厳格な側面，意志の強さ
NP（Nurturing Parent）
　寛容な側面，思いやり
A（Adult）
　客観的な側面，行動記録，計画性
FC（Free Child）
　自由な側面，開放的，積極性
AC（Adapted Child）
　順応的側面，評価を気にする

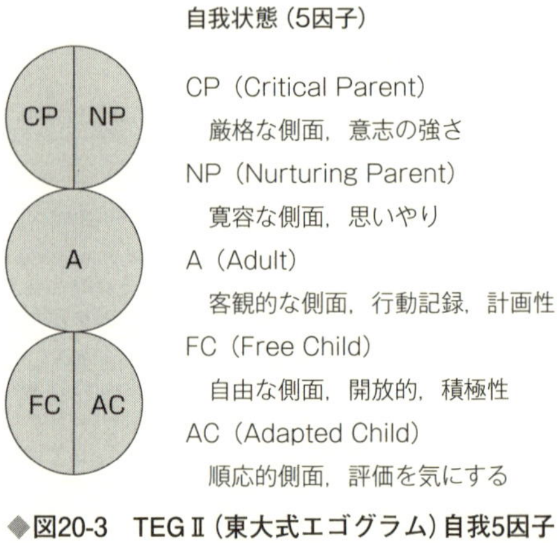

◆図20-3　TEG Ⅱ（東大式エゴグラム）自我5因子

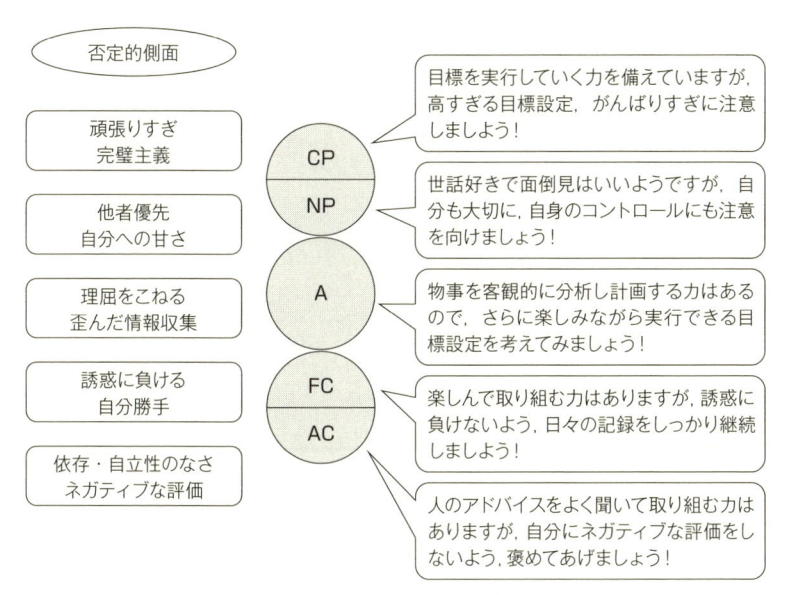

```
        否定的側面

   頑張りすぎ              目標を実行していく力を備えていますが，
   完璧主義         CP    高すぎる目標設定，がんばりすぎに注意
                          しましょう！
                   NP
   他者優先              世話好きで面倒見はいいようですが，自
   自分への甘さ            分も大切に，自身のコントロールにも注意
                          を向けましょう！
                   A
   理屈をこねる           物事を客観的に分析し計画する力はあるの
   歪んだ情報収集           で，さらに楽しみながら実行できる目
                          標設定を考えてみましょう！
                   FC
   誘惑に負ける           楽しんで取り組む力はありますが，誘惑に
   自分勝手          AC    負けないよう，日々の記録をしっかり継続
                          しましょう！
   依存・自立性のなさ
   ネガティブな評価         人のアドバイスをよく聞いて取り組む力は
                          ありますが，自分にネガティブな評価をし
                          ないよう，褒めてあげましょう！
```

◆図20-4　5つの自我状態とアプローチ法

2節　認知行動療法の応用

1. 認知の歪みの修正

　カウンセリングは，認知行動療法としてセルフモニタリングによる自己効力感の育成，陰性感情を助長する認知のくせを修正するために有用である。同時に，カウンセリングでは治療関係を重視としており，対等な治療関係，受容的な関係性の構築，患者の主体性を引き出すことが可能になる。個別性の重視として，エゴグラムによる対人交流分析，POMSによる気分状態の評価，性格特性評価なども有用である。

　筆者らの肥満外来でのカウンセリングでは，初回にインテーク面接として，受診動機（減量動機），受診経緯，過去のダイエット経験，社会的因子（生活習慣，生活環境，家族関係，職場環境）などの確認，心理的因子としてのストレスイベントの評価，対人関係，性格特性などの評価を行っている。これらの情報は，医師のみならず栄養士，運動指導士，看護師に提供されるため，各スタッフはあらかじめどのような対応が最も患者の行動変容に有効であるか理解して対応できるため，適切な個人指導が可能となる（図20-5，田嶋ら，2005）。

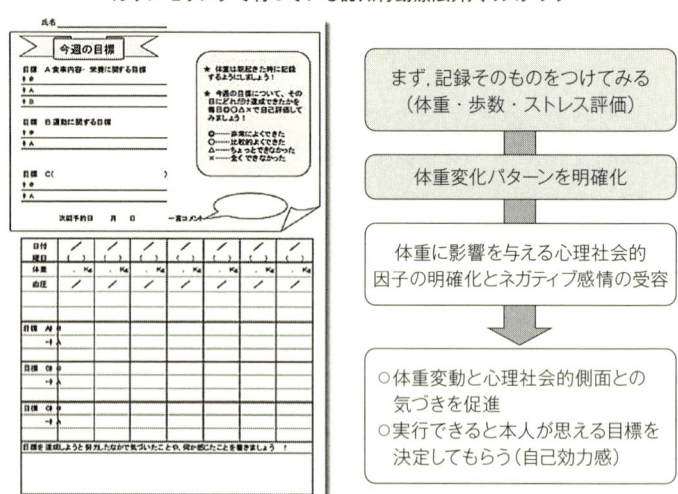

カウンセリングで行っている認知行動療法介入のステップ

◆図20-5 肥満カウンセリングでの記録および介入のステップ

2. 交流分析結果より見た肥満介入効果

認知行動療法の効果として直接的に認知の歪みや行動変容の程度を定量的に評価することは困難である。しかし，対人交流パターンや自己効力感の変化より個人の認知パターンの変化を推察することは可能であり，これらの変化と減量や耐糖能の変化との関連を検討することは有用と考えられる。

筆者らの6か月間の肥満介入における認知行動療法に基づいたカウンセリングの結果では，TEGにおけるCP，FCの有意な増加を認めた（図20-6）。このCPの増加は，厳格な側面，意志の強さ等を表しており，肥満患者においては，日常生活において自身の生活習慣に対する自己管理意識，認知の改善の結果と考えられた。また，FCの増加は，ストレスに対する積極的な対応が可能になった可能性があり，いずれも自己管理能力の向上につながっていると考えられた。しかし，これらTEG指標の変化の程度と，体重の変化には有意な関係を認めなかった。これは必ずしも体重の変化が，行動変容だけで説明できるものではなく，むしろ食事量や運動量などの総合的な変容の結果が体重の変化と考えると，妥当と思われた。統計的には，体重の変化と，TEGのAの変化量とは有意な負の関係を認めた（図20-7）。このことより，客観的評価すなわち自己評価，自己効力感等の増加と減量の程度とは関連する可能性があり，自己効力感の評価，向上は減量において有用である可能性が示唆された（馬場ら，2005）。

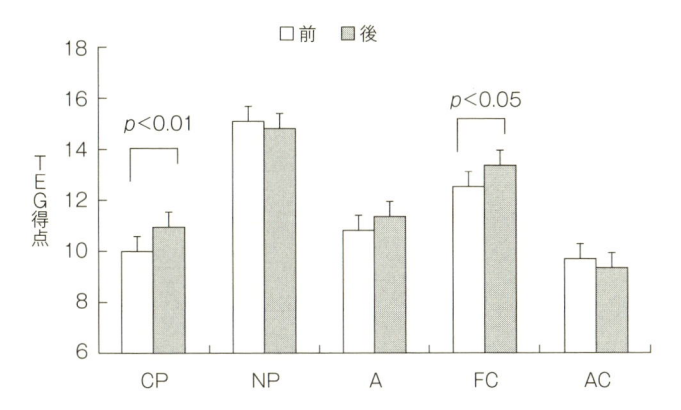

◆図20-6　認知行動療法介入前後でのTEGの変化（木村，2011b）

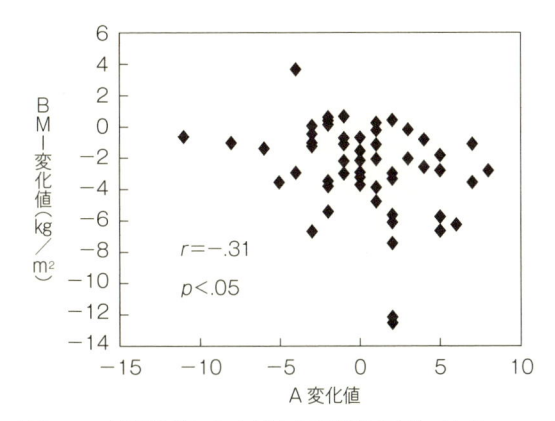

◆図20-7　減量効果におよぼす自我状態の変化（木村，2011b）

　さらに肥満症患者101名のうち，6か月間の介入前後で交流分析プロフィール分類の変化は66％に認めており，カウンセリングを含む認知行動療法の適応は，肥満症患者の対人関係のあり方に変化をもたらす可能性を示唆している。またカウンセリングそのものについては，筆者らの無作為抽出によるRCT（Randomized Controlled Test）にて，カウンセリング群において有意な減量効果を認めており，減量においてカウンセリングは有効であると考えられる（馬場ら，2004）。

3節　肥満チーム医療での役割分担と認知行動療法

　わが国での肥満症治療，外来において，多くはその主体が医師，看護師，栄養士で運用されていることが多い。その理由の1つとして肥満症や合併する糖尿病，高血圧，

第三部 「からだの病気」を抱える患者への「こころのケア」の最前線

チーム医療による行動医学

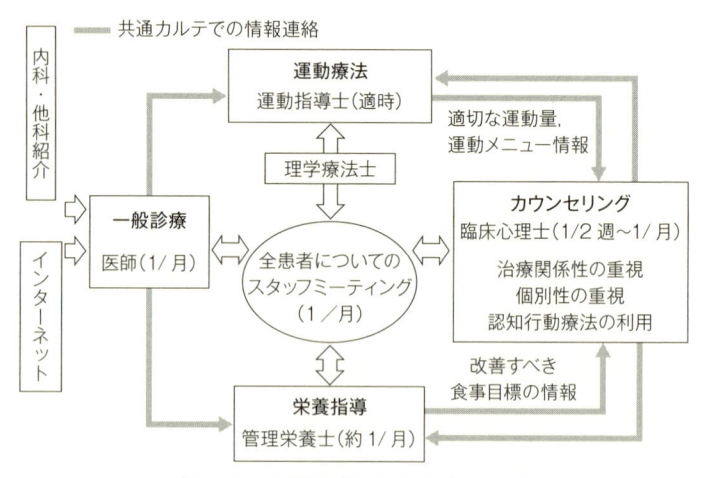

```
                    ── 共通カルテでの情報連絡
内                    ┌─────────────┐
科  ┌──┐             │  運動療法    │◄──────────┐
・  │  ├───────────►│ 運動指導士(適時)│           │
他  │  │             └──────┬──────┘  適切な運動量，
科  │  │                    ▲          運動メニュー情報
紹  │  │              理学療法士                │
介  ▼  │                    ▼         ┌─────────────┐
  ┌─────┐         ┌─────────────┐    │ カウンセリング │
  │一般診療│◄──────►│ 全患者について│◄──►│臨床心理士(1/2週～1/月)│
  │医師(1/月)│       │のスタッフ   │    │ 治療関係性の重視│
イ └─────┘         │ ミーティング │    │  個別性の重視 │
ン   ▲              │   (1/月)    │    │ 認知行動療法の利用│
タ   │              └──────┬──────┘    └─────────────┘
ー   │                     ▼                  ▲
ネ   │              ┌─────────────┐  改善すべき
ッ   └─────────────►│  栄養指導    │◄── 食事目標の情報
ト                   │管理栄養士(約1/月)│
                    └─────────────┘
```

◆図20-8 肥満治療におけるチーム医療

脂質異常症，脂肪肝などの生活習慣病の治療の一環として対応されることが多く，その結果健康保険制度での対応となり，保険診療制度上の登録された職種で対応することになるからと思われる。しかし実際の肥満治療，特に高度肥満例においては，日常での活動性を増加させるための具体的な運動指導や運動療法が必要であり，また行動変容を妨げている認知の歪み等の心理的な要因を治療するためには，認知行動療法などを用いた心理的介入が必要である（木村，2009a）。したがって肥満治療を行うためには，食事指導を中心とした治療とともに，個人に即した運動指導，運動療法，および個人のパーソナリティーや性格特性に応じた認知行動療法等を用いた行動変容技法を駆使する必要がある。このために重要なことは行動医学に基づいた系統的な指導，管理であり，この行動医学に基づいた指導，管理はチーム全体で統一されたコンセプトで行う必要がある（木村，2011a）。さらに，これらの治療を行うためには，心理領域のスタッフがチームの構成要員として必要になってくる。以下高度肥満ケアにおける運動や栄養スタッフの心理面での注意点，および心理領域のスタッフの役割，重要性を中心に述べる（図20-8）。

1. 運動指導士の役割

具体的な運動指導の内容は紙面の都合で割愛するが，高度肥満の場合，単純な運動指導では減量効果は少なく，日常生活での身体活動量の向上および運動に対する自己

効力感の向上，維持が重要である．また運動が十分であっても，食事コントロールが不良であれば当然減量は得られず，食事内容の確認，行動変容の確認も重要である．これら一連の行動目標の達成状況，減量の進捗状況，患者の運動に対するモチベーション，運動効果等の把握を行いながら，日常の活動レベル向上の一環として運動指導を行っていく必要がある．

日常の活動量の管理として歩数計による活動状況の評価，指導も有用である．行動変容を維持させていくために，体重の変化と運動・活動の関連につき注意深く観察し，運動と減量との関連につき患者に気づかせることも重要である．

2．栄養士の役割

第3章で述べた行動医学に基づく行動変容理論を理解しておけば，肥満治療における栄養指導もおのずと決まってくる．すなわち，肥満治療の栄養指導において，一方的な摂取食品の提示や，カロリーの設定では減量は期待しがたい．あくまでも肥満者本人ができそう，やってみたい，と思う食事指導に徹することで，結果として一定の減量が期待できる．したがって事前の食事摂取調査や聞き取りも重要であるが，適切な目標設定が重要である．また本稿では紙面の都合で詳細は割愛するが，細かな食事指導よりも，食行動に基づいた食事指導が重要であることも理解しておく必要がある．すなわち，具体的なカロリーや食品の指導でだけではなく，食行動としての食事時間や回数，食べ方の指導が有用である（田嶋ら，2005）．

3．心理師の役割

基本的に前述の認知行動療法に基づいた肥満治療は，栄養士，運動指導士が認知行動療法を理解していれば両者で施行は可能である．ただし，実際の栄養指導では，食事摂取状況の把握，必要な栄養の情報提供，運動指導現場では，日常生活での運動・活動状況の把握，具体的運動指導を行う必要があり，個々の行動目標や目標達成状況を確認する時間は少ない．また高度肥満の場合，リバウンドの繰り返しや自己効力感の低下から，食事，運動しても減量できない，水を飲んでも太るなどの認知の歪みを生じていることが多い（図20-2参照）．これら自己効力感の低下，認知の歪みを修正するためには適切なカウンセリングが必要である（木村，2009b）．栄養士，運動指導士はそれぞれの専門領域での指導が必要であり，また認知の修正にはカウンセリングの技法が必要であり心理師による介入が有用となる（図20-9）．

以上のことより，肥満治療の臨床現場で心理師が介入することは，患者の個別性，治療関係性をチームとして共有する上で有用と考えられる．また肥満者の自己効力感，

```
1) インテーク面接（約45分）
  ―受診経緯，過去のダイエット経験……………………動機
  ―生活習慣，生活環境，家族関係……………………社会的因子
  ―ストレス有無，対人適応様式………………………心理的因子

2) 心理アセスメント（質問票）⇒ フィードバック
  ―NEO-PI-R人格検査，TEG，POMS ……………内面への関心

3) 継続の個別カウンセリング（約30分）
  ―陰性感情の受容，明確化，情緒的励まし…………治療関係
  ―行動目標記録票を用いたセルフモニタリング……行動療法
  ―陰性感情を高める認知の歪みを修正………………認知療法
```

◆図20-9　認知行動療法的カウンセリング内容

認知の歪み，ストレス対処につき，適切なアドバイスを行うことができることも大きな効果と考えられる。さらに，心理系以外のスタッフに対する心理的対応の教育においても非常に有用と考えられる。すなわち，認知行動療法をはじめ各種行動変容技法の向上においても，心理師の存在は重要と考えられる。

筆者らの従来の食事，運動指導と心理師によるカウンセリングを加えた介入との無作為介入試験の結果でも心理師による追加介入は有意な減量効果のみならず，減量介入期間中のドロップアウトの予防，減量後のリバウンドの防止にも効果を認めており，心理師による介入は有用と考えられる（馬場ら，2012）。

4．医師の役割

最後になるが，肥満チーム医療において医師の役割についても述べておく。基本的に肥満治療そのものは，前述のメディカルスタッフによるチーム医療により成立する。ただし肥満チーム医療に患者が適応するかどうかの判定，また肥満合併症の評価，治療，食事，運動，心理カウンセリングの治療のバランス等に関しては医師の治療，裁量が必要である。また遺伝子的判断や，合併症の治療の優先順位，今後の治療方針などにおいては重要な責任を持つ。

4節　今後の問題点

本稿において肥満治療における心理的評価の重要性，その効果，行動医学に基づいたチーム医療の有用性，各職種の役割，相互関連について述べた。今後，わが国における現在の医療現場において栄養士以外に運動指導士，心理師を肥満チーム治療に導入していくにはさまざまな問題点がある。まず肥満治療に対して，認知行動療法など

の行動医学的介入の重要性を肥満治療,予防にあたる最前線の医師,メディカルスタッフがまだ十分には理解できておらず,また理解できていたとしても,そのスキルを十分に活用できていないことである。したがって,行動医学の基礎理論やコアとなる認知・行動変容の諸技法に関する研修システムの構築も重要と考えられる。この行動医学,認知行動療法に関しては,基本的には医師をはじめメディカルスタッフが十分理解すれば問題ないが,そこには時間も必要であり,また現代医療の特徴であるチーム医療という概念からは,それぞれのエキスパートがその専門性を生かした治療を行い,各々の情報を共有することでその治療効果を最大にかつ効果的に発揮していくことが重要と思われる。したがって,この肥満治療の現場に心理師が認知行動療法の専門性を生かし他のスタッフとともに現場でその専門性を発揮することで,最も効果的でかつ最大の効果が得られる可能性も考えられる(木村,2011b)。

　そのためには,現在の医療システムの中で,心理師をどのように活用していくかに関する現実的な議論も今後必要となってくる。

　これらの観点より,今後の生活習慣病の治療,予防の臨床において,心理師と医師,メディカルが互いの情報を共有し効果的な治療システムを構築するためのスキル,治療効果のエビデンスを確立するための共通の場が必要と考え,筆者らは生活習慣病認知行動療法研究会を設立している(生活習慣病認知行動療法研究会HP)。今後の肥満症,生活習慣病領域での行動医学,認知行動療法の普及の一石となれば幸いである。

木村　穣
関西医科大学健康科学センター
(執筆当時)

第三部 「からだの病気」を抱える患者への「こころのケア」の最前線

第 21 章

腎疾患・透析患者へのケア

1節　はじめに

　腎臓は，心臓から駆出された血液のうち約20%が分布し，主に血液を濾過することによって，体内の老廃物や過剰な水分を尿として体外に排泄し，体液量や浸透圧・血圧の調整を行っている。加えて，カルシウムの吸収や赤血球産生等にも関与しており，人体の恒常性維持にとって重要な臓器である。腎臓を構成する糸球体は損傷すると再生しないという特徴があるが，腎臓はその機能が半分程度に低下するまで臨床的な症状がほとんど見られない。つまり，腎疾患は治癒しないにもかかわらず，発見が遅れることも多い。

　腎機能が失われると（末期腎不全），患者は腎代替療法（人工透析，移植）を受療する必要がある。日本の人工透析患者数は現在約31万人，腎移植総数は約3万人である。人工透析は，医療費に対する負担，患者本人の身体・心理社会的な負担が大きい治療である（稲田，2010）。そのため近年，慢性腎臓病（Chronic Kidney Disease: CKD，腎機能障害の程度によりハイリスク群とステージ1〜5に分類されている）の概念が積極的に導入され（腎疾患対策委員会，2008），早期からの予防の重要性が強調されている。日本におけるCKDステージ1〜5の患者数は推計1,330万人とも言われる。

　本章では，CKDの段階から末期腎不全に至り，腎代替療法を開始・維持するプロセスにおける心理的問題を整理し（図21-1），心理師である筆者の経験を紹介して，この領域の実践で重要と思われる点について述べる。

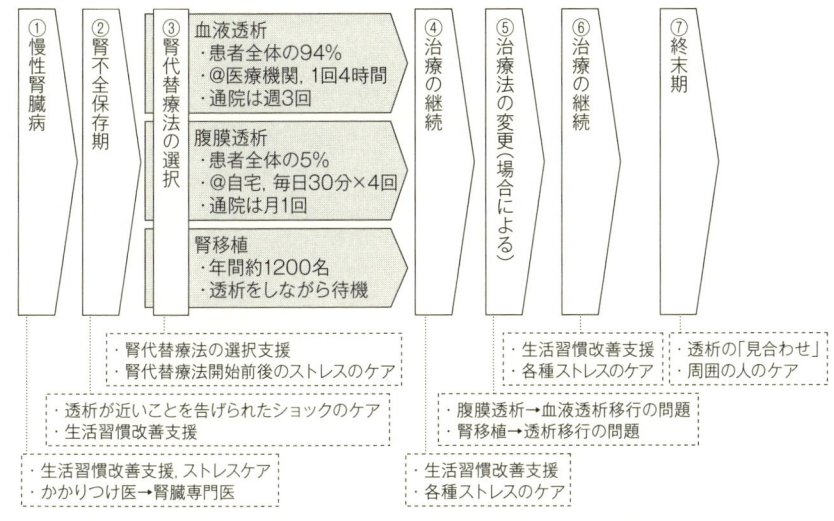

◆図21-1　腎疾患の経過と心理社会的支援の対象となりうる代表的なテーマの例

1. 保存期

　腎代替療法が開始される前の段階は保存期と呼ばれ，腎機能の低下を食い止めるために，食事（蛋白質，カリウムの摂取制限等）と服薬による治療が行われる。患者は疾患や治療について学び，生活習慣を変え，かつそれを維持することが必要となる。

　腎機能を損なう原因となる疾患は多様であるが，糖尿病腎症は人工透析導入の原因となる疾患として1998年以降第1位を占めており，その割合は増加を続けている。そのため現在，国内外で糖尿病腎症の発症予防はきわめて重要な課題となっている（槇野，2009）。糖尿病腎症の患者にとって腎症は，糖尿病の治療を続ける中「突然腎機能が悪くなったと言われる経験」であり，糖尿病に加えて腎症を抱えた事実に大きなショックを受ける。自覚症状に乏しい段階では，生活習慣を改善しても体調の変化を実感しにくいこと，この時期には病気を認めたくない気持ち（否認）が生じやすいこと（春木，2010）等から，保存期の生活改善には困難を伴うことが多い。

2. 末期腎不全期

　腎臓の機能が失われた末期腎不全の段階になると，腎代替療法（腎移植，人工透析）が必要となる。透析療法には主に2種類あり，血液透析は1回4〜5時間程度，週2〜4回病院で実施する。腹膜透析は1回30分程度，毎日3〜4回自宅等で患者や介護者が実施する。体調が悪い中で，生活スタイルがまったく異なる治療法の選択を迫

◆表21-1　患者が「体験する」腎疾患（糖尿病腎症の例）

医学的情報	患者の体験
自覚症状に乏しい	悪くなったという自覚が持てない 生活習慣の改善をしても，良くなった実感がない
障害された糸球体は回復しない	「（自分なりに）気をつけてきたのに，悪くなるなんて！」 「ずっと通院しているのに，治らないのはなぜ？」
腎機能低下から腎不全までの期間は個人差大	「『いずれ』透析ですよ，ではなく正確な期間を教えて」 「もっと早く言ってくれれば，気をつけたのに……」
医学技術の進歩による透析期間の延長・質の向上	「透析になると，すぐ死ぬ。昔，近所のおばさんも……」 「昔親父が透析をしたが，ひどかった。恐ろしい」
食事療法の相違 ：糖尿病vs腎疾患	「『野菜をたっぷり，良質なタンパク質を』と心がけてきたのに，腎臓には良くなかったなんてショック」

られることから，心理面に配慮しつつ本人の生活背景を考慮した意思決定の選択支援が必要となる（Murray et al., 2009）。

　透析開始後も，腎移植を受けない限り生涯にわたり，保存期と同様の生活管理（食事・水分摂取管理，服薬等），および透析治療の自己管理（血液透析では腕の内シャント管理，腹膜透析を自宅等で実施するための手技や腹部カテーテルの管理等）が必要となる。透析で生活が一変する事に加えて，透析処置時の不快な症状や各種の合併症等が重なる。患者は身体的（尿毒症性精神障害をはじめとする身体的要因による精神症状，かゆみ，不眠等）・心理的（生活制限，予後への不安等）・社会的（復職，家族関係等の変化等）なストレスに持続的にさらされる（春木，2010; Fegran et al., 2014）。実際，透析患者の約4割は，標準的な精神症状評価尺度で臨床レベルの抑うつ状態を示し，生活の質や予後に影響することが知られている（Lopez et al., 2004; 黒川ら，2013）。

　腎移植について，日本では献腎移植の割合が少なく，生体間移植の割合が高いことが特徴である。また薬剤の進歩により，血液型不適合患者間でも移植が可能となったため，近年，配偶者間の移植が急増している。しかし，生体間移植のドナーとレシピエントの間で十分なコミュニケーションが行われない場合もあり（Traino, 2014），心理的ケアが特に重要である。なお，移植後も免疫抑制剤の定期的な服薬は必須であり，アドヒアランス向上の支援が必要である（Lieber et al., 2014）。また，移植腎の生着率は年々向上しているが，中には不成功に終わり再度の透析を余儀なくされる例もある。その場合ドナー・レシピエント双方に強い喪失感と心理的ストレスをもたらす（Gill & Lowes, 2014）。

3．終末期

　現在透析導入の平均年齢は 68.7 歳であり，高齢化が進む中で，各種疾患の合併例や自己管理の難しい例（認知症等）が併せて増加しているのが実状である。こうした中，患者・家族・医療者の意思決定，患者の身体的・精神的な苦痛の緩和や，看取りを行う家族への支援等が重要な課題となっている。現実に「見合わせ（終末期にいつまで透析を続けるのか）」，あるいは「非開始（必要になった際にあえて開始しない判断）」に関する議論が行われている（日本透析医学会血液透析療法ガイドライン作成ワーキンググループ透析非導入と継続中止を検討するサブグループ，2014; Janssen et al., 2013）。

2 節　患者・医療者それぞれの心理ケア・ニーズ

　この領域で，実際にどのような心理的ケアが求められているのだろうか（図 21-2）。CKD 患者 360 名（平均 57.6 歳）および透析患者 209 名（平均 52.0 歳）に尋ねた（中村，2014）。透析患者は，腎臓が悪いと初めて告げられてから現在までの各時点で，それぞれ約 3～5 割がストレスを感じていた。このうちストレスが最も強かった時点は，透析を行うと初めて告げられた時点（32.5％）であった。この時点の精神的健康度（K6; Furukawa et al., 2008）を思い出して評定してもらうと，カットオフ（13 点）を超えた者が 26.5％となった。

　睡眠の問題も各時点で体験されており，中でも透析開始以降に悩まされる割合が多かった（33.5％）。透析センターのチーム医療における心理師の実践をまとめた本多ら（2012）によれば，何らかの心理的苦痛を訴えた透析患者のうち，抑うつ気分を直接訴えた患者はわずか 1 割で，最も多かった訴えは，睡眠の問題（約 3 割）であったという。睡眠不良の訴えの背後に心理的ケアのニーズがあることを示唆する知見である（なお，透析患者の睡眠問題自体は，心理的要因以外に，器質的要因や精神医学的要因によって生じうる；堀川ら，2012）。

　次に，心理的ケアを受けた経験を尋ねた。透析患者が精神科医や心理師からケアを受けた経験は 1 割に達しないのに対して，約 3 割が透析に関わる医師・看護師から心理的ケアを受けたと感じており，日常臨床で接する医療者の重要性がうかがえる。しかし，透析に至っていない CKD 患者では，心理的ケアを受けたと感じた者は約 1 割に過ぎず，この時期に有効なケアがなされていない現状にあることがわかる。

　治療上で必要な心理的ケアについて尋ねると，「専門家によるカウンセリングが必要（透析患者）」といった直接的ケアがまずあがった。その他にも「患者全員が共有できる情報源（冊子等）配布してほしい。みんながいろんな情報を持っているから

①透析患者209名が各時期のストレスを評定した結果(%)

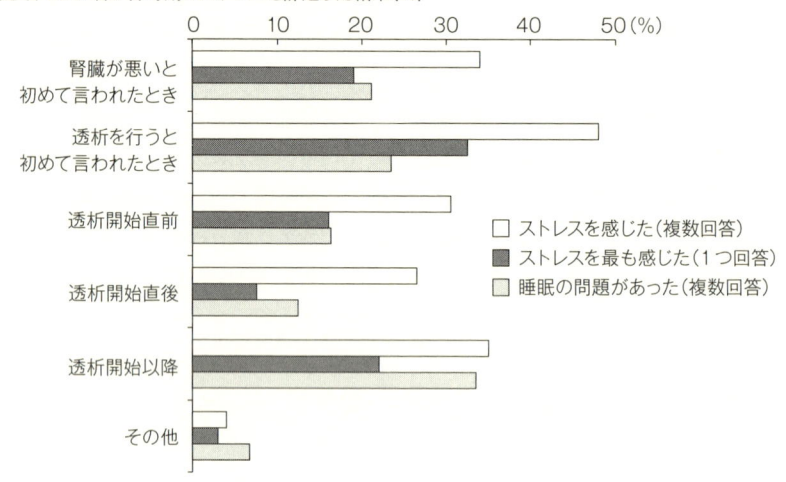

- 腎臓が悪いと初めて言われたとき
- 透析を行うと初めて言われたとき
- 透析開始直前
- 透析開始直後
- 透析開始以降
- その他

□ ストレスを感じた（複数回答）
■ ストレスを最も感じた（1つ回答）
▨ 睡眠の問題があった（複数回答）

②CKD患者360名，透析患者209名が受けた経験のある心理的ケアを回答(%)

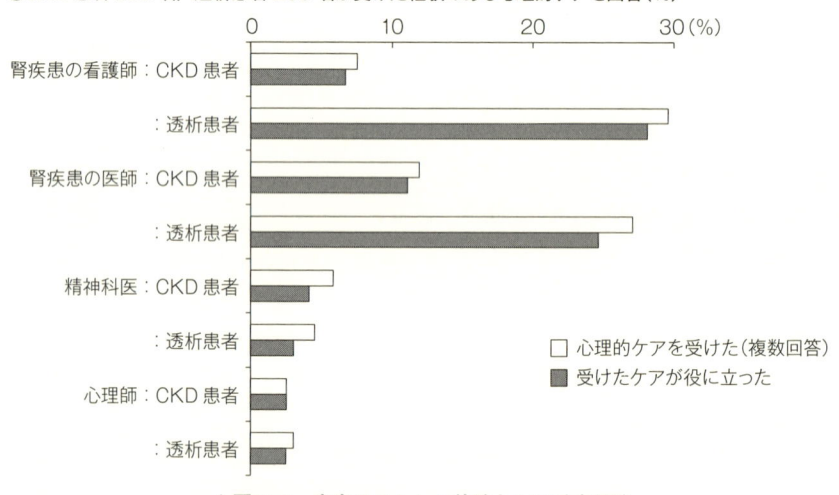

- 腎疾患の看護師：CKD患者
- ：透析患者
- 腎疾患の医師：CKD患者
- ：透析患者
- 精神科医：CKD患者
- ：透析患者
- 心理師：CKD患者
- ：透析患者

□ 心理的ケアを受けた（複数回答）
■ 受けたケアが役に立った

◆図21-2　患者のストレス体験とケア受療経験

不安に感じる人がいると思った（CKD患者）」「治療などについて，最悪のことだけではなく，不安を取り除くような説明の仕方をしていただけたら良かった（CKD患者）」「忙しくて，とりつく暇もなさそうですが，ちょっとの時間をさいて，透析患者の相談・情報提供をやってほしい。特に腹膜透析患者は患者会もないため，常に孤独感にさいなまれている（透析患者）」等，情報提供や日常診療上での心理的ケアを求

める声が多かった。

　その一方で筆者らは，13機関の透析部門に勤務する医療職者447名に，心理的ケアに対する意識を尋ねた（中村ら，2014；平均39.7歳；透析医療の平均従事年数9.0年；看護師276名，臨床工学技士72名，医師23名，その他76名；精神科・心療内科を有する施設は13中5）。その結果，約7割が，透析患者と関わる際の心理的ケアの必要性を認識していた。しかし，心理的ケアを提供する専門家と実際に協働した経験率は低かった（精神科医17.9％，心理師7.8％）。透析領域においては，心理的ケア専門家自身が，積極的に認知度を高め，関わっていく必要性を示唆する結果である。

　そして医療者自身も「患者さんもスタッフに遠慮して思いを言えず我慢していることが多いと思うが，それも上手に聞き出す方法が知りたい」「怒りなどがあっても言い出せないことも多くあると思う。また，いろんな話をしていく上で，患者さんとの距離が近くなりすぎないようにうまく距離感をつくる方法」「患者さんからの透析を受けたくない，死にたいという訴えに対しての対応」「コミュニケーションの取り方，声かけ，攻撃的な人への対処」等，患者の心理的ケアが重要だと考え，スキルアップを求めていた。

　なお，協働経験がある医療者にとって，精神科医は，①精神症状の的確な把握とアドバイス，②合同カンファレンスでの助言，③適切な薬物療法等による具体的な問題改善が評価されていた。心理師は，①異なる視点からの傾聴・支援・アセスメントの有効性，②合同カンファレンスでの助言，③面談結果をフィードバックすることでチームの患者理解が深まることが評価されていた。

　総合病院の精神科に所属する精神科医は，せん妄等の精神症状，精神疾患，そして認知機能障害等への治療にあたる（井上ら，2010）。精神科医は，精神科外来，腎疾患以外の身体疾患に関わるリエゾン活動，精神科救急等の対応で多忙であること，またリエゾン領域の精神科医数が少ないことから，慢性的に生じている心理社会的問題への長期的な支援というよりも，急性的な症状緩和や精神科疾患への治療が中心となりやすい。

　上記のような事情を考えると，慢性期の患者を支えるスタッフとして心理師はその独自性を生かして活動できる可能性が高いが，現在の日本では，腎疾患に関わる心理師の数はまだ少なく，日本臨床心理師会の調査によれば，透析医療に関わった経験のある心理師は1.9％と，病棟（47.5％）や緩和ケア（14.2％）と比較して少ないのが実態である（一般社団法人日本臨床心理士会第2期後期医療保健領域委員会，2014）。

3節 実践例

　筆者は認知行動療法を専門とし、腎疾患の領域では予防的なケアを主に行っている。本節では、筆者が関わった腎疾患領域での実践を紹介する。なお、腎疾患の領域における治療的なケアの実践例については、この領域で先駆的な活動を行っている春木（2010）等を参照していただきたい。

　実践にあたり、特に精神科医の勤務していない医療機関では、まず「心理師が置かれた、自身の状況自体のアセスメント（勤務ペース、患者に面接できる時間・頻度、協働する医師等の心理的ケアへの考え、心理師に期待される業務、責任の所在等）」を行い、他スタッフとの関係を構築することが必要である。続いて、その医療機関の実状を把握した上で（受診の必要がある場合紹介可能な精神科等が近隣にあるか、紹介の手順、地域の特徴として精神科等への受診に偏見がないか等）、どこまで請け負うのか（請け負わないのか）をすり合わせておくことが大切であると感じる。こうした点について共通理解や情報のないまま心理面接を引き受けると、「うつ病の可能性が高い患者に精神科受診を勧め、本人もその気になったものの、地元のメンタルクリニックは初診が3か月待ちであった。患者は不調であることのみ気づかされ、受診できずに不安だけが高まった」という結果にもなりかねない。状況によっては、患者への直接支援ではなく、スタッフの支援を通じて患者を支援する形態（間接支援）になる場合もあり得る。

　臨床現場の実状はさまざまであり、介入を行う際には、「治療的ケアと予防的ケア」「直接支援と間接支援」を組み合わせた視点が、チーム医療では重要であると感じる（図21-3）。「問題を未然に防ぐための普段からのケア」「患者に最も近くで接する専門家を支える支援」「その専門家自身の力を引き出す支援」といった点を考慮した支援である。また心理的ケア専門家がチームに参加したことのない医療チームでは、心理師に精神科医のような働きを期待される場合もある。その場合は、自身の専門性の説明自体も、大切な連携技術の1つとなりうる（サイコオンコロジーの領域における心理職の紹介パンフレットが参考になる：「緩和医療に携わる医療従事者の育成と技術向上に関する研究」班、2014年）。

1. 腎代替療法選択支援の実践

　腎疾患の治療過程で、患者はさまざまな意思決定を求められ、腎代替療法の意思決定（療法選択）はその1つである。腎代替療法には腎移植と人工透析があるが、腎移植数が少ない日本では、腎移植を希望する場合でも長期の待機期間に人工透析を受療する必要があるため、療法選択支援では、透析療法（血液透析／腹膜透析）の選択支

①予防的心理ケアと治療的心理ケア（重なる部分もある）

●治療的ケアの例●
・せん妄, 精神症状, 精神科疾患の治療
・尿毒症性精神障害の治療
・抑うつ・不安等への治療やカウンセリング
・カンファレンス

●予防的ケアの例●
・心理面に配慮した関わり（生活指導, 療法選択等）
・ストレスマネジメント
・スリープマネジメント
・早期発見や受診支援
・患者会等
・カンファレンス

②直接支援と同様, 間接支援も重要（窪田, 2009をもとに筆者が作成）

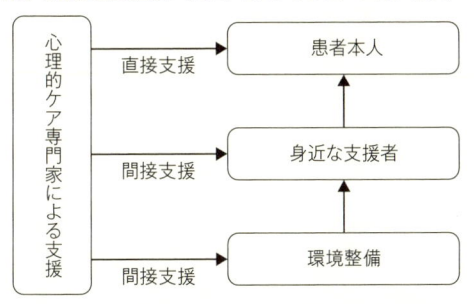

心理的ケア専門家による支援 → 直接支援 → 患者本人
心理的ケア専門家による支援 → 間接支援 → 身近な支援者 → 患者本人
心理的ケア専門家による支援 → 間接支援 → 環境整備 → 身近な支援者

◆図21-3　治療的／予防的ケアと直接／間接支援

援を行うことが中心となっている。意思決定の際に, 患者にとって納得感の高い説明が行われると, 治療への満足度や動機づけが高まるが（Schoenthaler et al., 2009；久田, 2009）, 知識を多く伝えるだけでは納得感につながらない。この難しさを感じる看護師から相談を受けたのが, 筆者が腎疾患の領域に関わるきっかけとなった。

まず医療者と患者の両者から話を聞き, この問題のアセスメントを行った。説明が上手な医療者は, 患者との自然なやりとりから本音を引き出し, 必要な医学的知識を患者が理解できたか確認し, 治療法の特徴を患者の生活の特徴とすり合わせつつ伝えていた。一方, 説明が苦手な医療者は「伝えるべき情報をすべて伝えたか」に意識が向き, 「患者が情報をどのように受け止めたのか」という点をうまく確認できていなかった。

次に, 透析患者自身に話を聞き, 透析開始時の意思決定プロセスを整理した。その結果, 導入時の出来事や周囲の人から言われたことや病院で見聞きした情報が, 偏っているものであっても大きな影響を患者に及ぼしていた。また, 患者が情報を聞く際は, 「自分にとって」どんなメリット／デメリットとなるかに焦点が当たり, 主観的

①同じ情報でも人によって真逆の意味を持つ

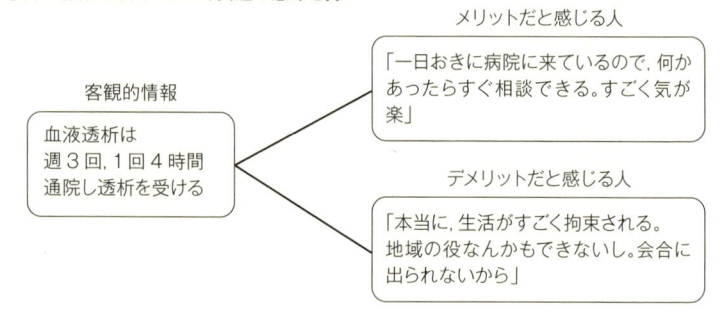

客観的情報：血液透析は週3回，1回4時間通院し透析を受ける

- メリットだと感じる人：「一日おきに病院に来ているので，何かあったらすぐ相談できる。すごく気が楽」
- デメリットだと感じる人：「本当に，生活がすごく拘束される。地域の役なんかもできないし。会合に出られないから」

②「その人にとって重要な情報」が重視される

重要な他者の意見	「家内が家でするのが嫌だと言ったから血液透析にした」
その人にとって怖い／嫌なこと	「風呂に入れると言われたが，感染がどうしても怖くて，腹膜透析にしなかった」
一人でやることをどの程度重視するか	「自分ででき，自分の身体の状態を把握できるのは腹膜透析」
その人にとって「普通」の生活	「家でするど，いかにも病人と見られるから腹膜透析は嫌」「病院に通うと，病人って思われるから血液透析は嫌」

③イメージ，体験，口コミの影響が大きい

イメージ	「とにかく血液透析には漠然とよくないイメージがある」
体験	「導入時，首から緊急透析をした。痙攣を起こして苦しかった。だから絶対血液透析はしない」
口コミ	「透析すると，長生きできないと聞いた」「感染で腹膜がすぐにダメになるらしい」

◆図21-4 患者さんが導入期に体験する認知の特徴

な評定が行われていた（図21-4, Nakamura-Taira et al., 2013; 中村，2009）。

　筆者の専門である臨床心理学では，患者の気持ちを考慮しつつ，患者の主観を中心に話を整理する技術を持つため，心理師が療法選択面接を行うことが最も望ましいのかもしれない。しかし療法選択の現状（2007年当時。現在では心理師が関わる施設もある）を考え，心理師による直接支援ではなく，看護師等への間接的支援を目指すことをまず目指すべきであると考えられた。そのために，両者へのアセスメント結果をもとに，医療者が患者の主観や意見を整理しやすくする支援を目指すこととした。

　一連のアセスメント結果は，患者の生活を把握しやすくする，面談の補助ツールに反映された（NPO法人腎臓サポート協会の療法選択支援冊子「腎不全とその治療法」

の一部である，患者の考えや生活を把握するワークシートの作成）。改訂されたワークシートは現場の看護師におおむね好評であったが（中村・加澤，2014），「これをいつどのように使って話を聞けばよいのかわからない」という声が聞かれた。つまり，患者の考えや情報を把握し，得た情報を用いて面接を進めるプロセスを具体的に示す必要があることがわかり，療法選択支援のプロトコルと実施マニュアルの開発を行った（加澤ら，2013）。

以上のプロセスを経た現在，「どのように」そのプロセスを進めるか，つまり面接技法自体のスキルアップを具体的に支援しなければ，マニュアルを辿るだけに終わってしまい，真の目的である「患者の気持ちを引き出す」面接は実現できないと感じている。そこで療法選択の担当看護師（担当歴長い／短い）と模擬患者との面接ビデオを撮影し，ビデオ映像と面接逐語録を検討することで，具体的に身につけるべき面接スキルを整理している。中でも「開かれた質問の活用」と「開かれた質問の後に待つ」という2つのスキルが，重要な要素であると思われる。これらのスキルは療法選択支援以外でも活用できる可能性があるため，これらのスキル獲得に特化した教育プログラムを開発中である。

2．内科診療所での実践

次に，内科診療所での実践例を紹介する（中村・多木，2015）。ある診療所での，糖尿病腎症患者への予防的ケア（管理栄養士による食事指導）の取り組みである。

(1) 診療所のアセスメント

実践を行うにあたり，まず診療所のアセスメントを行った。診療所は，心理師の導入前から，日々の実践で自然と心理社会的な関わりが行われていた（例えば，スタッフが患者に積極的に関わり，よく観察し生活等を把握している，初診時に問診票を用いて30分程度時間をかけ患者の生活背景を含めた情報の聴取を行っている，不安と抑うつ症状の評価尺度結果を介入の参考としている等）。また管理栄養士による介入も（個人指導とグループ指導），行動変容の原則を自然と取り入れた良い内容であった（例えば，各患者に合わせた具体的な目標を1～2つのみ提示する，グループの他者が良いモデルとなるような工夫等）。そこで支援では，診療所ですでに行われている良い取り組みを積極的に発見し，合同カンファレンスで具体的に取り上げ，解説を加え，共有することを方針とした。

(2) 面接

　各患者に対しては，30分間の個別心理面接を，1人あたり2回実施できる機会が与えられた。限られた回数であるため，糖尿病治療や栄養指導に関する患者の知識と経験を整理して現実的に実施可能な行動を整理・共有すること，および自己効力感と動機づけを高めること（Ando & Ando, 2007）に焦点を当てた面接方針とした。なお，主治医からは「健康について一緒に考えるカウンセラー」と紹介してもらい，患者の抵抗感を和らげた。

　面接では，生活背景の情報収集を行いながら，初診時から現在までのセルフケアを振り返り，患者なりの工夫や現在までの成功体験（改善，または悪化させずに維持できた経験）を発見し共有した。次に，糖尿病や腎症に対する態度，知識，今後の見通し，思いを聞き，整理した。腎症の診断を受けて強い不安を感じていた患者には，その不安が和らぐよう配慮しつつ，予防の意義を確認した。また医師・管理栄養士による指導の理解度を確認し，必要に応じて生活上のストレスを整理し，行い得る対処行動を患者から引き出した。患者のほとんどは介入開始時に腎機能低下の自覚症状がなく，告知に戸惑っていた。不安の評価尺度（STAI）では低値だったものの面接で強い不安を呈した者もおり，この戸惑いや不安を和らげつつ心理面接を行った。腎症や糖尿病である事実を否認していた者には，性急な直面化を促さず（春木，2010），実施できていることに焦点付けた面接を行った。

(3) 面接の結果

　個別面接の結果は合同カンファレンスで報告し，各参加者についてスタッフの気づきと心理師の気づきを共有した。その上で，患者の理解度に合わせた情報提供と，腎機能低下に対する不安が強い患者への対応について方針を整理した。心理師は適宜，スタッフの良い関わりを積極的に発見して伝え，スタッフ自身の自己効力感を高めることを心がけた。スタッフからは「普段自分たちでは聞けない患者の気持ちを知ることができた」「自分の関わりの理論背景を知ることができた」「自分の関わりが正しいと言ってもらって自信がついた」といった声が聞かれた。

　また，心理師が面接を行うことで，スタッフの持つ患者像の再構成が行われることも多かった。例えば，ある患者はスタッフから「糖尿病に向き合おうとしない人」「腎症のケアに良くないことも止めようとしない人」と評価されていた。心理師の面接では，親が糖尿病であったこと，最期は糖尿病と認知症のために施設で「悲惨な亡くなり方をした」「自分は親と違ってちゃんとした生活をしてきたのに」「自分もああなる

のか」と話し，糖尿病に向き合うと「そんないろいろを思い出しそうで不安だ」と述べる一方，「とはいえ，しょうがないかという気持ちもある」とも語った。カンファレンスでこうしたさまざまな気持ちがあり，気持ちを整理するために時間が必要では，と伝えることで，「（今はまだ表に見えないが）自分なりのペースで，少しずつ向き合うプロセスの途中の人」であることが共有された。

4節 まとめ

　本章では，腎疾患領域での心理的ケアについて述べた。その際心理的ケアを「予防的ケア／治療的ケア」そして「直接支援／間接支援」に大別したが（図21-3参照），いずれのタイプの心理的ケアでも，腎疾患領域での心理的ケアの実践枠組みは共通であると感じる。すなわち，①問題に関わる複数の要因について（患者－医療者，患者－取り巻く環境，等）情報を収集し，②困りごとを可視化し，③できうる具体的なことを具体的に提案することである。これは，CKD期から末期腎不全までを広く視野に入れ，かつ各段階でのチーム医療を考える上で，必須の姿勢であると思われる。その上で，④行ったことの評価についても可視化することで，さまざまな情報がチームで共有可能となる。

　患者との面接では，喪失感，戸惑いや怒り等（春木，2010）をそれまでの疾患経験を通して理解した上で，精神症状の評価尺度や言葉に現れない不安や抑うつ症状を捉えることや，患者の動機づけを見極めることが必要であると感じる。また，どこまで内面を掘り下げるか（掘り下げないか）の判断を行いつつ面接を進める技術が必須である。そして心理面接で得た内容を他職種へわかりやすく伝えることが，チームで統一した対応を考えるために不可欠である。

　2012年度より診療報酬制度に糖尿病透析予防指導管理料（350点／月）が加算されるようになり，基準を満たす病院では予防教育が行われるようになった。また，腎代替療法開始前後の支援において看護師が心理的サポートを行う機会は広がっている。こうした場面で，潜在的に心理的ケアのニーズはきわめて高い。現在日本では，腎疾患領域の心理的ケアは，透析患者の精神医学的問題への直接支援が中心となっているが，今後は，CKDの段階を含む予防的アプローチや慢性期のケアがますます必要になると考えられる。そして腎疾患の領域における心理的ケアは，看護師等の専門家がすでに実践しており，患者に肯定的に評価されていた。心理師はこうした専門家を支える間接支援技術を向上させることや，環境整備に役立つ研究や情報発信を行うことが重要であると考えられた。また，腎透析患者の心理的ケアを地域レベルで支える仕組みづくり（地域でのリエゾン活動；堀川，2014 埼玉サイコネフロロジー研究会；

日本サイコネフロロジー研究会）も今後ますます必要となると考えられる。

(本報告にあたり，日本心理臨床学会研究助成金 2012.ii-1 の適用を受けた。)

中村菜々子
兵庫教育大学発達心理臨床研究センター
(執筆当時)

第 22 章

脳損傷患者（高次脳機能障害患者）へのケア
―広島県立障害者リハビリテーションセンター―

1節　はじめに

　本章では,「脳損傷・脳血管障害患者」の中でも, 特に脳損傷の後遺症の1つである「高次脳機能障害者」へのケアに焦点を絞り, 実践例を紹介する。

　2001年に開始された厚生労働省の高次脳機能障害支援モデル事業開始前後には, マスコミにおいても「見えない障害」「制度の狭間の障害」をキーワードに, 高次脳機能障害について, 盛んに取り上げられるようになった。その当時, 10年前に大きな事故に遭って以降, 仕事が長続きしないという方や, 何年もずっと家に引きこもっていたという方が拠点機関を訪れることも珍しくなかった。この方たちは, 現在, 適切な診断やリハビリテーションを受け, それぞれ社会参加の道を歩んでいる。しかし, 2015年の現在においても, 脳の病気以降, 何の社会資源も使わずに約20年自宅で生活していた方に出会う。このような方と出会うと非常に残念で悔しいばかりである。

　あなたの身近にはどこにでも高次脳機能障害者が存在する。"過去に生死をさまようような大きな事故や病気をしていないか"そのことに少し留意するだけで, あなたがケアしようとしている人により適切な援助が可能となる。

2節　脳損傷の原因とその後遺症について

　脳損傷の原因を, 表22-1に示した。このようなさまざまな原因による脳損傷により生じた後遺症の中で, 失行, 失認, 失語, 記憶障害, 注意障害, 遂行機能障害, 社会的行動障害などの認知障害は, 一般に高次脳機能障害と呼ばれる。高次脳機能障害支援モデル事業において集積されたデータを分析した結果, 記憶障害, 注意障害, 遂行機能障害, 社会的行動障害などの認知障害を主たる要因として, 日常生活及び社会

◆表22-1　脳損傷の原因

外傷性脳損傷	交通事故や転落などによる物理的な外力による脳損傷
脳血管障害	脳を栄養や酸素を送る血管が詰まったり破れたりすることで発症する脳損傷であり，脳出血，脳梗塞，くも膜下出血が含まれる
低酸素脳症	脳が活動するために必要な酸素や脳血流が途絶えることによって引き起こされる。低酸素脳症の原因は，窒息，溺水，縊頸，心疾患などによる心肺停止などからの蘇生後に発生することがほとんどである。脳への血流や酸素が途絶えると，数分後には脳細胞が死滅し，蘇生に成功しても，結果的に脳に障害が残存する。
その他	脳炎，髄膜脳炎などの感染症，脳腫瘍など

　生活への適応に困難を有する一群が存在し，これらについては診断，リハビリテーション，生活支援等の手法が確立しておらず，早急な対応が必要なことが明らかとなった。そこでこれらの者への支援対策を推進する観点から，行政的に，この一群が示す認知障害を「高次脳機能障害」と定義し，この障害を有する者を「高次脳機能障害者」と診断し，精神障害者手帳を交付し，医療的・福祉的サービス利用が開始された（国立身体障害者リハビリテーションセンター，2003）。

　その診断基準を表22-2に，高次脳機能障害の各症状の具体例を表22-3に示した。

　また，この診断基準については，今後の医学・医療の発展を踏まえ，適時，見直しを行うことが適当であるとされる。

◆表22-2　高次脳機能障害の行政的な診断基準

Ⅰ．主要症状等
　1．脳の器質的病変の原因となる事故による受傷や疾病の発症の事実が確認されている。
　2．現在，日常生活または社会生活に制約があり，その主たる原因が記憶障害，注意障害，遂行機能障害，社会的行動障害などの認知障害である。
Ⅱ．検査所見
　　MRI，CT，脳波などにより認知障害の原因と考えられる脳の器質的病変の存在が確認されているか，あるいは診断書により脳の器質的病変が存在したと確認できる。
Ⅲ．除外項目
　1．脳の器質的病変に基づく認知障害のうち，身体障害として認定可能である症状を有するが上記主要症状（I-2）を欠く者は除外する。
　2．診断にあたり，受傷または発症以前から有する症状と検査所見は除外する。
　3．先天性疾患，周産期における脳損傷，発達障害，進行性疾患を原因とする者は除外する。
Ⅳ．診断
　1．Ⅰ～Ⅲをすべて満たした場合に高次脳機能障害と診断する。
　2．高次脳機能障害の診断は脳の器質的病変の原因となった外傷や疾病の急性期症状を脱した後において行う。
　3．神経心理学的検査の所見を参考にすることができる。
　　　なお，診断基準のⅠとⅢを満たす一方で，Ⅱの検査所見で脳の器質的病変の存在を明らかにできない症例については，慎重な評価により高次脳機能障害者として診断されることがあり得る。

◆表22-3　高次脳機能障害の具体的な症状（中島, 2006より改変）

記憶障害
・物の置き場所を忘れたり，新しいできごとを覚えていられない。
・何度も同じことを繰り返し質問したりする。

注意障害
・ぼんやりしていて，何かをするとミスばかりする。
・2つのことを同時にしようとすると混乱する。

遂行機能障害
・自分で計画を立ててものごとを実行することができない。
・人に指示してもらわないと何もできない。
・いきあたりばったりの行動をする。

社会的行動障害
・すぐ他人を頼る，子どもっぽくなる（依存，対向）。
・無制限に食べたり，お金を使ったりする（欲求コントロール低下）。
・すぐ怒ったり笑ったりする，感情を爆発させる（感情コントロール低下）。
・相手の立場や気持ちを思いやることができず，よい人間関係が作れない（対人技能拙劣）。
・1つのことにこだわって他のことができない（固執性）。
・意欲の低下，抑うつなど。

3節　高次脳機能障害者に対する認知リハビリテーション

1. 認知リハビリテーションとは

　高次脳機能障害者に対するリハビリテーションは，近年，認知リハビリテーションと呼ばれ実践されている。認知リハビリテーションの基本的なアプローチは，回復と補償の2つに大別される。回復的アプローチとは，反復訓練によって失われた機能を回復させることを目的とし，特定の認知機能の改善に焦点を当てている。そして，補償的アプローチは，障害にとっての内的代替，あるいは外的な補助を発展させることを目的とし，認知障害の存在に適応することに焦点を当てている（橋本ら，2001）。認知リハビリテーションは，回復的アプローチと補償的アプローチを用いることで，高次脳機能障害全般の機能回復および能力回復を目指し，かつ障害を適切に管理できるようにし，社会復帰を目指す過程である。つまり，患者のみならず家族に対しても障害を認知するための支援，心理的ストレスの低減，障害受容へのはたらきかけや社会復帰のためのコーディネートも，認知リハビリテーションの重要な役割となる。

2. 神経心理学的検査

　認知リハビリテーションを計画する際に，最も重要なことは，患者の障害された能力と残存している能力を明らかにすることである。高次脳機能障害のさまざまな症状の中で，ある症状が単独で現れるということはきわめてまれであり，重複して現れる

ことが一般的である。

　高次脳機能障害者に対して，神経心理学的検査を組み合わせて実施していくことで，その障害像を明らかにし，認知リハビリテーションの指針とすることができる。代表的な神経心理学的検査については，各専門書に詳しく掲載してあるが，多くの検査の中から，心理師が患者の主訴，脳の損傷部位，日常生活場面の観察，以前に実施した検査結果などに基づいて，必要なものを組み合わせて実施することが適切である。また，当然のことではあるが，神経心理学的検査のみで，高次脳機能障害者の持つ困難さのすべてを明らかにすることはできない。心理師は，日常生活場面での観察はもちろんのこと，家族や他のメディカルスタッフから日常生活上の困難に関する聞き取りを行い，また，発症前の生活状況をも考慮に入れながら，総合的に高次脳機能障害者の持つ困難さを明らかにしていかなくてはならない。

3. 認知リハビリテーションの実際

　高次脳機能障害のさまざまな症状に対する詳細な訓練プログラムについては，各専門書を参照いただきたい。ここでは，認知リハビリテーションの各場面における5つの具体的な実践例を紹介し，認知リハビリテーション（以下，リハビリ）における心理師の果たす役割と今後の課題について整理していきたいと思う。

(1) 認知障害への介入─補償行動の形成と定着を目指して─

【症例】

　F.A.，21歳，男性，外傷性脳損傷，右前頭葉・右側頭葉の脳挫傷。高次脳機能障害は，中等度の記憶障害，注意障害，遂行機能障害，病識の乏しさが認められた。

【現病歴】

　X-2年6月，交通事故にて受傷。翌年4月より大学に復学するが，本人によると，頻繁なてんかん発作を理由に，約半年で退学となった。その後，自宅で過ごしていたが，X年10月，当院に受診し，心理師の介入が開始された。

【主訴】

　F.A.は，今の生活の中で困っていることはなく，大学を辞めた後も就職をしていないのは，てんかん発作が月に1回程度起こることが原因だと考えていた。

【経過】

　F.A.に対して，神経心理学的検査を実施し，障害像を明らかにしたのち，注意機能をはじめとする種々の認知機能障害に対して，机上での認知リハビリを開始した。並行して，記憶障害を補償するためにメモ帳の使用などを促した。しかし，F.A.は，「覚えないといけないことは気合いで覚える」と記憶障害への認識が低く，「(メモ帳の所持は)格好悪い」と補償行動をとることに対して否定的であった。加えて「(メモは)できそうにない」と補償行動に対するセルフエフィカシーも低いことがうかがえた。

　しかし，てんかん発作を繰り返しており，服薬管理が適切にできていないのではないかという医師の意見をもとに，服薬管理行動の形成が急務であった。本人のてんかん発作を抑えたいというニーズに合わせて，服薬管理ノートを提案したところ，F.A.は抵抗感を示しながらも受け入れた。メモ帳の所持は格好悪いと感じているF.A.のために，胸ポケットサイズのものを選んだ。そのメモ帳には，1日1ページを用い，薬を飲んだ時間を記入する欄と，飲んだ個数をチェックする欄を設けていた。加えて，続けてやってみようと思えるきっかけづくりとして，毎ページに異なるメッセージを予め記載しておいた。飲み忘れや書き忘れにではなく，記入していることに対して注目し，肯定的に評価した。これらの介入の結果，この服薬管理ノートに記載する行動が形成され，自ら飲み忘れがあることに気づきが生じた。飲み忘れに関する自覚が出現した頃に，生活場面の細かな行動の聞き取りを行ったところ，薬の飲み忘れが発生しやすい状況が明らかとなり，行動パターンの改善に取り組んだ。5か月間の介入により薬の飲み忘れがなくなり，それとともにてんかん発作は消失した。

【本症例のまとめ】

　澤田ら（2007）は，高次脳機能障害者に対するリハビリにおいて，補償的アプローチの効果が実証されているにもかかわらず，補償行動をとらない，あるいはとろうとしない患者が存在することを指摘し，補償行動形成に影響を及ぼす認知的要因を検討している。ここでいう認知的要因とは，いわゆる認知機能のことではなく，障害や補償行動に対する本人の考え，態度のことである。その結果，補償行動の形成には，知能指数や障害の重症度，あるいは障害に関する認知は影響せず，補償行動に関する認知と自己効力感の高さが重要であることが示された。このことから，補償行動を形成するためには，高次脳機能障害者の補償行動に関する認知や自己効力感を向上させるための介入が必要であることが示唆された。

　F.A.は，補償行動に関する認知として，「(メモ帳の所持は)格好悪い」と感じてお

り，また「(メモは)できそうにない」と補償行動に関する自己効力感が低いことが示され，まさに補償行動の形成が困難である例であった。補償行動の導入は本人のニーズに合わせた簡易なものとすることで可能であったが，補償行動の定着を図るためには，これらの認知的要因に働きかけることが必要であった。メモ帳の大きさ，メモの内容，あるいはフィードバックの与え方まで，F.A.の持つ認知的要因に配慮しながら介入したことが，補償行動の形成と定着に成功した要因だったのではないかと考える。

最近では，コンピュータやインターネット，スマートフォンなどの情報通信技術（以下，ICT）が発展してきたが，このようなICTを補償行動として用いる場合においても，補償行動の形成や定着に影響を及ぼす認知的要因が存在すると推測される。例えば，「こんなことまでスマホに頼りたくない」といったように，である。また，多数のアプリケーション（以下，アプリ）の安易な使用は，必要な情報の分散を招きかねない。さらに，ICTを使いこなすにも，操作の仕方はもちろん，使用しているアプリは何であったかなど多くの情報を管理する必要がある。支援者は，このようなICTの利用に必要な認知機能に留意するとともに，ICT利用に関する認知的要因も考慮しなければならない。

(2) 情動障害，問題行動への介入

【症例】

M.Y.，30代，女性，脳腫瘍（良性）摘出後。損傷部位は，右眼窩面を含めた右前頭葉のほぼ全域。高次脳機能障害は，欲求コントロールの困難さ，中等度の記憶障害，遂行機能障害が認められた。

【現病歴】

X-2年5月，脳腫瘍摘出。退院後，主婦として自宅生活。1年程は落ち着いていたが，徐々に不安が強くなり精神科を転々とした後に当院を紹介された。X年3月受診し，作業療法士（以下，OT），言語聴覚士（以下，ST），心理師の介入が開始された。

【主訴】

M.Y.の気づきとしては，電話をよくしてしまう，掃除や整理整頓ができない，忘れっぽくなった，生活の中で不安に思うことが多くなったなどであった。家族からは，電話の回数が多い，言われないと何もしない，子どもに対して怒りっぽいなどがあげられた。中でも電話の頻度が多いことが最も大きな困りごとであった。

【経過】

M.Y.の電話をかける行動について，図22-1のような悪循環を想定し，さまざまな介入を他職種と連携をとりながら実施した。

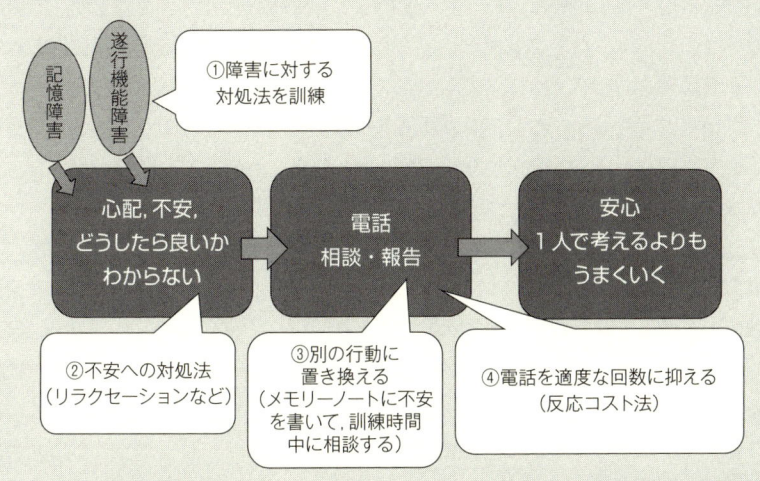

```
記憶障害  遂行機能障害
    ↓       ↓        ①障害に対する対処法を訓練

  心配,不安,            電話            安心
  どうしたら良いか  →   相談・報告   →   1人で考えるよりも
  わからない                           うまくいく

  ②不安への対処法   ③別の行動に        ④電話を適度な回数に抑える
  （リラクセーション  置き換える         （反応コスト法）
  など）           （メモリーノートに不安
                  を書いて,訓練時間
                  中に相談する）
```

M.Y.は，高次脳機能障害の影響により，どうしたら良いかわからないという状況に陥ると，電話で人に相談することで，安心したり，1人で考えるよりもうまくいったりするという結果を得てきたのではないかと推測された。発症から2年経った初診時には，電話をかけるという行動は習慣化され，少しでも心配や不安を感じると，自動的に電話をかけるという行動をとってしまうのではないかと考えられた。

◆図22-1　M.Y.に対する介入計画

　中でも，レスポンスコスト法の手続きは次の通りであった。1日5枚のチケットを本人に渡し，電話をする度に1枚取り上げ，残した枚数に応じて，強化子を支給した。チケットには，どのような行動が期待されているかや，何回目の電話なのかが一目でわかるよう工夫した。併せて不安や心配への対応方法を記載した。加えて，チケットを取り上げる際，および強化子の支給の際に，自分の行動を振り返り言語化するよう求めた。レスポンスコスト法の介入前は，電話の回数は1日17回にのぼったが，介入後すぐに0〜1回と激減した。介入中はそのままの回数で推移し，「電話をしないことに慣れてきた」との発言が聞かれた。

【本症例のまとめ】

　本症例は，レスポンスコスト法を用いることで，電話をかける回数をコントロールする体験を得ることができた。高次脳機能障害者にレスポンスコスト法を適用した例は，

Alderman & Burgess（1990）に詳しいが，彼らによると，高次脳機能障害者にレスポンスコスト法を用いる際の特徴は次の2点である。1点目は行動についての意識とコントロールの座を改善する目的があるという点である。2点目は記憶障害や注意障害による問題を取り除こうとすることにより，適切な行動の学習を促進する点である。通常のトークンエコノミー条件では，一定の間隔ごとに強化を行う。記憶障害や注意障害を有する患者の多くは，トークンが支給される頃には先に起こした行動と現在行われている強化とを関連づけることができない。したがって随伴性はまったく確立されないし，条件づけがたとえ起こったとしても，緩徐で不確実である。一方で，レスポンスコスト法の迅速で明白なトークン除去は記憶障害がある患者においても，随伴性がよりたやすく確立される。

　M.Y.においても，レスポンスコスト法のこの2つの特徴を強調した。つまり，自分の行動の言語化を多くの場面で求め，さらに，トークン（M.Y.の場合はチケット）そのものに，どのような行動が期待されているかを明記した。自分の行動とその結果を常に参照できたり，言語化させたりしたことで，Alderman & Burgessのいう，行動についての意識とコントロールの座を改善することを狙った。言いかえれば，自分の行動を自分自身でモニタリングする機会を設けたのである。また，レスポンスコスト法自体が記憶障害や注意障害による問題を取り除く要素を持っているが，それに加えてトークン（チケット）自体に不安への対応方法や現在の電話の回数を明記したことで，さらに記憶障害を補完する要素を強めた。

　高次脳機能障害者の情動的，行動的問題に対して介入する際には，このように認知機能の特徴に配慮することが必要である。

（3）社会復帰支援―復学から新規就労まで

【症例】

　I.T., 20代，女性，外傷性脳損傷。損傷部位は右側頭葉外側面，左側頭葉外側面，右背外側前頭前野の脳挫傷。高次脳機能障害は，軽度の記憶障害，注意障害，易疲労性，ストレスへの耐久性の低さなどが認められた。

【現病歴】

　X-8年3月（大学2年時），交通事故にて受傷。高次脳機能障害が残存し，X-8年6月に当院に入院し，OT, ST, 心理師によるリハビリが開始された。

【主訴】

I.T.は，入院当初「親に心配されすぎることが困る」と話し，他には特に困ることはないと発言した。

【経過】

入院中は机上の認知リハビリに加えて，英語や国語などの勉強の支援を実施した。退院後は外来でリハビリを実施し，現在で約8年間経過している。その間の経過は以下の通りであった。

経過①　X-7年4月　大学復学（3年生より），X-4年3月　大学卒業
経過②　X-3年4月　職業訓練校に入学（2年間）
経過③　X-1年4月　新規就労（障害者雇用）

大学復学時，職業訓練校入学時，新規就労時にはそれぞれ会議の場を設定し，障害特性の説明と配慮の依頼を実施した。またいずれの機関とも利用中継続して情報交換を行った。加えて，I.T.へは，当院の外来通院により情報収集や代償行動を促す働きかけが行われた。

I.T.に対する社会復帰支援は大きく分けて2つの段階があった。まず1つ目は，特に経過①で実施した環境調整型の支援であった。I.T.は入院中には高次脳機能障害への自覚が乏しかったが，大学復学後より自分のできないところに目が向き始めた。「やり方がわからない」「自分にはできない」「自分は役に立たない」と考え，抑うつ的な感情が持続した。大学の授業では，次々と課題が出された。必死で課題をこなしても，当然とされ，何のフィードバックも得ることができなかった。大学の担当教員と話し合いを重ね，彼女に対して特別の配慮を依頼した。すなわち，課題の出し方は，皆に一斉に伝えるのとは別に個別に書面での説明を依頼した。また，提出された課題については，内容への言及の前に，課題に取り組んだことを肯定的にフィードバックすることをお願いした。これらの環境調整により，I.T.は，後ろ向きな考えや憂鬱な気持ちは持続したものの，「先生が優しくなった」と評価し，大学で出される課題には継続して取り組みが可能であった。復学から3年かけて彼女は無事大学を卒業した。

2つ目の介入は，本人の適応的な行動を増やすという支援であった。経過②と③で実施した。職業訓練校においても引き続き，「完璧にわかるようになりたい」「自分だけがついていけない」と後ろ向きな考えや抑うつ的な気分が持続した。しかし，前もっての

関連機関との会議の中で，課題の出し方とその後のフィードバックの仕方についての環境調整の重要性を伝えていたため，その点の配慮はすでにある中での職業訓練であった。そのようなある程度守られた環境の中で，今度は彼女自身と向き合う段階であった。認知再構成，リラクセーション，行動レパートリーを増やす練習などを実施し，最終的には「後で調べられれば，完璧に覚えられなくても良い」という考えを持つことに至った。また，わからないところは人に教えてもらうという新たな行動レパートリーを獲得した。彼女は職業訓練校在籍中に就職が決まり，今現在も就業継続中である。

【本症例のまとめ】

　高次脳機能障害者は，ある環境では適応できたとしても，他の環境（異動，転職，上司の変更など）でも同様に適応できるとは限らないという特徴を持っている。本症例は受傷時若年であったこともあり，復学支援から就労支援までのそれぞれの段階で，環境に適応するための支援が必要であった。社会復帰先（学校や会社など）や関連機関（障害者職業センター，障害者就業・生活支援センター，ハローワーク，就労移行支援事業所など）と会議の場を設定し，障害特性の説明や配慮の依頼などを行うことは，丁寧に障害特性が説明できるほかに，顔の見える関係性を築き，その後の情報交換を行いやすくする狙いがある。そして，継続的な情報交換を実施することで，その時々で生じる問題に即座に対応可能となる。また，本人への聞き取りだけでは，記憶障害や注意障害の影響により，事実関係がはっきりしないままとなりがちであるので，このような情報交換を通じて客観的な情報を得ることが支援の一番のポイントである。

　高次脳機能障害者の社会参加について，澤田ら（2010）は，高次脳機能障害者の就労実態と神経心理学的検査成績の関係を，判別分析を用いて検討している。その結果，神経心理学的検査成績からの判別的中率は72.9％であることが示された。一方，この判別分析では就労の成否を予測することが困難であった例も見られた。判別分析で正しく判別されなかった例について個別に着目すると，神経心理学的検査では捉えきれないうつ状態や社会的行動障害などの要因や，外的な環境要因が関与していると考えられた。本症例I.T.は，この判別式では就労群とされながら就労ができていなかった例である。澤田ら（2010）は，高次脳機能障害者の就労および就労定着支援において，認知機能改善のためのリハビリのみならず，心理社会的な問題や環境要因への介入も必要であると述べている。I.T.の場合も，不安や抑うつ状態が就労を阻害していた要因の1つであった。この阻害要因を取り除くべく支援を行ったことで，復学から就労まで結びつけることができたのではないかと考える。

（4）後天性脳損傷を持つ子どもへの介入

【症例】

O.R.，12歳，女児，急性散在性脳脊髄炎。損傷部位は，右視床外側～視放線をまたいで右側頭葉へ，右鉤状束～前脳基底部，左尾状核など広範な損傷。身体機能は，両側不全麻痺と失調，左眼視力低下が残存していた。高次脳機能障害は，注意障害，遂行機能障害，衝動性，感情コントロールの低下が認められた。

【現病歴】

X-2年4月（小学4年時）発症。リハビリを経て特別支援学級へ復学したが，適応がうまくいかず，X年11月～3月当院入院。入院時は小学6年生であった。

【経過】

　検査結果や行動観察より，行を飛ばしたり，左端の文字を読み飛ばすような注意障害が顕著であった。また，耐久性が低く，同じような課題が続くと，途中から適当に答えてしまったり，新しい課題を嫌がったりする様子が見られた。さらに特徴的であったのは，問題を一問終えるごとに，たとえ正答していても「また間違えた，私頭悪いから」と反応した。問題を見て，「できない」「ばかだから」と初めからあきらめてしまうこともあった。メモなど記憶や遂行機能面の補償行動は未獲得であった。

　O.R.は，これまでの学校生活の中では，高次脳機能障害をうまく補償できておらず，いつも失敗する状況にあったのではないかと推測された。そして，「私ってバカになったんだ」という考えが浮かび，ますます焦ったり自信を喪失し，あきらめることで，さらに失敗経験を積み重ねていたのではないかと思われた。

　リハビリの中では，失敗しない環境設定を最も重要視し，プログラムを計画した。まず，記憶の代償として，「メモリーノート」と呼ばれるシステム手帳を導入した。リハビリの中で，予定の管理や母親への伝言，持ってくるものなどの記入を促し，ノートを見ればすべて正確に回答できる環境を設定した。次に，見直しの練習を行い，手順をキチンと守れば失敗しないという体験を積めるよう工夫した。

　これらの介入により，注意障害，記憶障害は残存したものの，見落とし，やり忘れのないように補償行動を定着させることができた。このことが，「できる」という自信につながり，さらには耐久性の向上につながった。

【本症例のまとめ】

　小児の高次脳機能障害に対してリハビリを実施する際には，機能障害に対して，機能の改善を目指す取り組みも必要ではあるが，生活を円滑に送るための補償行動を覚えてもらうという取り組みが重要である。O.R.に対しては，メモをとる練習と見直す練習を行うことで，「できる」という自信につなげることができた。

　成人の高次脳機能障害と比べて，小児の高次脳機能障害の特徴は，次のようなことがあげられる。まず，知能面も精神面も発達途上であるという点である。そのため，損傷を受けていない機能の正常な発達を支援することと，障害を受けている部分を脳の可塑性によって代償発達することを支援していくことの両側面が必要である。

　また，参加，活動の場として「学校」が存在するため，成人と比較して比較的早期に社会参加を行う。そのため，失敗体験にさらされやすく，自信喪失や抑うつ，不安などの二次障害を伴いやすい。二次障害予防のために，発育の場である「学校」にいかにして本人が定着していくかが大切であることから，学校と連携して環境調整を行うことが欠かせない。本人が「できる」ように環境を整えることはもちろんのことであるが，できない，わからない自分でも認めてもらえる経験も必要である。本人の合意のもとで，100点を目指さなくてもよい環境を作ったり，合格ラインを下げることが有効となることもある。

　一方，発達障害と比較すると，能力のばらつきがあるという点においては共通点があるものの，高次脳機能障害の場合は，損傷部位により，現れる症状がまったく異なるという点に注意が必要である。また，症状が変化したり，症状が改善していく可能性を秘めている。しかし，何と言っても，発達障害との最も大きな相違点は，以前（受傷／発症前）の正常だったときの自己イメージがある（栗原，2011）という点である。そのため，彼らは，昔学んだことを基準にして学習を進めることができる。一方で，友達とうまく遊べていた自分や学校の授業についていけていた自分を覚えているため，どのように振る舞うべきか，どの程度のパフォーマンスを求められているのか知っている場合がある。それがうまくできない場合に，O.R.のように，失敗経験を通して「自分がバカになった」と気づくのである。

　学校生活での留意点は，繰り返しとなるが，高次脳機能障害児は，発症前の経験を活かせるため，ある程度適応的な行動がとれる子どもが多く，教師には「目立たない子」「手のかからない子」として認識されていることがあるという点である。そのため，本人の苦手さや過剰な努力が認識されづらく，また，学校ではがんばって家ではへとへと，というパターンに陥る子どもも少なくない。現状を教師と共有し，本人のがんばり

を認める場の設定が重要である。また，学年が上がる毎に，健常児との能力の差が顕著になってくる傾向にあるとの報告もあり（Chapman, 2007; 中島，2010），長期にわたるフォローも必要である。

(5) 家族への介入

【症例】

U.A., 49歳，男性，くも膜下出血，損傷部位は，前頭葉眼窩面から前脳基底部，前頭葉内側面の損傷。高次脳機能障害は，重度の記憶障害，注意障害，判断力低下，自発性低下，感情コントロール障害，依存性・退行などが認められた。

【現病歴】

X-4年9月発症。X-3年3月より当院入院。入院当初，重度の記憶障害，見当識障害，易怒性が見られた。メモリーノートなどの代償手段の活用練習を行い，同年7月に母親宅に退院。ADLは動作的には自立していたが，すべての動作に声かけが必要であった。母親は，手をかけ過ぎとの家族からの指摘をきっかけに「自分が変わろうと思う」と主治医に相談し，X-2年2月より心理師の介入を開始した。

【経過】

U.A.の母親との面接では，U.A.が自分から何もしないことに困っており，また母親が声をかけると「めんどくさいなぁ」と反抗的な態度をとるとのことであった。例えば，食事の前に義歯くらい自発的にはめてほしいという思いであった。食事場面においての母親の声かけを詳細に聞くと，食事の前に義歯をはめるよう声をかけたり，食事を始めたのちに声をかけたりしており，統一されていなかった。そこで，図22-2に示したように，初めにU.A.にとって行動の手がかりとなる母親の声かけ（プロンプト）の強度や頻度を強くし，そこから漸減的に手がかりの頻度や強度を減らしていくという手法（フェイディング）を導入した。

その結果，U.A.は食事場面において「めんどくさいなぁ」という言葉がなくなり，義歯をはめにいくようになった。最終的には，朝食の前に義歯をはめ，夕食の後に義歯を外し，手入れをするところまで声かけなしで完全に自立となった。

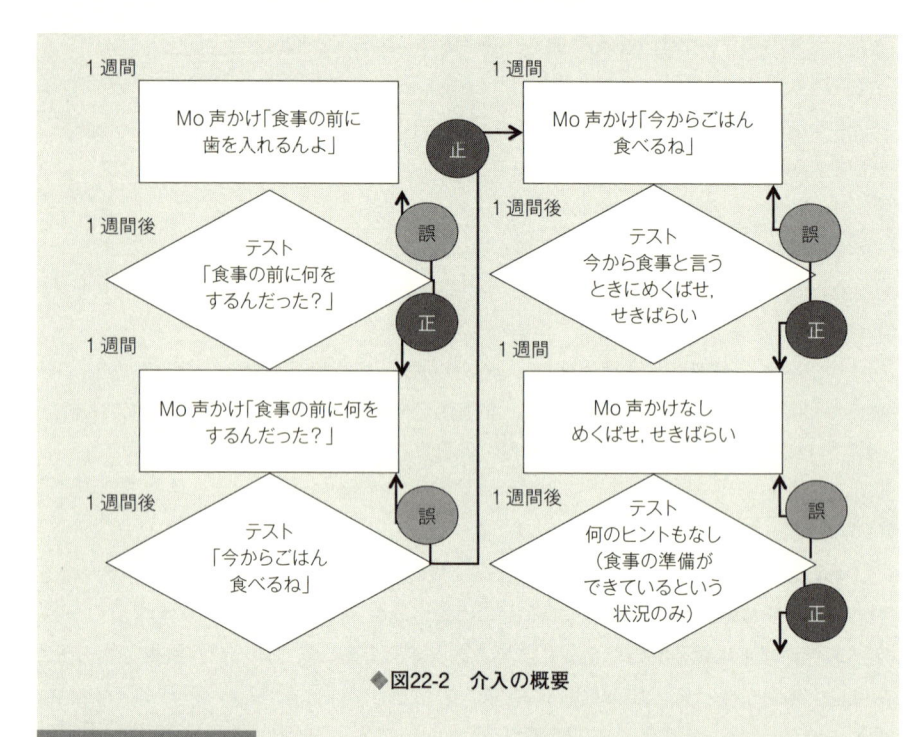

```
1週間          Mo 声かけ「食事の前に        1週間         Mo 声かけ「今からごはん
               歯を入れるんよ」        正                   食べるね」

1週間後        テスト                  誤        1週間後      テスト                 誤
               「食事の前に何を                              今から食事と言う
               するんだった?」                               ときにめくばせ，
                                       正                   せきばらい            正

1週間          Mo 声かけ「食事の前に何を                 1週間         Mo 声かけなし
               するんだった?」                                         めくばせ，せきばらい

1週間後        テスト                  誤        1週間後      テスト                 誤
               「今からごはん                               何のヒントもなし
               食べるね」                                   (食事の準備が
                                                            できているという
                                                            状況のみ)            正
```

◆図22-2　介入の概要

【本症例のまとめ】

　U.A.の母親は，U.A.に対して声かけを行うものの，そのやり方は系統的でなく，U.A.にとって学習しにくいものであった。

　今回の介入により，U.A.の母親に覚えてもらったポイントは次の2点である。1点目は，フェイディングの手法を母親に伝えたことである。これによって，生活の他の場面での母親の声かけの仕方にも般化することが期待できる。U.A.の母親は，自らの行動を変えることへの動機づけが高く，フェイディングの手続きを忠実に遂行することが可能であった。そのため，比較的早期にU.A.は食事場面と義歯をはめるという行動を結び付けることが可能となった。

　2つ目のポイントは，「エラーレスラーニング（無誤学習）」という視点である。U.A.のように重度の記憶障害があると，1つのことを学習していくためには厳密な計画が必要となる。Baddeley & Wilson（1994）は，健忘症の16名を対象に，エラーフルラーニングとエラーレスラーニングにより比較を行った。その結果，エラーフルラーニング群の成績に比べて，エラーレスラーニング群のほうが有意に成績が高かった。このことを踏まえ，記憶障害患者にとって，エラーフルラーニングの形態が学習を阻害する

ことになるという点をU.A.の母親に対して強調した。学習が成立していない時点で，「ごはんの前にどうするんだった？」と聞いてしまったら，U.A.は例えば「いただきますって言う」などと答えてしまうだろう。それがエラーフルラーニングとなり義歯をはめにいく行動が定着するまでに余計に時間がかかってしまったのではないかと考えられた。

このように，高次脳機能障害者の家族支援においては，障害の理解や，その対応方法を伝えることが多くの割合を占める。阿部（2010）は，家族が支援者として成長していけるように心理教育的なアプローチの重要性を述べている。今回のU.A.の母親に行った介入はこのような位置づけであったと考えることができる。

4節 まとめ

　5つの実践例を通じて，高次脳機能障害患者のケアの際に必要な知識と技術を整理してみたい。

　まず，すべての実践例に対して共通していえることは，神経心理学を基盤とした知識や技術が必要だということだ。神経心理学的検査を実施し解釈できること，脳機能の知識を持ち，脳の損傷部位から障害像が予測できること，そしてそれらに基づいて，患者の認知機能の特徴を把握できることがあげられる。神経心理学的な知識があれば，患者の認知機能の特徴に応じた支援方略を計画することができる。

　次に，臨床心理学を基盤とした知識と技術が必要である。それにより，症例M.Y.や症例O.R.を通じて紹介した，高次脳機能障害によって直接的に引き起こされる社会的行動障害の改善，あるいは障害により二次的に引き起こされたさまざまな心理症状に対する心理的サポートが可能となる。また，臨床心理学を基盤とした知識と技術があれば，患者の生活に即した支援方略を計画することができる。加えて，症例U.A.のように，家族支援を行う際にも応用できる。

　以上のように，神経心理学および臨床心理学などに裏付けられた，理論的な背景を持つ認知リハビリテーションを計画・提案・実施することが，認知リハビリテーションチームにおける心理師の役割であると考える。

澤田　梢
広島県立障害者リハビリテーションセンター
(執筆当時)

第三部 「からだの病気」を抱える患者への「こころのケア」の最前線

第 23 章

慢性疼痛患者へのケア

1節　はじめに

　慢性疼痛は，病態や痛みの現れ方などによって，治療的アプローチは多少異なるが，患者自身の痛みの受け止め方や治療者の考え方によっても治療への関わり方に工夫が求められる。長引く痛みの治療過程で，患者を取り巻く治療環境や日常の些細な出来事に対する不満や精神的葛藤などのストレスが複雑に絡み合って，さまざまな身体的症状として痛みを強く訴えることも少なくない。特に，原因がはっきりしない，医学的に説明困難な疼痛を訴える際には，治療を受ける側も，治療する側も，お互いにネガティブな感情が強くなりすぎてしまうと，痛みに伴う精神症状を見逃したり，隠れている身体疾患を見逃したりすることが起こりうる。

　本章では，激痛が不規則的に生じ，その痛みが全身に広がる線維筋痛症（fibromyalgia: 以下，FM）特有の痛みを取り上げ，主に心理の視点から，痛みから生じる感情の混乱や患者を取り巻く生活環境に目を向け，認知行動療法（cognitive behavioral therapy: 以下，CBT）に基づいた介入プログラムの実践的な取り組みについて紹介する。

2節　まず，線維筋痛症の病態と痛みが起こる特徴を理解する

　FM症状は，主に全身に広がる不規則的に起こる激痛であるが，他の疾患に伴う痛みとは異なり，一定の身体部位を押すと痛みを感じる圧痛点があり，その部位を軽く触れるだけでも激痛が全身を走る特徴がある。個人差はあるものの，日常生活に支障が出るほどの深刻な痛みなどの身体症状に苦しんでいる患者も少なくない。患者の80％以上が女性で40〜50代前後の女性による発症率が最も高いと言われている。ま

た，20代前後の女性や10代前後の女児に若年性FMの発症が多いとされている。FM診療ガイドライン（日本線維筋痛症学会，2013）によると，疼痛発症の要因として，環境の変化・家事他，睡眠障害，出産・妊娠・更年期障害などが上位にあげられている。全身疼痛，ドライマウス・ドライアイ，間接痛，うつ状態などを強く訴える一方，症状の重複や疼痛部位が広範囲に多いのもFMの注目すべき臨床的症状であると報告されている。患者個々によって訴える症状と痛みの強度は多少異なるが，全身倦怠感をはじめ，異常痛（allodynia：通常では痛みを起こさない刺激によって生じる痛み）と言われる症状を訴える場合もある。周囲から理解してもらえない苦痛に耐えつつ，うつや不安などの精神症状を併存するケースも少なくない（村上・金・松野・持丸，2013）。患者の多くは，発症時期に何らかの心理社会的エピソードを経験していることがこれまでの研究で明らかにされており（村上・金・松野・持丸，2013; Murakami & Kim, 2013），非薬物療法としてCBTによる臨床的有効性も欧米を中心とした多数の臨床研究で確認されている（Nielson et al., 1992; Gwendoline et al., 2014; Thieme et al., 2003; Thieme et al., 2005）。特に治療にあたり，医療機関や治療者に過剰な期待を持つ患者も多く，これらの患者の意識を考慮した心理教育的アプローチが必要となる。例えば，過労，事故，外傷などの身体的ストレスをはじめ，親子間問題，対人関係トラブルなどの対人葛藤ストレスがある。また，痛みとともに生活する期間が長いほど，過剰反応，感情コントロールの低下，強迫傾向など，患者個人の性格的要因が影響して，痛みの悪化，持続に重要な役割を果たすとされている。したがって，患者が訴える症状の背後に隠れている諸問題や治療環境はそれぞれ異なるが，患者が認識している「発症のきっかけになった出来事」をどのように考え，受け止めるかが，その後の痛み関連行動の予測や適切な対応に影響を与えることを治療者は十分に理解する必要がある。

3節　痛み関連行動が強まる要因を探る

　一般的に，痛み治療の中心は痛みの軽減であるが，我々のFMにおける研究・調査や臨床経験から得られた結果から，痛みの軽減を難しくする要因の1つとして，FM患者にみられる性格特性があげられる。患者本来の性格に加え，長引く苦痛や環境によって作られた二次的な性格が痛み関連行動を起こしやすい。つまり，痛みの苦しみやつらさを表現せずに自分にプレッシャーを与え，痛み治療に過剰に取り組む行動が，逆に痛みを増悪させる刺激になることである。

　痛みの軽減を難しくする2つ目の要因は，長引く痛みによる感情の混乱状態である。痛みを我慢する生活が続くと，些細な出来事にもイライラして感情を乱し，痛みによ

るストレスを周囲に当たり散らす攻撃的な行動が起こりやすい。また，3つ目の要因として，家族間葛藤などがストレス源になり，痛みを引き起こすのである。これらの要因が一層痛み関連行動を促進するのである。効果的な痛み治療への方略として，上記の要因を踏まえた心理教育を強化し，痛みをセルフコントロールするという意識を育てていくことが，その後の痛みの再発予防にも重要であるという結論に至った。治療者はこれらの3つの要因に対する適切な対応と効果的な支援に注意をすべきである。

1. FM患者にみられる性格特性に気づく

　FMは環境の変化や人間関係，ライフサイクル上の心理社会的ストレスによって発症する傾向がみられ，患者自らの性格・行動特性を理解する心理教育的働きかけの強化が必要とされる。痛みによって性格が変わってしまったと訴える患者や家族もいれば，お互いに否定する場合もある。そこで，痛みの悪化を引き起こす1つの要因として考えられている患者の性格特性を把握し，痛みを訴えた前後の状況を考慮した早期介入を行うことが必要であると考え，「FM患者の性格特性」尺度を開発した。尺度は，日本人特有のFM患者特性に関する既存の尺度が見当たらないことから，文献レヴューをはじめ，FM患者を対象とした自由回答調査や臨床面接，観察に基づいて項目を作成し，下位概念を構成する各内容領域に適切な項目が入るよう，尺度の内的構造を確保した。尺度の因子構造は，患者が訴える痛みに対する考え方・行動様式に注目し，「Ⅰ．強迫的な思考」「Ⅱ．過剰な努力」「Ⅲ．完璧さへのこだわり」「Ⅳ．怒りの抑制」の4因子が得られた（表23-1）。これらの尺度を臨床で実際に用い，自らの性格特性が身体症状に大きく影響を及ぼしていることを患者に示した上，これまで苦痛に耐えてきた状況を認めながら，その性格特性が今後の痛み治療を難しくする要因にもなると，患者に理解を求めた。患者自身の性格特性を客観的に見直す手がかりをみつけ，二次的な情緒的諸問題に陥らないよう早期に働きかけることがねらいである。治療者にとっても，患者個人の痛みを引き起こす要因としての性格特性を早期に把握でき，その特性に応じた関わり方への工夫につながると考えられる。

2. 痛みがさらなる痛みを引き起こす「感情の混乱状態」にどう向き合うべきか

　痛みを悪化させるもう1つの要因は，治療が長引くにつれて生まれやすい，怒り，不安，恨み，孤独などの否定的な感情（村上ら，2010）である。これらのネガティブな気持ちが続くと，生活リズムの乱れを起こしやすく，気づかないうちに些細な出来事に対してこだわり行動が強く現れ，痛み治療に執着してしまう傾向がみられるから

◆表23-1　線維筋痛症患者の性格特性

Ⅰ．強迫的な思考
　　融通が効かず，細かいところが気になる。
　　ちょっとした不安や心配を常に感じる。
　　他人から非難されたり，拒絶されるのではないかと心配になる。
　　腹の立つ場面（想像場面でも）にとらわれて，なかなか離れられない。
　　一人で悩み続けることが多い。
Ⅱ．過剰な努力
　　何事に対しても負けず嫌いである。
　　常に結果が出ないと納得できない。
　　自分自身に負けたくない。
　　やる気・根気がないと自分を責める。
　　何かに集中しないと不安な気持ちになる。
　　1つのことに没頭しすぎる。
Ⅲ．完璧さへのこだわり
　　ささいな出来事でも自分自身を厳しく評価する。
　　完璧にすることに強くこだわる。
　　決められたことに対して体に負担がかかるくらいがんばる。
Ⅳ．怒りの抑制
　　腹の立つ場面では人や物に対して機嫌が悪くなる。
　　腹の立つ場面では「言わなくてもやってほしい」「わかってほしい」と思う。
　　腹の立つ場面では「間違っている」「信じられない」「許せない」と思う。

である。例えば，50代のA氏（女性）は職場での事故による怪我をきっかけに，不眠などの症状が現れ，次第に全身に痛みが広がり，休職，復帰を繰り返し，ついには退職を余儀なくされた。重度の疲労と感情的混乱が認められ，かかりつけ医に苦痛を訴えても，種々の検査で「異常なし」と診断され，複数の病院を転々としながら治療を続けていた。しかし，痛みはますます激しくなり，日常生活の活動量はさらに低下し，家族に迷惑をかけたくない気持ちと，周囲にわかってもらえない悔しさによる怒り感情を我慢しながら，痛みに苦しんでいた。痛みによる不快な出来事や痛みを周囲に理解してもらえず，共有できない悔しさ，焦りなどの気持ちが痛み症状と重なり合い，激しい訴えにつながっている。

一方，全身の継続的な痛みを訴える50代のB氏（女性）は，日々重なる家族との葛藤から生じる感情的な対立に加え，生活に支障をきたすほどの激痛に苦しんでいる。経済的な自立が困難なB氏は，周囲の無理解な言動，態度に対する苛立ちがあり，治療に対する不信感からくる強いストレスが重なり，感情の起伏がさらに激しくなった。これらの不快な気持ちを周囲に怒りとしてぶつけることを繰り返し，家族内で孤立した状況が続いている。また，周囲には理解してもらえないという思いから，自分の痛みを周囲に伝えるのを諦めてしまう傾向もみられる。つまり，激しい苦痛やつらい思いを家族が理解するのは当然だという思いが怒りの感情を大きくし，攻撃的な行

動につながることが推測できる。

　上記の2例は，痛みをはじめ，さまざまな身体的症状を訴えるなどの共通点を持っているが，痛みが増悪する背後にある感情の変化や患者を取り巻く治療環境が異なることから，心理治療には個別的な工夫が必要とされる。患者は，感情を抑制し，自分の弱みをみせず，痛みの苦しみを周囲に気づかれないように気を配る傾向がみられ，ストレスが溜まりやすく，自分を責める気持ちがより強くなる。また，自分を世話してくれる特定の相手に攻撃性が向けられ，結果的に周囲から手助けを受けられない状況を自分で作ってしまう攻撃的なタイプもいれば，苦痛をぎりぎりまで我慢し自分の感情を抑制し周囲に頼らず我慢するタイプもいる。逆に，不満の感情をため込むことから，正反対の性格特性が高くなり，怒り感情を一気に爆発させてしまう患者もいる。これらの行動が頻繁に起こると，患者と家族の間に痛み症状の受け止め方にズレが起き，身体症状を悪化させるきっかけになるため，これらの状況やタイプを早期に見極め，適切な対応をしていくことが求められる。

3. 家族との生活再構築をどう支援するか

　心理教育的関わりを開始した直後の患者は，自分が突然怒ったという意識が低く，「どうしてわかってくれないの」「なぜ，自分だけ…取り合ってくれないので，話しても無駄」などと考えがちになる。我々のこれまでの研究・調査によると，家族も患者を支えることに疲れて，患者の急に怒り出す行動に強い疲労感を感じている。患者と家族が話し合う機会や話し合う場を失い，「痛みの状態が見えないのがつらい」「どう接したらいいかわからない」などと，戸惑いや思いを訴える傾向がみられた。患者自身の苦痛により，家族に自分の気持ちが伝わらない状況を作り出し，同時並行的に家族の気持ちも患者に伝わっていかないというケースも少なくない。

　自分が抱えている問題を1人で抱え込んでしまう行動がさらなる痛みを生み出し，情緒不安定になっているA氏，また，B氏の家族はFM病態を理解できず，B氏に対して拒否的な態度をとっており，周囲との痛みの程度を共有できていない。苦しい気持ちはどうしても一方的になりがちで，追い込まれる状況で生じやすい偏った思い込みによって，患者は逆に身体の症状に執着する場合もある。これらの例からわかるように，患者の気持ちが周囲に伝わらないことが多い。自分の現在の苦しい状況を理解してもらい，助けてもらうためには，自分の状況を相手に伝える工夫が必要となる。つまり，日々変動する痛みによって生じる苦しみを，患者とその家族，治療者がどのように受け止め，痛みが生じるときに引き起こされるネガティブな感情とどのように向き合うかが，心理教育的働きかけのキーワードとなる。

◆表23-2 患者・家族関係を6つのカテゴリーに分類

1. 家族が過度に巻き込まれている場合
2. 家族や周囲の協力が得られずに一人で問題を抱え込んでしまう場合
3. 家族が病態を理解できず，拒否的な様子が見られる場合
4. 患者の感情の起伏が激しく，幻聴・妄想などの精神的症状が見られる場合
5. 罹病期間が3〜5年以上の長期の場合
6. 何らかの出来事に巻き込まれている場合

　そこで，患者が置かれている全体的状況を早期に把握し，家族との生活再構築に向けた支援をより強化するために，患者とその家族関係を6つのカテゴリーに分類した（金ら，2015）。表23-2に示したように，患者が置かれている状況を早期に把握することで，患者やその家族を取り巻く環境に応じて働きかけることが容易になり，その後の治療方針を立てる際にも役立つと考えられる。また，家族全体を視野に入れて治療的介入を見立て治療の枠組みを構築することで，症状に対する情報を家族と共有しやすくなり，家庭環境の調整・改善にも役立つ。

4節　家族参加型認知行動療法的アプローチによる心理教育的働きかけの強化

　筆者はここ数年，FM患者における臨床および研究からエビデンスを積み重ね，痛みの病態に応じた家族参加型CBTに基づいた介入プログラムを用い，心理教育的働きかけを強化すること，さらに，二次的な情緒的不安に陥らないよう，患者の性格特性を考慮すること，家族への心理教育を強化することが，その後の痛み軽減につながり，患者の痛みのセルフコントロール力も向上することを臨床で学んだ。また，FM患者は，広範囲にわたる身体の強い痛みを伴うさまざまな症状を訴えるが，患者個々の痛みに関連する原因は必ずしも一致しないことが，これまでの研究・調査から明らかになっている（金ら，2014）。

　介入を行う際，特に留意すべき点は，介入を始める初期段階で患者から十分に情報収集を行い，得られた情報を適切なタイミングで治療に活用することである。また，日々変化する痛みに対応できる患者の柔軟な考え（痛みの受け止め方）の持ち方や，痛み症状に敏感になっている身体に自分のペースで適応でき，身体活動を広めていけるような心理教育的支援が痛み治療の方向性を示す重要なカギとなる。実際に患者の中ではネットだけに頼り，自分の疾患に対する偏った知識と情報に影響される患者も珍しくない。

そこで，CBT介入プログラムを用いる際に，①患者が訴える痛みの表現に基づいた自己評価，②性格特性の把握，③感情表出と変化，④患者やその家族の状況の把握といった4つの柱を立てて情報収集を行い，痛みによる二次的な性格・行動特性の理解と心理教育的働きかけの工夫を行うことで，その後の痛みのセルフコントロールと痛みの再発予防に役立った。

上記に述べたことを踏まえ，周囲との対人関係による強いストレスと，夫が退職したことによる生活環境の変化に二次的な感情の混乱が加わり，全身の痛みを訴える症例を取り上げ，「家族参加型CBTによる心理教育的働きかけの強化」を中心とした介入の実際について述べる。患者の個人情報については，個人名がわからないよう細心の注意を払い，同意を得た大まかな内容のみ以下に示す。

1. 実際の介入

【症例と主訴】

50代後半の女性C氏。背部，胸部を中心とした全身に広がる痛みとしびれ，不眠。

【家族構成と既往歴・家族歴】

夫と二人暮らし。子ども1人（独立）。特記すべきことなし。

【現病歴】

X－3年前から不安症状と不眠に悩まされ，徐々に体調が悪くなる。X－半年前から痛みが全身に広がり，病院を転々とし痛みに対する治療を受ける。また自らネットでFM友の会（2002年設立，NPO法人）を調べ入会する。その時期に夫が早期退職する。体調は改善せずに周囲に対するいらだちなどを夫に向け，頻繁に口論となる。自分の意志でX年10月に心療内科を受診し，FMと診断される。何らかの心理社会的要因が激痛の背景にあることが予想され，担当医の依頼により心理面接を開始した。

【面接経過】

初回面接では自分の体に何が起こっているのか，などの不安な気持ちを訴えるとともに，誰にも話せない思い，痛みによる日常生活への支障，心療内科受診までに至る経過についてのつらさを語り，治療者は患者が抱えている生活上の問題を受け止めながら，FMの一般的な知識，CBT治療に対する患者の期待や治療目的を説明した（患者はCBT

治療がFMに効果的であることをすでに知っていた）。その後の面接で，「夫が常に家にいることがストレス」「夫と一緒にいるだけで痛みが増悪する」など夫に対する不満を吐露した。さらに，面接過程で，音に敏感に反応し隣の部屋の話し声が聞こえるなど，軽い妄想・幻聴状態が表われたため，精神科受診を行い，その当時「急性精神病性障害」と診断された。精神科治療により徐々に精神的症状は改善し，本人の強い希望により心療内科での治療と心理面接を精神科治療1か月後から再開した。

精神科治療時は痛みを感じられなかったが，家にいると痛みがひどくなるとの訴えに注目し，「痛みの自己記入式スクリーニング」を改めて実施し，痛みを起こす刺激源などの情報を得た。その後，これからの治療の進め方を説明すると同時に，夫との面接についても同意を求めた。C氏の夫との面接は，C氏が痛みを理解し受け入れるタイミングで話し合った。夫自身も，退職後の環境変化による感情のコントロールがうまくできずに悩んでおり，心身の不調と痛みを訴え続ける妻とどう向き合っていくかというさらなる悩みで苦しんでいることが判明した。

2. 治療方針

C氏は痛みとともに複数の問題を抱えているが，①痛みに対する正しい知識を理解し，効果的な痛みのセルフコントロール力を高める，②C氏を取り巻く生活環境を整え，痛みによる習慣化されつつある痛み関連行動への気づきとその改善法を学ぶ，③夫婦のライフスタイルに注目し，現在の生活変化に合わせた夫婦関係の見直し，などを中心とした介入目標を設定した。

3. 治療過程

CBTプログラムによる介入は精神科治療前に3回，面接再開後22回，夫との面接10回，その後6か月後に1回という間隔で3回行った後に担当医と相談し，面接終了に至った。

介入プログラムは，(1) 準備段階，(2) 心理教育段階，(3) 環境調整・整理段階，(4) 認知・行動変容段階，(5) 自己管理の学習・維持段階，(6) 再発予防段階の基本的な構成（図23-1参照）に基づき，これらの6つのキーコンセプトとし，C氏や夫，治療者の力動的関係を組み入れたアセスメントを取り入れ，

①痛みのセルフコントロールに向け，意識の再構成
②痛みのセルフコントロールを継続的に取り込む仕組みづくりを務める
③セルフコントロール維持行動を促し，痛みの再発予防

という3つの視点から積極的に介入が進められた。

ここでは，主に介入の準備段階と心理教育段階で行われた教育的効果を高める仕組みづくりとセルフコントロール力を高めるための関わり方を中心に紹介する。

プログラムによる準備段階では，C氏が抱えている問題やニーズを具体的に把握し，治療方針に対する手がかりを得るために，①痛みの頻度や強度の把握，②痛みを刺激する要因，③性格特性，④患者のこだわりと痛み関連行動，⑤感情の変化，⑥家族のサポートの有無について情報を収集した。これらの情報を整理し，痛みのきっかけになったと考えられるエピソードを表現させ，痛みが増す手がかりを見つけるデータベースを作成し，理解を促進するツールを用いた。初期面接期間中に，痛みとともに，妄想・幻聴症状が軽く出現したため，精神科にコンサルティングし，治療を受けることになった。

その後，C氏の希望で心療内科での心理面接を1か月ぶりに再開した。改めて，痛みに対する表現，痛みの部位，強さを0～5段階で全身の絵に数字で記入することをホームワークとして依頼し，激しい痛みが現れる日時を確認し，痛みやしびれなどの症状も同様に観察・評価した。

以上の情報を総合的に検討した結果，①痛みのため，良好な社会とのつながりができないことに強いストレスを感じていること，②痛みがピークになる前後の背景に，夫に対する不満やいらだちなどの生活上のストレスがあり，痛みを増悪させる刺激に

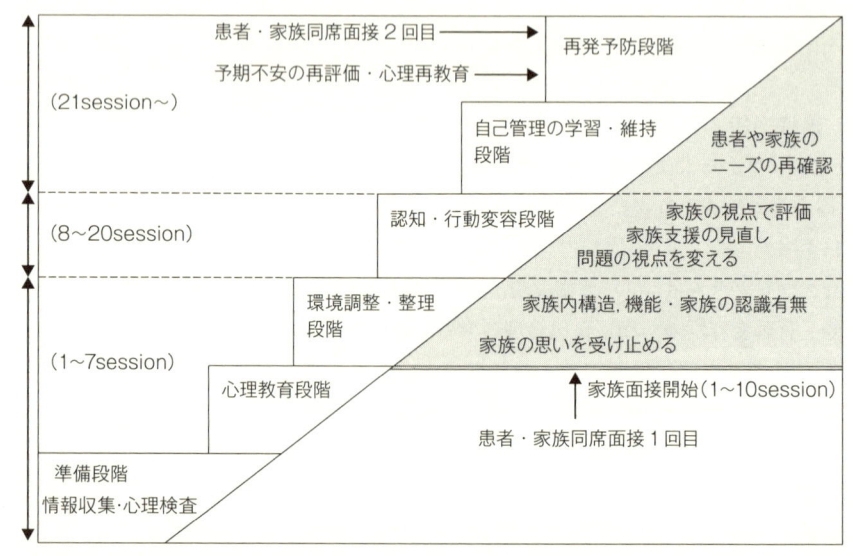

◆図23-1　家族参加型認知行動的アプローチによる患者・家族支援プログラムの基本的な構成

なるとともに，これらの状況を痛みという身体症状として訴えていることがより明確になった。ここで注目したのが，C氏の性格傾向と感情表出の仕方であった。元々の性格は何事でも完璧を求めて自ら積極的に行動するタイプであったが，より痛みに対するこだわりが強く，必要以上にできない自分にプレッシャーを与え，これらのバランスが崩れると突然怒り出したり，落ち込んだりするという感情の起伏が激しい傾向もみられ，情緒的問題を軽減することが痛みの軽減につながると考えられた。

そこで，もう1つの工夫として，面接時間を有効に使うため，毎回の面接の際にC氏とその夫に，C氏（夫）に対する不満，現在，困っていること，生活の満足度などを口頭より5段階で得点化し自己評価を行った。さらに，治療者にお願いしたいこと，C氏（夫）にお願いしたいことを面接事前用紙に記入してもらい，治療に対する介入の手がかりを得る情報源として活用した。これらの工夫は，介入過程で患者の受け入れ程度に応じ，新たな出来事に取り組みやすくする仕組みを詳細化・具体化し，過剰な支援にならない配慮と積極的な早期介入につなげるようにした（金，2013）。

心理教育段階では，認知再構成法（認知再制化）の理論（認知モデル）に基づき，痛み治療に対するC氏の強迫的な性格傾向によるこだわりや，できない自分を責めつづいている性格特性に注目し，①ストレス反応の認知の仕方，②生活習慣の仕組み，③FMに対する正しい知識と夫への接し方を中心に理解を求めた。さらに，認知行動変容段階への進みを促しながら，C氏が持っている強みを引きだし，無理せずに社会的活動に参加できるプログラム提供を心がけた。その際に，精神科治療（薬物療法）も併用しており，徐々に妄想・幻聴の症状も落ち着いていった。

その後の環境調整・整理段階では，患者やその家族のライフスタイルを考慮した療養環境を整え，患者の本来持っている強みを引き出し，痛みのセルフコントロールを継続的に取り組む仕組みづくりに努めた。認知行動変容段階では，C氏を取り巻く人間関係など外部からのストレス要因を明確化するとともに，その出来事を受け止めるC氏自身の考え方や痛み関連行動に気づかせながら，基本的な生活リズムを取り戻すことを目標とした。実際に介入の手がかりを得るために，痛みが軽減する時間帯に家でできる洋裁，絵画，日記を書く，時には外出しての映画鑑賞など，興味を持っているところを積極的に引き出し，生活にメリハリをつけるようホームワークを出し，フィードバックを繰り返した。その後，好きなことに没頭しすぎたことによる痛みを訴える時期もあったが，徐々に自分の痛みを観察できるようになった。また，自ら体重の増加が気になり，近所のヨガ教室に通い，痛みに徐々に慣れるようになった。

一方，夫も心理教育を進める過程で，徐々に自分と妻の考え方のズレや妻の痛み関連行動に気づき，妻と心理的距離をとりながら，自分の時間を楽しめる余裕ができる

ようになった。C氏も夫に対する気持ちの変化が見られ，夫との会話も増えた。そこで，お互いの趣味を楽しむ時間を増やしながら，一緒に出かける機会を意識的に作り，両方の趣味である旅行を勧めた。ここまでの過程で起きた2人の葛藤や幾度となく繰り返す激痛の訴えなどについては具体的に触れることはできないが，重要なことは，夫との関わり方を見直し，痛みとの付き合い方を覚えること，また，家族が痛みを訴え続ける患者を理解するためには，家族のストレスを受け入れる夫婦間の交流の場をもうけることが，その後の問題解決にスムーズにつながりやすくなる。

自己管理の学習・維持段階では，痛みの増悪を事前に予測し，予防できる適切な対処法を身に付け，新しいスキルを学ぶことを目標とし，最後の再発予防段階では，これまでの治療過程を振り返りながら，自己管理を無理なく続ける仕組みづくりの再確認と，これまでうまくできなかった点について改めて心理教育を心がけた。

本症例の場合，当初，夫の存在は痛みが増悪する要因でもあったが，夫本人はそのことに気づかず，かえって積極的にC氏を世話したことが，逆に痛みを増悪するきっかけになったという経緯があった。CBTによる介入では，C氏の性格特性と感情表出に注目し，心理教育の働きを強化することで，自分の性格特性や夫に対する受け止め方が変化するとともに，徐々に痛みを自分でコントロールするという意識が向上したと考えられる。また，C氏個人の生活環境やライフスタイルを見直すことで，積極的に社会と関わっていこうとする意識が芽生えている。家族のサポートが重要な役割を果たし，心理治療への効果が得られた例であるといえる。

5節　最後に

これまでの研究やFM患者を対象とした介入過程で学んだ心理教育的強化のポイントや，症例を通じたCBTプログラムの実践的な取り組みを心理の視点から述べた。特にFM患者におけるCBTによる介入を行う際に求められるのは，痛みに焦点を当てるとともに，FM特有の性格特性を早期に把握し，感情の混乱状態によって引きこされる痛み関連行動にも目を向け，患者が訴える痛みの背後に隠れている特徴を早期に把握する必要性について触れた。患者それぞれによって異なる痛み関連行動の要因を探り，家族との生活再構築に向けた支援を同時に行うなど，治療にまつわる家族関係の具体的なエピソードを早期に把握し，それに応じた適切な支援が求められる。つまり，痛みの軽減と同時に，生活の中で新しいものを生み出すきっかけを作ることである。患者の役割分担を明確化するとともに，「痛みは自分でコントロールできる」という意識づくりが治療継続へのカギとなる。したがって，痛み治療の際に「こころのケア」が重視されるべきであることは言うまでもない。目の前のハードルとなる課

題はあるものの,大切なことは,治療にあたって各自が果たすべき役割を患者やその家族に与え,日常生活における自信につなげる支援を行うことが求められる。これらの積み重ねが「痛みへのセルフコントロールする力」を高める契機につながると考えられる。

金　外淑

兵庫県立大学看護学部心理学系

(執筆当時)

第24章

「こころのケア」のこれから

1節　日常的な医療サービスとしての「こころのケア」

　本書では、がんや心臓病をはじめとする重篤な疾患、生活習慣病や腎透析などといった長期療養が必要とされる疾患などを取り上げて、「こころのケア」の実践について紹介してきた。また、先端医療や臓器移植にかかわる諸問題、病気や治療に伴う後遺症のリハビリテーションと社会復帰支援、終末期患者の家族ケアや遺族ケアなど、現代医療が抱える深刻な問題についても取り上げた。しかし、これらは「からだの病気」を抱える患者の求めるニーズのほんの一部にすぎない。本書では紹介できなかったが、ALS（筋萎縮性側索硬化症）や筋ジストロフィーをはじめとするさまざまな難病患者とその家族の心理的サポート、遺伝性疾患患者やその家族への遺伝カウンセリング、認知症患者とその家族の生活支援、脊椎損傷など中途四肢障害となった患者の障害受容や社会復帰支援、薬害被害者への心理的サポート、HIVキャリアおよび患者が抱える社会的孤立やスティグマによる苦悩へのケアなど、現代医療が取り組むべき「こころのケア」に関する課題は無数に存在している。

　日本では「こころのケア」というと、深刻な悩みや苦しみを抱えた、ごく一部の患者に提供される特別なケアであるという理解が、まだまだ一般的のように思える。しかし、患者が抱える不安や戸惑い、心配や落ち込みなどは、ごく日常的なものであり、それらの気持ちに寄り添い、「からだ」だけでなく「こころ」にも目を向けた医療を行ってほしいという思いは、すべての患者に共通するニーズであろう。その視点に立てば、「こころのケア」は特別な場合に提供される専門的ケアではなく、日々の臨床の中で行われる日常的なケアとして位置づけられるものでなければならない。

　図24-1は、身体疾患の医療現場で「こころのケア」を展開する際の内容とそれに

第24章 「こころのケア」のこれから

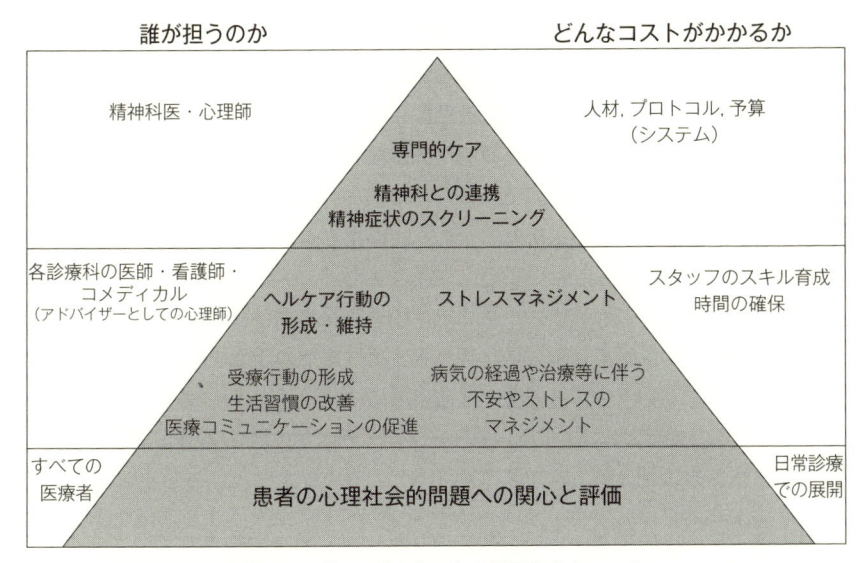

誰が担うのか		どんなコストがかかるか
精神科医・心理師	専門的ケア 精神科との連携 精神症状のスクリーニング	人材, プロトコル, 予算 （システム）
各診療科の医師・看護師・ コメディカル （アドバイザーとしての心理師）	ヘルスケア行動の 形成・維持　　ストレスマネジメント 受療行動の形成　　病気の経過や治療等に伴う 生活習慣の改善　　不安やストレスの 医療コミュニケーションの促進　　マネジメント	スタッフのスキル育成 時間の確保
すべての 医療者	患者の心理社会的問題への関心と評価	日常診療 での展開

◆図24-1 「こころのケア」の展開とそのコスト

かかるコストを示したものである。図の最上層部にある精神症状を有する重篤な患者に対して、専門的な対応を行おうとする場合には、精神科との連携や心理師を配置するなど、多くのコストや病院内システムの充実が必要になることは言うまでもない。しかし、日常臨床において、このような状態となる患者の割合はそれほど多くない。むしろ、このような状態に至らないように、患者の日常的な不安やストレスを早期に発見し、早期に対応することが重要である。患者の日常的な不安やストレスへの対応は、医療スタッフの定期的な研修や心理師のスーパービジョンなどの体制を整備することができれば十分に対応可能である。さらに言えば、それすら行わなくても、すべての医療スタッフが、日常的な業務において、「からだ」だけでなく「こころ」という視点を持ちながら患者の話を聞き、声をかけるだけでも患者の不安やストレスは大きく改善されるであろう。つまり、大きなコストをかけなくても、多くの患者のニーズに応え得る「こころのケア」は実現可能なのである。もしかしたら、患者もそれほど「大それたこころのケア」を望んでいるわけではなく、素朴に「こころも支えてもらっている」という感覚を得ることだけで十分だと思えるのかもしれない。このような、当たり前なことのはずなのに、おろそかになりがちになっている「こころ豊かな医療」を展開していける日本にしていかなければならない。

2節　どこに行っても「こころのケア」が身近なものになる

　本書の第三部では、さまざまな医療機関で行われている「こころのケア」の実践を紹介した。しかし、実はいずれも先進的な取り組みを行っている大学病院や国公立病院、あるいは大規模総合病院での実践例である。また、その多くが病棟をフィールドとした入院患者へのケアが多いことも事実である。つまり、「からだの病気」の患者の「こころのケア」は着実に広がりつつあり、効果を上げているが、その恩恵はまだごく限られた患者しか得られていないということだ。

　例えば、病棟内での入院患者への「こころのケア」が展開できている医療機関であっても、患者が退院して外来通院に切り替わると、外来での場所の確保やスタッフ配置の問題から「こころのケア」を継続して展開することができない場合が少なくない。また、地域のプライマリケアを担う内科や小児科をはじめとする各種診療所（クリニック）では、なおのこと人的・物的問題から「こころのケア」はほとんど展開されていない。

　先にも述べたように、どんな人でも、どんな病気になっても、どんな医療機関を受診しても、「からだ」だけでなく「こころ」にも目を向けた医療を行ってほしいという思いをすべての患者が多かれ少なかれ抱いている。それは、長期入院を強いられるような重篤な患者だけでなく、定期的に近隣の診療所を受診している患者であっても同じだ。いやむしろ、そのような患者こそ、病気に関連する不安やストレスについて、もっと話を聞いてほしいと強く望んでいるのかもしれない。

　当然のことであるが、「からだの病気」を抱えた患者の圧倒的多数は、診療所等の一次医療、あるいは二次医療を利用している。そのような観点から考えれば、診療所や地域の中核病院において「こころのケア」を充実させなければ、全人的医療の実現は名ばかりのスローガンで終わってしまうだろう。身近に、当たり前に「こころのケア」が展開される医療の在り方を創造していく必要がある。特に、今後の日本の医療は急速に、かつ確実に在宅医療中心にシフトしていくであろう。その動向の中では、患者の家庭生活や家族関係を含めた「いとなみ」をケアできる専門性を有したスタッフが必要とされる時代が到来する。その専門性の中核をなすのは、心理学であり行動科学であろう。その担い手としての「こころのケア」のスタッフは重要である。

3節　公認心理師の活用と専門心理師制度の創設に向けて

　これまで述べてきたように、「からだの病気」を抱えた患者の「こころのケア」は、単に患者の気分を和らげるだけでなく、患者の生活や社会復帰、あるいは家族関係や人生感などへも踏み込んでサポートしていく仕事である。このようなサポートにはい

ろいろなレベルがあるので，もちろん医師や看護師，その他のメディカルスタッフが役割分担しながら担うことが重要だと思われるが，一方で，「こころ」の専門家としての心理師が中心的にその役割を担うことが強く期待されている。

　医療における心理師の貢献は，数十年の歴史があり，その普及と充実が以前から強く求められていた。しかし，心理師の国家資格制度が未整備であったために，診療報酬に裏付けられた活動が担保できず，医療機関で心理師が職を得ることが難しい状況が長く続いていた。しかし，2015年9月に「公認心理法」が成立し，心理師の国家資格制度が整備されるに至った。これを契機として，今後の日本の医療現場においても心理師が大いに活躍する時代が到来することであろう。一日でも早く，患者の身近な場所で「こころのケア」が実現する医療へと成熟することを期待したい。

　一方，医療のさまざまな領域で心理師が活躍する時代の到来を念頭に置いたときに，改めて心理師の専門性を問い直す必要もあるだろう。第1章でも述べたように，「こころのケア」にはさまざまな内容（病気に伴う問題，生活上の問題，人間関係の問題，人生や価値観の問題など）がある。また，アプローチの方法もさまざまである（アセスメント，カウンセリング，コンサルテーション，社会資源のコーディネーションなど）。それぞれの役割や扱う問題の特性に応じた個別的なスキルを充実していき，心理師の専門性をチーム医療の中でどのように有効活用していくことができるかということを俯瞰する目を持つことは，なくてはならない重要なコンピテンスといえるだろう。

　しかし，それらの能力を考える上で重要なことは，多くの患者に共通して活用することができる汎用性の高い能力がある一方で，特定の病気や病態の患者への対応に必要とされる専門知識やスキルも存在するということである。しかし，後者のコンピテンスは，特定の領域（例えば，がん医療や移植医療，遺伝カウンセリングなど）における専門的なトレーニングとキャリアを蓄積しなければ身につかない。したがって，国家資格制度が整備され，今後の日本の医療において公認心理師が各領域で活躍する時代が来ると思われるが，患者のニーズにきちんと応え得る心理師になるためには，公認心理師という基礎資格の上に立脚する専門心理師（がん専門心理師，循環器専門心理師，糖尿病専門心理師，移植専門心理師など…）の育成と認定のための制度を整備していく必要があるだろう。

4節　結語

　いつまでも健康でいたい。これがすべての人の切なる願いであるが，その願いは必ずいつか打ち砕かれる。しかし，病気になったからといって，人生が終わったわけで

はない。その病気と向き合いながらの新しい人生をどのように生きていくかが、その人の生活の質を決めていくのであろう。患者が落胆して俯きがちな歩みとならぬよう、しっかりと患者を支えていける医療を実現するためには、「こころのケア」の充実はなくてはならない重要な御柱となるであろう。本書がその道程の小さな道しるべになることを期待したい。

鈴木伸一
早稲田大学人間科学学術院
（執筆当時）

引用・参考文献

第1章
村田ひろ子・荒 牧央（2014）．日本人はなぜ医療に満足できないのか― ISSP 国際比較調査「健康」から―　放送研究と調査　NOVEMBER2014, 56-67.
National Institute for Health and Clinical Excellence (2004). Guidance on cancer services: Improving supportive and palliative care for adults with cancer. https://www.nice.org.uk/guidance/csgsp
野田光彦・峯山智佳・本田律子・三島修一・桝内秀勝・塚田和美・亀井雄一・熊野宏昭・大内祐子（2015）．身体疾患を合併する精神疾患患者の診療の質の向上に資する研究．厚生労働科学研究費補助金　障害者対策総合研究事業（精神障害分野）身体疾患を合併する精神疾患患者の診療の質の向上に資する研究（H24－精神―一般― 001：研究代表者　伊藤弘人）平成 24〜26 年度総合研究報告書, 21-43.
志賀　剛・鈴木　豪・西村勝治・山中　学・小林清香・笠貫宏・萩原誠久・鈴木伸一・伊藤弘人（2015）．多施設循環器内科外来患者におけるうつ状態の有病率調査　厚生労働科学研究費補助金　障害者対策総合研究事業（精神障害分野）身体疾患を合併する精神疾患患者の診療の質の向上に資する研究（H24－精神―一般― 001：研究代表者　伊藤弘人）平成 24〜26 年度総合研究報告書, 75-80.
鈴木伸一（2008）．医療心理学の新展開―チーム医療に活かす心理学の最前線―　北大路書房
鈴木伸一（2015）．心理・行動的介入―行動医学と認知行動療法の活用―　臨床心理学, **15**(1), 43-48.
Wise M. G., & Rundell, J. R. (2002). *Textbook of consultation-liaison psychiatry: Psychiatry in the medically ill.* Washington D.C.: American Psychiatric Press.

第2章
Carelle, N., Piotto, E., Bellanger, A., & Germanaud, J. (2002). Changing patient perceptions of the side effects of cancer chemotherapy. *Cancer*, **95**(1), 155-163.
Derogatis, L. R. (1983). The prevalence of psychiatric disorders among cancer patients. *JAMA*, **249**, 751-757.
がん研究振興財団（2012）．がんの統計 2012 年
国立がん研究センターがん対策情報センター（2011）．厚生科学研究費補助金がん臨床研究事業「相談支援センターの機能の強化・充実と地域における相談支援センターのあり方に関する研究」班（研究代表者　高山智子）平成 23 年度総括・分担研究報告書
Institute of Medicine (IOM)(2008). The psychosocial needs of cancer patients. In N. E. Adler, A. E. K. Page (Eds.), *Cancer care for the whole patient.* Washington DC: The National Academies Press. pp.23-50.
Moxley, D. P. (1989). *The practice of case management.* Sage Pub.
小川朝生・内富庸介（編）（2013）．精神腫瘍学クリニカルエッセンス　創造出版
Zander, K. (1988). Managed care within acute care settings: Design and implementation via nursing case management. *Health Care Superv*, **6**, 27-43.

第3章
Crujeiras, A. B., & Casanueva, F. F. (2015). Obesity and the reproductive system disorders: Epigenetics as a potential bridge. *Hum Reprod Update*, **21**, 249-261.
伊藤　裕（2011）．メタボリックドミノと CKD　日本内科学会雑誌, **100**, 191-198.
Hotamisligil, G. S. (2006). Inflammation and metabolic disorders. *Nature*, **444**, 860-867.
木村　穰（2003）．肥満と虚血性心疾患　内科, **92**, 263-266.
木村　穰・馬場天信（2006）．肥満運動療法と心理的サポート　保健の科学, **48**(8), 565-569.
木村　穰（2011a）．肥満, 糖尿病を有する患者のための認知行動療法　総合病院精神医学, **23**, 348-354.
木村　穰（2011b）．高度肥満のチーム医療とは　肥満と糖尿病, **10**, 674-676.
木村　穰（2012）．肥満症治療チームに必要な行動変容理論と各構成要員の役割　肥満研究, **18**(2), 78-84.
Lakka, H. M., Laaksonen, D. E., Lakka, T. A., Niskanen, L. K., Kumpusalo, E., Tuomilehto, J., & Salonen, J.

T.(2002). The metabolic syndrome and total and cardiovascular disease mortality in middle-aged men. *JAMA*, **288**, 2709-2716.
及川慎一(1998). インスリン抵抗性と高脂血症　臨床医, **24**, 102-104.
斉藤　瞳・木村　穣・馬場天信・佐藤　豪(2007). 肥満外来におけるチーム医療の効果の検討—心理特性と減量効果との関係について— 日本肥満学会誌, **13**, 68-73.
Tamura, T., Mizukura, I., Sekine, M., & Kimura, Y. (2011). Monitoring and evaluation of blood pressure changes with a home healthcare system. *IEEE Trans Inf Technol Biomed*, **15**, 602-607.
田嶋佐和子・馬場天信・有川愼子・木村　穣(2005). 栄養指導が守れない背景分析と食行動指導の工夫—臨床心理士を含めたチーム医療による栄養指導— *New Diet Therapy*, **2**, 38-42.
Wincup, P. H., Gilg, J. A., Papacosta, O. et al. (2002). Early evidence of ethnic differences in cardiovascular risk: cross sectional complication of British South Asian and white children. *BMJ*, **324**, 635-631.

第4章

Balluffi, A., Kassam-Adams, N., Kazak, A. et al. (2004). (under review: Pediatric Critical Care Medicine). Traumatic stress in parents of children admitted to the pediatric intensive care unit. *Pediatr Crit Care Med*, **5**(6), 547-553.
Calhoun, L. G. & Tedeschi, R. G. (2006). *Handbook of Posttraumatic Growth*. Routledge.(小澤美和(訳)2014　第14章　子どものレジリエンスと心的外傷後成長　宅香奈子・清水　研(監訳)　心的外傷後成長ハンドブック　医学書院　pp.441-468.)
泉真由子・小澤美和・細谷亮太(2002).　小児癌患児の心理的晩期障害としての心的外傷後ストレス症状　日児誌, **106**, 464-471.
Kazak, A. E., Prusak, A., McSherry, M. et al. (2001). The Psychosocial Assessment Tool (PAT)©: Pilot data on a brief screening instrument for identifying high risk families in pediatric oncology. *Families, Systems, & Health*, **19**(3), 303-317.
Kazak, A., Alderfer, M., Rourke, M. et al. (2003). Posttraumatic stress symptom and posttraumatic stress disorder in families of adolescent cancer survivors. *Journal of Pediatric Psychology*, **29**(3), 211-219.
厚生労働省(2010).　平成22年人口動態統計　死因順位 http://www.mhlw.go.jp/toukei/saikin/hw/jinkou/geppo/nengai10/toukei07.html (2014年12月30日閲覧)
小澤美和・今井純子・細谷亮太(1998). 小児がん患児への真実告知の影響　日児誌, **102**, 990-996.
Ogawa, Y., Takei, Y., Koga, H. et al. (2013). Characteristics of cancer outpatients and their hesitation types while communicating with their doctors during medical consultations. 15th World Congress of Psycho-Oncology and Psychosocial Academy, November 6, Rotterdam, Netherlands.
大矢佳代・藤田直也(2014).　ホスピタルプレイを使った総合病院における子どものサポート体制の構築—外来検査にかかわって— 子どもの健康科学, **14**(1), 31-39.
丸　光恵・石崎優子ほか(2012). 成人移行期支援看護師・医療スタッフのための移行期支援ガイドブック(自費出版)
Winston, N. K., Kassam-Adams, N. et al. (2003). Screening for risk of persistent posttraumatic stress in injured children and their parents. *JAMA 2003*, **290**, 643-649.

第5章

Abecassis, M., Adams, M., Adams, P. et al. (2000). Live Organ Donor Consensus Group. Consensus statement on the live organ donor. *JAMA*, **284**, 2919-2926.
Adams, P. L., Cohen, D. J., Danovitch, G. M. et al. (2002). The nondirected live kidney donor: ethical considerations and practice guidelines: a National Conference Report. *Transplantation*, **74**, 582-589.
Brown, R. S., Jr. (2008). Live donors in liver transplantation. *Gastroenterology*, **134**, 1802-1813.
Davis, C. L., & Delmonico, F. L. (2005). Living-donor kidney transplantation: A review of the current practices for the live donor. *J Am Soc Nephrol*, **16**, 2098-2110.
Delmonico, F. (2005). Council of the transplantation society: A report of the Amsterdam forum on the

care of the live kidney donor: Data and medical guidelines. *Transplantation*, **79**(6 Suppl), S53-66.
Dew, M. A., Switzer, G. E., DiMartini, A. F. et al. (2007a). Psychosocial aspects of living organ donation. In H. Tan, A. Marcos, & R. Shapiro (Eds.), *Living donor organ transplantation*. New York: Informa Healthcare. pp.7-26.
Dew, M. A., Jacobs, C. L., Jowsey, S. G. et al. (2007b). Guidelines for the psychosocial evaluation of living unrelated kidney donors in the United States. *Am J Transplant*, **7**, 1047-1054.
春木繁一 (2007). 生体腎移植におけるドナー候補者の腎提供の自発性を確かめる精神医学的面接の要点 移植, **42**, 335-341.
旗手俊彦 (2009). 生体移植をめぐる「法と倫理」 城下裕二 (編) 生体移植と法 日本評論社 pp.43-53.
Jacobs, C., Johnson, E., Anderson, K. et al. (1998). Kidney transplants from living donors: how donation affects family dynamics. *Adv Ren Replace Ther*, **5**, 89-97.
小林清香 (2008). 腎疾患 鈴木伸一 (編) 医療心理学の新展開―チーム医療に活かす心理学の最前線― 北大路書房 pp.57-69.
小林清香・堀川直史・加茂登志子ほか (2003). 生体腎移植における家族関係と精神医学的問題に関する検討 総合病院精神医学, **15**, 5-173.
Leo, R. J., Smith, B. A., & Mori, D. L. (2003). Guidelines for conducting a psychiatric evaluation of the unrelated kidney donor. *Psychosomatics*, **44**, 452-460.
西村勝治 (2011). 生体ドナー候補者の意思決定をいかに支援し, 確認するか 医学のあゆみ―臓器移植の新時代―, **236**, 489-493.
Nishimura, K., Kobayashi, S., Okabe, S. et al. (2009). Decision-making process involved in living kidney donation in Japan: a qualitative research study. The 56th Annual Meeting of Academy of Psychosomatic Medicine, Las Vegas, Nevada, Nov. 11-14, 2009/Final Program. p.15.
日本総合病院精神医学会治療戦略検討委員会・臓器移植関連委員会 (主担当：西村勝治) (2013). 生体臓器移植ドナーの意思確認に関する指針 (日本総合病院精神医学会治療指針6) 星和書店
日本移植学会 (2012). 倫理指針 http://www.asas.or.jp/jst/pdf/info_20120920.pdf (2015年3月31日閲覧)
日本移植学会 (2014). 臓器移植ファクトブック2014 http://www.asas.or.jp/jst/pdf/factbook/factbook2014.pdf (2015年3月31日閲覧)
Nishimura, K., Kobayashi, S., & Ishigooka, J. (2012). Psychiatric history in living kidney donor candidates. *Curr Opin Organ Transplant*, **17**, 193-197.
Rodrigue, J. R., Pavlakis, M., Danovitch, G. M. et al. (2007). Evaluating living kidney donors: relationship types, psychosocial criteria, and consent processes at US transplant programs. *Am J Transplant*, **7**, 2326-2332.
Takahashi, K. (2007). Recent findings in ABO-incompatible kidney transplantation: classification and therapeutic strategy for acute antibody-mediated rejection due to ABO-blood-group-related antigens during the critical period preceding the establishment of accommodation. *Clin Exp Nephrol*, **11**, 128-141.
United Network for Organ Sharing (UNOS) http://www.unos.org/ (2015年3月31日閲覧)

第6章

堀川直史 (2004). 精神科への紹介―他科の医療者との連携を深めるために― 精神科治療学, 第19巻増刊号, 133-137.
Lavakumar, M. et al. (2013). How do you know your consult service is doing a good job? Generating performance measures for C-L service effectiveness. *Psychosomatics*, **54**, 567-574.
名郷直樹 (2012). IV章 コンサルテーションの基本 門田和気・有賀悦子 (編) 緩和医療の基本的知識と作法 メジカルビュー社
佐野信也・菊池秀明 (2004). 他科の医療者との協力, リエゾンカンファレンス 精神科治療学, 第19巻増刊号, 175-179.
竹本次郎 (2005). コンサルティング理論と技法 同友館

筒井順子・小林清香・西村勝治（2013）．シンポジウム3　リエゾン領域における行動医学と認知行動療法　重症身体疾患への行動医学的アプローチ　第21回日本行動医学会学術総会　早稲田大学所沢キャンパス　2014年11月22日～23日

山内典子（2013）．日本総合病院精神医学会　リエゾンチーム講習会：基礎編　東京女子医科大学病院精神科リエゾンチームにおける多職種アプローチ

◆第7章

藤澤大介・鈴木伸一・巣黒慎太郎・新明一星・中島恵子・上田（能野）淳子（2013）．一般身体医療における認知行動療法とチーム医療　認知療法研究, **6**(2), 123-132.

Greer, J. A., Park, E. R., Prigerson, H. G., & Safren, S. A. (2010). Tailoring Cognitive-Behavioral Therapy to Treat Anxiety Comorbid with Advanced Cancer. *J Cogn Psychother*, **24**(4), 294-313.

厚生労働省（2013）．平成24年度在宅医療連携拠点事業総括報告書 http://www.mhlw.go.jp/seisakunitsuite/bunya/kenkou_iryou/iryou/zaitaku/seika/dl/h24soukatsu.pdf（2015年1月10日閲覧）

森田達也・野末よし子・井村千鶴（2012）．地域緩和ケアにおける「顔の見える関係」とは何か？　*Palliative Care Research*, **7**(1), 323-333.

大本和子（2007）．具体的なサービスの提供　大本和子・笹岡眞弓・高岡恵里子（編）　新版ソーシャルワークの業務マニュアル　川島書店　pp.31-69.

清水奈穂美・渡邉眞理（2013）．がん患者の療養支援　がん看護（系統看護学講座　別巻）　小松浩子・中根　実・神田清子・嘉和知靖之・星　章彦ほか（著）　がん看護学　医学書院　pp.243-258.

◆第8章

Lebow, J., & Stroud, C. B. (2012). Assessment of effective couple and family functioning: Prevailing models and instruments. In Walsh, F. (Ed.), *Normal family processes: growing diversity and complexity. 4th ed.* New York: Guilford Press. pp.501-528.

Olson, D. H. (2011). FACES IV and the circumplex model: validation study. *Journal of Marital and Family Therapy*, **37**, 64-80.

Ryan, C. E., Epstein, N. B., Keitner, G. I., Miller, I. W., & Bishop, D. S. (2005). *Evaluating and treating families: The McMaster approach.* New York: Routledge.

佐伯俊成・飛鳥井望・三宅由子・箕口雅博・山脇成人（1997）．Family Assessment Device（FAD）日本語版の信頼性と妥当性　精神科診断学, **8**, 181-192.

下坂幸三（1998a）．個人面接と家族面接の接点　下坂幸三　心理療法の常識　金剛出版　Pp.102-115.

下坂幸三（1998b）．「なぞる」ということ　下坂幸三　心理療法の常識　金剛出版　pp.28-31.

立木茂雄（1999）．家族システムの理論的・実証的検証―オルソンの円環モデル妥当性の検討―　川島書店

Walsh, F. (2012). The new normal: diversity and complexity in 21st-century families. In F. Walsh (Ed.), *Normal family processes: growing diversity and complexity. 4th ed.* New York: Guilford Press. pp.3-27.

◆第9章

阿部　眞（2001）．禁煙に関心のない喫煙者への喫煙介入の考え方　日本医事新報, **4023**, 1-9.

Akizuki, N., Yamawaki, S., Akechi, T., Nakano, T., & Uchitomi, Y. (2005). Development of an Impact Thermometer for use in combination with the Distress Thermometer as a brief screening tool for adjustment disorders and/or major depression in cancer patients. *J Pain Symptom Manage*, **29**(1), 91-99.

American Cancer Society (2015). Chemo Brain http://www.cancer.org/treatment/treatmentsandsideeffects/physicalsideeffects/chemotherapyeffects/chemo-brain（2015年1月11日閲覧）

Appelbaum, P. S. (2007). Clinical practice. Assessment of patients' competence to consent to treatment. *N Engl J Med*, **357**(18), 1834-1840.

Bellizzi, K. M., Rowland, J. H., Jeffery, D. D., & McNeel, T. (2005). Health behaviors of cancer survivors: Examining opportunities for cancer control intervention. *J Clin Oncol*, **23**(34), 8884-8893.

Calhoun, L. G., & Tedeschi, R. G. (2006). *Handbook of posttraumatic growth: Research and practice.*

Lawrence Erlbaum Associates. (宅香菜子・清水　研 (監訳) (2014). 心的外傷後成長ハンドブック —耐え難い体験が人の心にもたらすもの—　医学書院)

Fujisawa, T., Iizasa, T., Saitoh, Y., Sekine, Y., Motohashi, S., Yasukawa, T. et al. (1999). Smoking before surgery predicts poor long-term survival in patients with stage I non-small-cell lung carcinomas. *J Clin Oncol*, **17**(7), 2086-2091.

Gritz, E. R., Carr, C. R., Rapkin, D., Abemayor, E., Chang, L. J., Wong, W. K. et al. (1993). Predictors of long-term smoking cessation in head and neck cancer patients. *Cancer Epidemiol Biomarkers Prev*, **2**(3), 261-270.

Joshu, C. E., Mondul, A. M., Meinhold, C. L., Humphreys, E. B., Han, M., Walsh, P. C. et al. (2011). Cigarette smoking and prostate cancer recurrence after prostatectomy. *J Natl Cancer Inst*, **103**(10), 835-838.

国立がん研究センター中央病院 (2015).　通院治療センターについて　http://www.ncc.go.jp/jp/ncch/division/outpatient_treatment_center.html (2015年11月9日閲覧)

国立がん研究センターがん対策情報センター (2013). 全国がん罹患モニタリング集計　2003～2005年生存率報告　http://ganjoho.jp/professional/statistics/statistics.html (2015年1月11日閲覧)

厚生労働省 (2010).　中央社会保険医療協議会　総会 (第173回)　議事次第　http://www.mhlw.go.jp/shingi/2010/06/s0602-3.html (2015年1月11日閲覧)

厚生労働省 (2014).「がん研究10か年戦略」について　http://www.mhlw.go.jp/file/04-Houdouhappyou-10901000-Kenkoukyoku-Soumuka/0000042870.pdf (2015年1月11日閲覧)

McBride, C. M., & Ostroff, J. S. (2003). Teachable moments for promoting smoking cessation: the context of cancer care and survivorship. *Cancer Control*, **10**(4), 325-333.

Mitchell, A. J., Ferguson, D. W., Gill, J., Paul, J., & Symonds, P. (2013). Depression and anxiety in long-term cancer survivors compared with spouses and healthy controls: a systematic review and meta-analysis. *Lancet Oncol*, **14**(8), 721-732.

Moreno, M., Aristu, J., Ramos, L. I., Arbea, L., Lopez-Picazo, J. M., Cambeiro, M. et al. (2007). Predictive factors for radiation-induced pulmonary toxicity after three-dimensional conformal chemoradiation in locally advanced non-small-cell lung cancer. *Clin Transl Oncol*, **9**(9), 596-602.

森　文子 (2009). がん化学療法を取り巻く現在の課題　がん化学療法患者への継続的な教育とサポート　国立がんセンター中央病院『膵がん・胆道がん教室』の取り組み　がん看護, **14**(5), 555-560.

National Cancer Instiusute (2013). PDQ® Health Professional Version. Sexuality and Reproductive Issues (The prevalence and types of sexual dysfunction in people with cancer). 先端医療振興財団臨床研究情報センター (訳) (2013). がん情報サイト 性的能力 (セクシャリティー) および生殖の問題　http://cancerinfo.tri-kobe.org/pdq/summary/japanese-s.jsp?Pdq_ID=CDR0000062859 (2015年1月11日閲覧)

Nayan, S., Gupta, M. K., Strychowsky, J. E., & Sommer, D. D. (2013). Smoking cessation interventions and cessation rates in the oncology population: an updated systematic review and meta-analysis. *Otolaryngol Head Neck Surg*, **149**(2), 200-211.

日本循環器学会・日本肺癌学会・日本癌学会・日本呼吸器学会 (2014). 禁煙治療のための標準手順書 第6版　http://www.j-circ.or.jp/kinen/anti_smoke_std/pdf/anti_smoke_std_rev6.pdf (2015年1月11日閲覧)

Oeffinger, K. C., Mertens, A. C., Sklar, C. A., Kawashima, T., Hudson, M. M., Meadows, A. T. et al. (2006). Chronic health conditions in adult survivors of childhood cancer. *N Engl J Med*, **355**(15), 1572-1582.

Pang, J. W., Friedman, D. L., Whitton, J. A., Stovall, M., Mertens, A. C., Robison, L. L. et al. (2008). Employment status among adult survivors in the Childhood Cancer Survivor Study. *Pediatr Blood Cancer*, **50**(1), 104-110.

Parsons, H. M., Harlan, L. C., Lynch, C. F., Hamilton, A. S., Wu, X. C., Kato, I. et al. (2012). Impact of cancer on work and education among adolescent and young adult cancer survivors. *J Clin Oncol*, **30**(19), 2393-2400.

Prochaska, J. O., & DiClemente, C. C. (1983). Stages and processes of self-change of smoking: Toward

an integrative model of change. *J Consult Clin Psychol*, **51**(3), 390-395.
Savard, J., & Morin, C. M. (2001). Insomnia in the context of cancer: A review of a neglected problem. *J Clin Oncol*, **19**(3), 895-908.
Sleijfer, S. (2001). Bleomycin-induced pneumonitis. *Chest*, **120**(2), 617-624.
高橋　都（2012）．平成24年度厚生労働科学研究費補助金がん臨床研究事業「働くがん患者と家族に向けた包括的就業支援システムの構築に関する研究：患者／家族・人事労務担当者・産業保健担当者の3者の視点を生かした支援リソースの開発，評価，普及啓発法の検討」総合報告書
Travis, L. B., Rabkin, C. S., Brown, L. M., Allan, J. M., Alter, B. P., Ambrosone, C. B. et al. (2006). Cancer survivorship--genetic susceptibility and second primary cancers: Research strategies and recommendations. *J Natl Cancer Inst*, **98**(1), 15-25.
Yamauchi, T., Inagaki, M., Yonemoto, N., Iwasaki, M., Inoue, M., Akechi, T. et al. (2014). Death by suicide and other externally caused injuries following a cancer diagnosis: The Japan Public Health Center-based Prospective Study. *Psychooncology*, **23**(9), 1034-1041.
Zigmond, A. S., & Snaith, R. P. (1983). Hospital anxiety and depression scale. *Acta Psychiatrica Scandinavica*, **67**(6), 361-370.（北村俊則（訳）（1993）．Hospital anxiety and depression scale（HAD尺度）．精神科診断学，**4**(3)，371-372.）

◆第10章

厚生労働省（2011）．患者調査3. 退院患者の平均在院日数等
厚生労働省健康局（2014）．健康づくりのための睡眠指針2014　2014年3月
Moorey, S., & Greer, S. (2002). *Cognitive behaviour therapy for people with cancer*. Oxford University Press.
小川朝生・内富庸介（2012）．精神腫瘍学クリニカルエッセンス　日本総合病院精神医学会がん対策委員会
Savard, J., Morin, C. M. et al. (2001). Insomnia in the context of cancer: A review of a neglected problem. *J Clin Oncol*, **19**(3), 895-908.

◆第11章

Calhoun, L. G., & Tedeschi, R. G. (2006). *Handbook of posttraumatic growth*. Routledge.（宅香奈子・清水　研（監訳）（2014）．心的外傷後成長ハンドブック第14章　子どものレジリエンスと心的外傷後成長　医学書院　pp.441-468）
Harpham, W. S. (2014). 親ががんになった時，子どもが力強く成長するのを助けるには　造血幹細胞移植now & future@web, 2014(July), 2-5.
Heiney, S. P. & Hermann, J. F. (2013). *Cancer in our family: Helping children cope with a parent's illness*. 2nd ed. American Cancer Society.
小林真理子・大沢かおり・小澤美和ほか（2011）．がんを持つ親の子どもへのサポートグループに関する研究　日本緩和医療学会学術大会講演抄録，**16**, 424.
厚生労働省（2008）．患者・家族・国民の視点に立った適切ながん情報提供サービスのあり方に関する研究　がん治療を受ける親とその子どもが経験する困難と支援ニーズに関する研究―費用・子ども用支援リソースの開発にむけて―　患者・家族・国民の視点に立った適切ながん情報提供サービスのあり方に関する研究 平成20年度　総括研究報告書　Pp.22-39.
厚生労働省（2012）．厚生労働科学研究費補助金　がん臨床研究事業　がん診療におけるチャイルドサポート平成23年度　総括研究報告書　pp.19-28.
厚生労働省（2013）．厚生労働科学研究費補助金　がん臨床研究事業　がん診療におけるチャイルドサポート（小澤班）平成23～25年度　総合研究報告書　pp.1-9.
黒井　健（2010）．乳癌の親とその子どものためのプロジェクト：おかあさん　だいじょうぶ？　小学館
三浦絵莉子（2012）．聖路加国際病院におけるチャイルド・ライフ・スペシャリストの専門性　小児看護，**35**, 1773-1778.
村瀬有紀子・井上美帆・茶園美香ほか（2011）．がんになった患者の子どもへの病気説明に関する実態調査―その2 がん患者が子供に病気を説明する背景―　日本緩和医療学会学術大会 Vol.16th p.448.
大沢かおり・井上美穂・小林真理子ほか（2011）．がんになった患者の子どもへの病気説明に関する実態

調査―その１患者へのアンケート・量的分析―　日本緩和医療学会学術大会 Vol.16th　p.488.
小澤美和（2013）．がん患者とその子どもたちの現状と支援　小児保健研究，**72**(2)，217-219.
Reis, L., Harkins, D., Krapcho, M. et al.（2006）. SEER Cancer Statistics Review, 1975-2003. Bethesta, MD: National Cancer Institute.
サポートブック作成プロジェクトチーム（編）（2009）．親子をつなぐサポートブック　PHP
Semple, C. L., & McCance, T.（2010）. Parents' Experience of Cancer Who Have Young Children: A Literature Review. *Cancer Nursing*, **33**, 110-118.
高山智子ほか（2008）．患者・家族・国民の視点に立った適切ながん情報提供サービスのあり方に関する研究　がん治療を受ける親とその子どもが経験する困難と支援ニーズに関する研究―親用・子ども用支援リソースの開発にむけて―　患者・家族・国民の視点に立った適切ながん情報提供サービスのあり方に関する研究 平成20年度 厚生労働省 総括研究報告書　pp.22-39.
Takei, Y., Ozawa, M., Ishida, Y., Suzuki, S. I., Ohno, S., & Manabe, A.（2012）. Clinicians' perspectives on support for children with a parent who is diagnosed with breast cancer. *Breast Cancer*. 2012 Oct 11. Epub ahead of print.

第12章

Ando, M., Morita, T., Akechi, T., & Okamoto, T.（2010）. Efficacy of short-term life-review interviews on the spiritual well-being of terminally ill cancer patients. *J Pain Symptom Manage*, **39**, 993-1002.
明智龍男・森田達也・内富庸介（2004）．進行・終末期がん患者に対する精神療法　精神神経学雑誌，**106**, 123-137.
明智龍男（2009）．がん患者に対する精神医学的な介入に関する研究について　緩和医療学，**11**, 373-377.
明智龍男（2011）．緩和ケアを受けるがん患者の実存的苦痛の精神療法―構造をもった精神療法―　精神科治療学，**26**, 821-827.
Akechi, T., Okuyama, T., Onishi, J., Morita, T., & Furukawa, T. A.（2008）. Psychotherapy for depression among incurable cancer patients. Cochrane Database Syst Rev: CD005537.
Chochinov, H. M.（2013）. *Dignity therapy final words for final days*. Oxford: Oxford University Press.（小森康永・奥野　光（訳）（2012）．ディグニティセラピー―最後の言葉，最後の日々―　北大路書房）
Delgado-Guay, M., Parsons, H., Li, Z., Palmer, J., & Bruera, E.（2009）. Symptom distress in advanced cancer patients with anxiety and depression in a palliative care setting. *Supportive Care in Cancer*, **17**, 573-579.
Fialka-Moser, V., Crevenna, R., Korpan, M., & Quittan, M.（2003）. Cancer rehabilitation: particularly with aspects on physical impairments. *J Rehabil Med*, **35**, 153-162.
儀賀理暁・松崎正子・小峰和美・五十嵐友里・澤田理恵・布谷玲子・佐野元彦・西村敬一郎・高橋健夫・杉山亜斗・井上慶明・青木耕平・福田祐樹・泉陽太郎・中山光男（2014）．緩和ケアチームにおける訪問診療は地域へのアウトリーチとして有効か　第52回日本癌治療学会 2780.
Greer, J. A., Park, E. R., Prigerson, H. G., & Safren, S. A.（2010）. Tailoring cognitive-behavioral therapy to treat anxiety comorbid with advanced cancer. *Journal of Cognitive Psychotherapy*, **24**, 294-313.
東口高志（2013）．終末期がん患者の栄養管理に関する調査研究報告書　厚生労働省老人保健健康増進等事業
Hirai, K., Miyashita, M., Morita, T., & Sanio, M. et al.（2006）. Good death in Japanese cancer care: A qualitative study. *Journal of Pain and Symptom Management*, **31**, 140-147.
堀川直史（2011）．緩和ケアを受けるがん患者の実存的苦痛の精神療法―支持的対応のなかで患者を支える―　精神科治療学，**26**, 815-820.
五十嵐友里・小峰和美・松崎正子・國友淳子・森本貴之・松原　理・佐野元彦・國澤洋介・堀川直史・高橋健夫・儀賀理暁（2014）．緩和ケアチームの働きかけの意味を言語化する―認知行動療法の対象認識把握技術を心理士の間接介入にいかす―　日本緩和医療学会第19回学術大会，388.
五十嵐友里（2014）．身体疾患領域で扱われている"価値"　日本認知・行動療法学会第39回大会 pp.63-64.
Jaspers, K.（1913）. *Psychopathologies*. Springer.　内村祐之・西丸四方・島崎敏樹・岡田敬蔵（訳）（1953）．精神病理学総論　岩波書店

小森康永・H. M. チョチノフ（2011）．ディグニティセラピーのすすめ―大切な人に手紙を書こう― 金剛出版
國澤洋介・國友淳子・森本貴之・樺山有香・山本 満・髙倉保幸・小峰和美・松崎正子・五十嵐友里・髙橋健夫・儀賀 理暁（2014）．外来リハビリテーションの継続が果たす役割 母親としての時間を重視すること希望した事例を通して 日本緩和医療学会学術大会プログラム・抄録集，19回, 424.
國澤洋介・髙倉保幸（2013）．がん患者に対する理学療法士による心理的サポートの要点 理学療法, **30**, 1287-1293.
熊野宏明（2012）．新世代の認知行動療法 日本評論社
LeMay, K., & Wilson, K. G. (2008). Treatment of existential distress in life threatening illness: A review of manualized interventions. *Clin Psychol Rev,* **28**, 472-493.
Lunn, J. S. (2003). Spiritual care in a multi-religious context. *J Pain Palliat Care Pharmacother,* **17**, 153-166.
Moorey, S. & Greer, S. (2012). *CBT for people with cancer.* Oxford University Press.
Murata, H. & Morita, T. (2006). Conceptualization of psycho-existential suffering by the Japanese Task Force: The first step of a nationwide project. *Palliat Support Care,* **4**, 279-285.
中村明菜・齋藤寅武・篠田瑞江・矢澤和江・西澤久美・石田秀行・儀賀理暁・佐藤 絹・布谷玲子・小峰和美（2012）．化学療法中の食事に関するアンケート調査結果報告 日本病態栄養学会第15回大会
Rodin, G., & Gillies, L. A. (2000). Individual Psychotherapy for the Patient with Advanced Disease. In H. M. Chochinov & W. Breitbart (Eds.), *Handbook of psychiatry in palliative medicine.* Oxford University Press. 下田和孝・岩満優美（訳）（2001）．進行した疾患を持つ患者への個人精神療法 内富庸介（監訳）緩和医療における精神医学ハンドブック 星和書店 pp.199-207.
篠田瑞江・布谷玲子・小峰和美・川合恵美・近藤潤一・佐野元彦・西村敬一郎・崎元雄彦・儀賀理暁（2012）．「アイスクリームなら食べる」を支持し続けた理由 埼玉サイコオンコロジー研究会第9回抄録集, 3.
清水 研（2014）．緩和ケアにおいて心身医学はどのような貢献ができるか？ 行動医学研究, **20**, 2-6.
鈴木伸一・藤澤大介・尾形明子・小林清香・五十嵐友里（2014）．身体疾患のメンタルケアに活かす認知行動療法の発想とテクニック 認知療法研究, **7**, 124-133.

◆ 第13章

American Psychiatric Association (2013). *Diagnostic and Statistical Manual of Mental Disorders. 5th ed.* Washington DC: American Psychiatric Press.
Bonanno, G. A., Wortman, C. B., Lehman, D. R., Tweed, R. G., Haring, M., Sonnega, J., Carr, D., & Nesse, R. M. (2002). Resilience to loss and chronic grief: A prospective study from preloss to 18-months postloss. *J Pers Soc Psychol,* **83**(5), 1150-1164.
Bornstein, P. E., & Clayton, P. J. (1972). The anniversary reaction. *Dis Nerv Syst,* **33**(7), 470-472.
Brabant, S., Forsyth, C. J., & Melancon, C. (1992). Grieving men: thoughts, feelings, and behaviors following deaths of wives. *Hosp J,* **8**(4), 33-47.
Burnell, G. M., & Burnell, A. L. (1989). *Clinical management of bereavement: a handbook for healthcare professionals.* New York: Human Sciences Press.
Carter, P. A., Mikan, S. Q., & Simpson, C. (2009). A feasibility study of a two-session home-based cognitive behavioral therapy-insomnia intervention for bereaved family caregivers. *Palliat Support Care,* **7**(2), 197-206.
Cavenar, J. O. Jr., Spaulding, J. G., & Hammett, E. B. (1976). Anniversary reactions. *Psychosomatics,* **17**(4), 210-212.
Chentsova-Dutton, Y., Shucter, S., Hutchin, S., Strause, L., Burns, K., Dunn, L., Miller, M., & Zisook, S. (2002). Depression and grief reactions in hospice caregivers: from pre-death to 1 year afterwards. *J Affect Disord,* **69**(1-3), 53-60.
Clayton, P. J., Halikes, J. A., & Maurice, W. L. (1971). The bereavement of the widowed. *Dis Nerv Syst,* **32**(9), 597-604.
Cole, M. G., & Dendukuri, N. (2003). Risk factors for depression among elderly community subjects: A systematic review and meta-analysis. *Am J Psychiatry,* **160**(6), 1147-1156.

Corney, R. H. (1990). Sex differences in general practice attendance and help seeking for minor illness. *J Psychosom Res*, **34**(5), 525-534.
Currier, J. M., Holland, J. M., & Neimeyer, R. A. (2010). Do CBT-based interventions alleviate distress following bereavement? A review of the current evidence. *International Journal of Cognitive Therapy*, **3**(1), 77-93.
Erlangsen, A., Jeune, B., Bille-Brahe, U., & Vaupel, J. W. (2004). Loss of partner and suicide risks among oldest old: A population-based register study. *Age Ageing*, **33**(4), 378-383.
Forte, A. L., Hill, M., Pazder, R., & Feudtner, C. (2004). Bereavement care interventions: A systematic review. *BMC Palliat Care*, **3**(1), 3.
Freud, S. (1935). *A general introduction to psychoanalysis*. New York: Liveright.
Grimby, A., & Johansson, A. K. (2009). Factors related to alcohol and drug consumption in Swedish widows. *Am J Hosp Palliat Care*, **26**(1), 8-12.
Holland, J. M., & Neimeyer, R. A. (2010). An examination of stage theory of grief among individuals bereaved by natural and violent causes: A meaning-oriented contribution. *Omega (Westport)*, **61**(2), 103-120.
Holmes, T. H., & Rahe, R. H. (1967). The social readjustment rating scale. *J Psychosom Res*, **11**(2), 213-218.
Ishida, M., Onishi, H., Matsubara, M., Tada, Y., Ito, H., Narabayashi, M., Sasaki, Y., Nomura, S., & Uchitomi, Y. (2012). Psychological distress of the bereaved seeking medical counseling at a cancer center. *Jpn J Clin Oncol*, **42**(6), 506-512.
Ishida, M., Onishi, H., Toyama, H., Tsutsumi, C., Endo, C., Tanahashi, I., Takahashi, T., & Uchitomi, Y. (2015). Missing memories of death: Dissociative amnesia in the bereaved the day after cancer death. *Palliative & Supportive Care*, **13**, 1787-1790.
Ishida, M., Onishi, H., Wada, M., Tada, Y., Ito, H., Narabayashi, M., Sasaki, Y., Nomura, S., & Uchitomi, Y. (2011). Psychiatric disorders in patients who lost family members to cancer and asked for medical help: Descriptive analysis of outpatient services for bereaved families at Japanese cancer center hospital. *Jpn J Clin Oncol*, **41**(3), 380-385.
石田真弓 (2013). 遺族に対する周囲の望ましい言葉かけと働きかけ (態度・行動) 遺族によるホスピス・緩和ケアの質の評価に関する研究2. J-HOPE 2 (JHPF (公財) 日本ホスピス・緩和ケア研究振興財団), 59-63.
Ishida, M., Onishi, H., Wada, M., Wada, T., Wada, M., Uchitomi, Y., & Nomura, S. (2010). Bereavement dream? Successful antidepressant treatment for bereavement-related distressing dreams in patients with major depression. *Palliat Support Care*, **8**(1), 95-98.
Jordan, J. R., & Neimeyer, R. A. (2003). Does grief counseling work? *Death Stud*, **27**(9), 765-786.
Kaprio, J., Koskenvuo, M., & Rita, H. (1987). Mortality after bereavement: A prospective study of 95, 647 widowed persons. *Am J Public Health*, **77**(3), 283-287.
Kim, S. H. (2009). The influence of finding meaning and worldview of accepting death on anger among bereaved older spouses. *Aging Ment Health*, **13**(1), 38-45.
Kinoshita, S., Miyashita, M., Morita, T., Sato, K., Miyazaki, T., Shoji, A., Chiba, Y., Tsuneto, S., & Shima, Y. (2015). Changes in perceptions of opioids before and after admission to palliative care units in Japan: Results of a nationwide bereaved family member survey. *Am J Hosp Palliat Care*, Apr 9. [Epub ahead of print.]
Lehman, D. R., Ellard, J. H., & Wortman, C. B. (1986). Social support for the bereaved: Recipients' and providers' perspectives on what is helpful. *Journal of Consulting and Clinical Psychology*, **54**(4), 438-446.
Levy, L. H., Derby, J. F., & Martinkowski, K. S. (1993). Effects of membership in bereavement support groups on adaptation to conjugal bereavement. *Am J Community Psychol*, **21**(3), 361-381.
Li, G. (1995). The interaction effect of bereavement and sex on the risk of suicide in the elderly: An historical cohort study. *Soc Sci Med*, **40**(6), 825-828.
Lichtenstein, P., Gatz, M., & Berg, S. (1998). A twin study of mortality after spousal bereavement.

Psychol Med, **28**(3), 635-643.

Manor, O., & Eisenbach, Z. (2003). Mortality after spousal loss: are there socio-demographic differences? *Soc Sci Med*, **56**(2), 405-413.

Martikainen, P., & Valkonen, T. (1996). Mortality after the death of a spouse: rates and causes of death in a large Finnish cohort. *Am J Public Health*, **86**(8), 1087-1093.

Mellstrom, D., Nilsson, A., Oden, A., Rundgren, A., & Svanborg, A. (1982). Mortality among the widowed in Sweden. *Scand J Soc Med*, **10**(2), 33-41.

Milberg, A., Olsson, E. C., Jakobsson, M., Olsson, M., & Friedrichsen, M. (2008). Family members' perceived needs for bereavement follow-up. *J Pain Symptom Manage*, **35**(1), 58-69.

Morita, T., Akechi, T., Ikenaga, M., Inoue, S., Kohara, H., Matsubara, T., Matsuo, N., Namba, M., Shinjo, T., Tani, K., & Uchitomi, Y. (2007). Terminal delirium: Recommendations from bereaved families' experiences. *J Pain Symptom Manage*, **34**(6), 579-589.

Namba, M., Morita, T., Imura, C., Kiyohara, E., Ishikawa, S., & Hirai, K. (2007). Terminal delirium: Families' experience. *Palliat Med*, **21**(7), 587-594.

Onrust, S., Cuijpers, P., Smit, F., & Bohlmeijer, E. (2007). Predictors of psychological adjustment after bereavement. *Int Psychogeriatr*, **19**(5), 921-934.

大西秀樹・石田真弓（2014）．家族と遺族のケア　*Japanese Journal of Psychosomatic Medicine*, **54**(1), 45-52.

Parkes, C. M., Benjamin, B., & Fitzgerald, R. G. (1969). Broken heart: A statistical study of increased mortality among widowers. *Br Med J*, **1**(5646), 740-743.

Parkes, C. M., & Weiss, R. S. (1983). *Recovery from bereavement*. New York: Basic Books.

Prigerson, H., Silverman, G., Jacobs, S., Maciejewski, P. K., Kasl, S. V., & Rosenheck, R. A. (2001). Traumatic grief, disability and the underutilization of health services: A preliminary examination. *Prim Psychiatry*, **8**(5), 61-66.

Rando, T. A. (2000). 11. Promoting healthy anticipatory mourning in intimates of the life-threatened or dying person In I. Champaign (Ed.), *Clinical dimensions of anticipatory mourning: Theory and practice in working with the dying, their loved ones, and their caregivers*. Research Press. pp. 307-378.

Ringdal, G. I., Jordhoy, M. S., Ringdal, K., & Kaasa, S. (2001). Factors affecting grief reactions in close family members to individuals who have died of cancer. *J Pain Symptom Manage*, **22**(6), 1016-1026.

Rueth, T. W., & Hall, S. E. (1999). Dealing with the anger and hostility of those who grieve. *Am J Hosp Palliat Care*, **16**(6), 743-746.

Schneidman, E. S. (1973). *Postvention and survivor-victim*. New York: Jason Aronson.

Schut, H., & Stroebe, M. S. (2005). Interventions to enhance adaptation to bereavement. *J Palliat Med*, **8**(Suppl 1), S140-147.

Segal, S., Fletcher, M., & Meekison, W. G. (1986). Survey of bereaved parents. *CMAJ*, **134**(1), 38-42.

Song, J. J., Shin, D. W., Choi, J. Y., Kang, J., Baek, Y. J., Mo, H. N., Seo, M. J., Hwang, Y. H., Lim, Y. K., & Lee, O. K. (2011). Quality of life and mental health in the bereaved family members of patients with terminal cancer. *Psychooncology*, **21**(11), 1158-1166.

World Health Organization (2002). *National cancer control Programs: policies and managerial guidelines*. Geneva.

Zisook, S., & Shear, K. (2009). Grief and bereavement: What psychiatrists need to know. *World Psychiatry*, **8**(2), 67-74.

Zisook, S., & Shuchter, S. R. (1991). Depression through the first year after the death of a spouse. *Am J Psychiatry*, **148**(10), 1346-1352.

第14章

赤塚順一・土田嘉昭・藤本孟男・山崎洋次（2000）．小児がん　医療ジャーナル社

Alderfer, M. A., Long, K. A., Lown, E. A., Marsland, A. L., Ostrowski, N. L., Hock, J. M., & Ewing, L. J.

(2010). Psychosocial adjustment of siblings of children with cancer: A systematic review. *Psycho-Oncology*, **19**(8), 789-805.

Barakat, L. P., Hetzke, J. D., Foley, B., Carey, M. E., Gyato, K., & Phillips, P. C. (2003). Evaluation of a social-skills training group intervention with children treated for brain tumors: A pilot study. *Journal of Pediatric Psychology*, **28**(5), 299-307.

Bibace, R., & Walsh, M. E. (1981). Children's conceptions of illness. *New Directions for Child and Adolescent Development*, **14**, 31-48.

Brown, R. T., Kaslow, N. J., Madan-Swain, A., Doepke, K. J., Sexson, S. B., & Hill, L. J. (1993). Parental psychopathology and children's adjustment to leukemia. *Journal of the American Academy of Child & Adolescent Psychiatry*, **32**(3), 554-561.

Butler, R. W., Copeland, D. R., Fairclough, D. L., Mulhern, R. K., Katz, E. R., Kazak, A. E., Noll, R. B., Patel, S. K., & Sahler, O. J. Z. (2008). A multicenter, randomized clinical trial of a cognitive remediation program for childhood survivors of a pediatric malignancy. *Journal of consulting and clinical psychology*, **76**(3), 367.

D'Zurilla, T. J., & Nezu, A. M. (2010). Problem-solving therapy. *Handbook of cognitive-behavioral therapies*, **3**, 197-225.

Frank, N. C., Blount, R. L., Smith, A. J., Manimala, M. R., & Martin, J. K. (1995). Parent and staff behavior, previous child medical experience, and maternal anxiety as they relate to child procedural distress and coping. *Journal of Pediatric Psychology*, **20**(3), 277-289.

Glover, D. A., Byrne, J., Mills, J. L., Robison, L. L., Nicholson, H. S., Meadows, A., & Zeltzer, L. K. (2003). Impact of CNS treatment on mood in adult survivors of childhood leukemia: a report from the Children's Cancer Group. *Journal of clinical oncology : official journal of the American Society of Clinical Oncology*, **21**, 4395-4401.

Gurney, J. G., Krull, K. R., Kadan-Lottick, N., Nicholson, H. S., Nathan, P. C., Zebrack, B., Tersak, J. M., & Ness, K. K. (2009). Social outcomes in the childhood cancer survivor study cohort. *Journal of Clinical Oncology*, **27**(14), 2390-2395.

細谷亮太 (2002). 小児の緩和ケアの開始 (いわゆるギアチェンジ) ターミナルケア, **12**, 85-87.

細谷亮太・真部　淳 (2008). 小児がん―チーム医療とトータル・ケア― 中央公論新社

Ishida, Y., Honda, M., Kamibeppu, K., Ozono, S., Okamura, J., Asami, K., Maeda, N., Sakamoto, N., Inada, H., Iwai, T., Kakee, N., & Horibe, K. (2011). Social outcomes and quality of life of childhood cancer survivors in Japan: a cross-sectional study on marriage, education, employment and health-related QOL (SF-36). *International Journal of Hematology*, **93**, 633-644.

James, L., & Johnson, B. (1997). The needs of parents of pediatric oncology patients during the palliative care phase. *Journal of pediatric oncology nursing*, **14**(2), 83-95.

Kamibeppu, K., Sato, I., Honda, M., Ozono, S., Sakamoto, N., Iwai, T., Okamura, J., Asami, K., Maeda, N., Inada, H., Kakee, N., Horibe, K., & Ishida, Y. (2010). Mental health among young adult survivors of childhood cancer and their siblings including posttraumatic growth. *Journal of cancer survivorship: Research and practice*, **4**(4), 303-312.

加藤俊一・石田也寸志・前田美穂 (2007). よくわかる小児がん経験者のために―より良い生活の質（QOL）を求めて― 医薬ジャーナル社

Kazak, A. E., Alderfer, M. A., Streisand, R., Simms, S., Rourke, M. T., Barakat, L. P., Gallagher, P., & Cnaan, A. (2004). Treatment of posttraumatic stress symptoms in adolescent survivors of childhood cancer and their families: a randomized clinical trial. *Journal of family psychology*, **18**(3), 493-504.

Kazak, A. E., Stuber, M. L., Barakat, L. P., Meeske, K., Guthrie, D., & Meadows, A. T. (1998). Predicting posttraumatic stress symptoms in mothers and fathers of survivors of childhood cancers. *Journal of the American Academy of Child & Adolescent Psychiatry*, **37**(8), 823-831.

Kenyon, B. L. (2001). Current research in children's conceptions of death: A critical review. *OMEGA: Journal of Death and Dying*, **43**(1), 63-91.

Li, J., Johansen, C., & Olsen, J. (2003). Cancer survival in parents who lost a child: A nationwide study in Denmark. *British Journal of Cancer*, **88**(11), 1698-1701.

McDougall, J., & Tsonis, M. (2009). Quality of life in survivors of childhood cancer: A systematic review of the literature (2001-2008). *Support Care Cancer*, **17**, (10), 1231-1246.

尾形明子 (2008). 第7章 小児医療 鈴木伸一 (編) 医療心理学の新展開 北大路書房 pp.70-79.

尾形明子 (2010). 小児がん漢字の母親の心理的苦痛と養育態度 深田博己 (監修) 臨床心理学 (心理学研究の新世紀) ミネルヴァ書房 pp.375-384.

尾形明子・伊藤嘉規・奥山 徹・平井 啓 (2012). 小児がん患者の主介護者に対する問題解決療法の実施可能性の検討 第25回日本サイコオンコロジー学会総会抄録集 154.

小澤美和・細谷亮太 (2002). 小児がんの症状コントロール ターミナルケア, **12**, 102-108.

Ozono, S., Saeki, T., Mantani, T., Ogata, A., Okamura, H., & Yamawaki, S. (2007). Factors related to posttraumatic stress in adolescent survivors of childhood cancer and their parents. *Support Care Cancer*, **15**, 309-317.

Pate, J. T., Blount, R. L., Cohen, L. L., & Smith, A. J. (1996). Childhood medical experience and temperament as predictors of adult functioning in medical situations. *Children's Health Care*, **25**(4), 281-298.

Recklist, C., Leary, T., & Diller, J. (2003). Utility of routine psychological screening in the childhood cancer survivor clinic. *Journal of Clincal Oncology*, **21**, 787-792.

Ruda, M. A., Ling, Q. D., Hohmann, A. G., Peng, Y. B., & Tachibana, T. (2000). Altered nociceptive neuronal circuits after neonatal peripheral inflammation. *Science*, **289**, 628-630.

Sahler, O. J., Fairclough, D. L., Phipps, S., Mulhern, R. K., Dolgin, M. J., Noll, R. B., Katz, E. R., Varni, J. W., Copeland, D. R., & Butler, R. W. (2005). Using problem-solving skills training to reduce negative affectivity in mothers of children with newly diagnosed cancer: Report of a multisite randomized trial. *Journal of Consulting and Clinical Psychology*, **73**(2), 272-283.

Sahler, O. J. Z., Roghmann, K. J., Carpenter, P. J., Mulhern, R. K., Dolgin, M. J., Sargent, J. R., Barbarin, O. A., Copeland, D. R., & Zeltzer, L. K. (1994). Sibling adaptation to childhood cancer collaborative study: prevalence of sibling distress and definition of adaptation levels. *Journal of Developmental & Behavioral Pediatrics*, **15**(5), 353-366.

Sawyer, M., Antoniou, G., Toogood, I., Rice, M., & Baghurst, P. (2000). Childhood cancer: A 4-year prospective study of the psychological adjustment of children and parents. *Journal of Pediatric Hematology/Oncology*, **22**(3), 214-220.

Varni, J. W., Katz, E. R., Colegrove, R., & Dolgin, M. (1993). The impact of social skills training on the adjustment of children with newly diagnosed cancer. *Journal of Pediatric Psychology*, **18**(6), 751-767.

Wolfe, J., Grier, H. E., Klar, N., Levin, S. B., Ellenbogen, J. M., Salem-Schatz, S., Emanuel, E. J., & Weeks, J. C. (2000). Symptoms and suffering at the end of life in children with cancer. *New England Journal of Medicine*, **342**(5), 326-333.

Wolfe, J., Klar, N., Grier, H. E., Duncan, J., Salem-Schatz, S., Emanuel, E. J., & Weeks, J. C. (2000). Understanding of prognosis among parents of children who died of cancer: Impact on treatment goals and integration of palliative care. *Jama*, **284**(19), 2469-2475.

Worden, J. W. (1999). Comparing parent loss with sibling loss. *Death Studies*, **23**(7), 1-15.

吉田沙蘭・天野功二・森田達也・尾形明子・平井 啓 (2010). 難治性小児がん患児の家族が経験する困難の探索 小児がん, **47**(1), 91-97.

Zebrack, B. J., Zeltzer, L. K., Whitton, J., Mertens, A. C., Odom, L., Berkow, R., & Robison, L. L. (2002). Psychological outcomes in long-term survivors of childhood leukemia, Hodgkin's disease, and non-Hodgkin's lymphoma: A report from the Childhood Cancer Survivor Study. *Pediatrics*, **110**(1), 42-52.

◆ 第15章

Alderfer, M. A., Long, K. A., Lown, E. A., Marsland, A. L., Ostrowski, N. L., Hock, J. M., & Ewing, L. J. (2010). Psychosocial adjustment of siblings of children with cancer: A systematic review. *Psycho-*

Oncology, **19**, 789-805.
Bowlby, J. (1973). *Attachment and loss, Vol.2 Separation: anxiety and anger*. The Hogarth Press. (黒田実朗・岡田洋子・吉田恒子 (訳) (1977). 母子関係の理論Ⅱ 分離不安 岩崎学術出版社)
Carson, D. K., Council, J. R., & Gravley, J. E. (1991). Temperament and family characteristics as predictors of children's reaction to hospitalization. *Developmental and Behavioral Pediatrics*, **12**(3), 141-147.
Dahlquist, L. M., Power, T. G, Cox, C. N., & Fernbach, D. J. (1994). Parenting and child distress during cancer procedures: A multidimensional assessment. *Children's Health Care*, **23**(3), 149-166.
今西誠二 (2013). 入院時に付き添う母親の苦しみ 京都市立看護短期大学紀要, **37**, 13-23.
Jacobsen, P. B., Manne, S. L., Gorfinkle, K., Schorr, O., Rapkin, B., & Redd, W. H. (1990). Analysis of child and parent behavior during painful medical procedures. *Health Psychology*, **9**(5), 559-576.
Mabe, P. A., Treiber, F. A., & Riley, W. T. (1991). Examining emotional distress during pediatric hospitalization for school-aged children. *Children's Health Care*, **20**(3), 162-169.
尾形明子・瀬戸上美咲・近藤　綾 (2011). きょうだい児におけるストレス反応とソーシャルサポートおよびセルフエスティームの関連 広島大学心理学研究, **11**, 201-213.
Papoušek, M., Papoušek, H., & Harris, B. J. (1987) The Emergence of Play in Parent-Infant interactions. In Dietmar Gőrlitz, Joachim F. Wohlwill (Ed.), *Curiosity, Imagination and Play: On the Development of Spontaneous cognitive Motivational Processes*. Hillsdale, N.J.: Lawrence Erlbaum Associates. pp.214-46.
Small, L., & Melnyk, B. M. (2006). Early predictors of post-hospital adjustment problems in critically ill young children. *Research in Nursing & Health*, **29**, 622-635.
Thompson, R. H., & Stanford, G. (1981). *Child life in hospitals: Theory and practice*. Charles C Thomas Publisher.
Wolfer, J., Gaynard, L., Goldberger, J., Laidley, L. N., & Thompson, R. (1988). An experimental evaluation of a model child life program. *Children's Health Care*, **16**(4), 244-254.
吉武香代子 (1990). 小児の長期入院の何が問題か 小児看護, **19**(11), 396-399.

第16章

Aram, D. M., Ekelman, B. L., Ben-Shachar, G., & Levinsohn, M. W. (1985) Intelligence and hypoxemia in children with congenital heart disease: Fact or artifact? *Journal of the American College of Cardiology*, **6**, 889-893.
Chang, P., Nesbit, M. E., Youngren, N., & Robinson, L. L. (1987). Personality characteristics and psychosocial outcomes among adult survivors of childhood cancer. *Journal of Psychosocial Oncology*, **5**, 43-58.
Cobb, J. C., Cohen, R., Huuston, D. A., & Rubin, E. C. (1998). Children's self-concepts and peer relationships: Relating appearance self-discrepancies and peer perceptions of social behaviors. *Child Study Journal*, **28**, 291-308.
Dunbar, J. (1983). Compliance in pediatric populations: A review. In P. J. McGrath & P. Firestone (Eds.), *Pediatric and adolescent behavioral medicine : Issues in treatment*. New York: Springer. pp.210-230.
副島尭史・東樹京子・佐藤伊織・武田鉄郎・上別府圭子 (2012). 小児がんおよび小児がん経験者への児童生徒の認識と態度 小児保健研究, **71**(6), 858-866.
Gray, R. E., Doan, B. D., Shermer, P., FitzGerald, A. V., Berry, M. P., Jenkin, D., & Doherty, M. A. (1992). Psychological adaptation of survivors of childhood cancer. *Cancer*, **70**(11), 2713-2721.
平賀健太郎 (2010). 小児慢性疾患患者に対する復学支援 小児看護, **33**(9), 1209-1214.
石見幸子・鬼頭英明・中村朋子 (2014). 慢性疾患のある児童生徒が学校生活を送るための効果的な支援のあり方 小児保健研究, **73**(6), 860-868.
石崎優子・小林陽之助 (2002). 慢性疾患の子どもの心理社会的問題 小児科, **43**(6), 812-816.
Kliewer, W. (1997). Children's coping with chronic illness. In S. A. Wolchik & I. Sandler (Eds.), *Handbook of children's coping: Linking theory and intervention*. New York: Plenum Press. pp.275-

300.
Lahteenmaki, P. M., Huostila, J., Hinkka, S., & Salmi, T. T. (2002). Childhood cancer patients at school. *European Journal of Cancer*, 38, 1227-1240.
前川喜平・牛島定信・星　順隆（1995）．小児がん患者への精神的ケア—実践報告を中心として—　日本小児医事出版社
牧野麻葉・野中淳子（2010）．小児がん経験者への長期的な支援に関する検討　ライフ・ストーリーからの分析　小児がん看護, 5, 43-56.
松井　陽（2013）．小児慢性特定疾患の登録・管理・解析・情報提供に関する研究　平成24年度総括・分担研究報告書　pp.13-40.
Morison, P., & Masten, A. S. (1991). Peer reputation in middle childhood as a predictor of adaptation in adolescence: A seven-year follow-up. *Child Development*, 62, 991-1007.
奈良間美保（2010）．子どもと家族を主体としたセルフケアの発達支援　小児看護, 33(9), 1252-1256.
Nassau, J. H., & Drotar, D. (1997). Social competence among children with central nervous system-related chronic health conditions: A review. *Journal of Pediatric Psychology*, 22, 771-793.
大見サキエ（2007）．臨床看護と学校教育②退院・学校復帰時の支援　小児看護, 30, 1518-1523.
大見サキエ（2010）．がんの子どもが復学する時のクラスメートへの説明　小学生における場面想定法を用いた検討　小児がん看護, 5, 43-56.
Rovet, J., & Fernandes, C. (1998). Insulin-dependent diabetes mellitus. In R. T. Brown (Ed.), *Cognitive aspects of chronic illness in children.* New York: Guilford Press. pp.142-171.
Ryan, C. M. (1997). Effects of diabetes mellitus on neuropsychological function: A lifespan perspective. *Seminars in Clinical Neuropsychiatry*, 2, 4-14.
坂本辰蔵（2003）．糖尿病患者を取り巻く環境と自立　第41回本特殊教育学会　自主シンポジウム　病気療養児のいのちをかがやかせる保育・教育の充実を求めて（10）　小児慢性疾患キャリーオーバーの社会的自立へのサポートシステム構築の課題，その2　報告資料
須川聡子（2009）．先天性心疾患患者とその家族への支援に関する研究の外観と展望　東京大学大学院教育学研究科紀要, 49, 285-293.
田原卓浩・横田俊平・布井博幸・戸刈　創・井田博幸・上谷良行・長村敏生・神川　晃・児玉浩子・斉藤昭彦・鈴木康之・西　美和・秦　大資・宮田章子・森　臨太郎（2012）．"地域総合小児医療"に関するアンケート調査　日本小児科学雑誌, 116, 1965-1972.
武田鉄郎（2004）．慢性疾患適応への支援　育療, 30, 55-59.
武井優子（2010）．小児がん患者が退院後に抱える心理社会的問題の特徴と適応状態に及ぼす影響の検討　早稲田大学大学院人間科学研究科修士論文
武井優子（2015）．小児がん患者の心理社会的問題と適応に及ぼす影響　風間書房
武井優子・尾形明子・平井　啓・小澤美和・真部　淳・鈴木伸一（2012）．小児がん患者における病気のとらえ方の検討　心身医学, 52, 638-645.
Takei, Y., Ogata, A., Ozawa, M., Moritake, H., Hirai, K., Manabe, A., & Suzuki, S. (2015). Psychosocial difficulties in adolescent and young adult survivors of childhood cancer. *Pediatrics International*, 57 (2), 239-246.
谷川弘治（2010）．病院における教育と医療の連携の在り方　育療, 47, 11-16.
谷川弘治・駒松仁子・松浦和代・夏路瑞穂（2009）．病気の子どもの心理社会的支援入門第2版　医療保育・病弱教育・医療ソーシャルワーク・心理臨床を学ぶ人に　ナカニシヤ出版
Thompson, R. J. Jr., Zemn, J., Fanurik, D., & Sirotkin-Roses, M. (1992). The role of parent stress and coping and family functioning in parent and child adjustment to Duchenne Muscular Dystrophy. *Journal of Clinical Psychology*, 48, 11-19.
Thomas, A., Peterson, L., & Goldstein, D. (1997). Problem solving and diabetes regimen adherence by children and adolescents with IDDM in social pressure situations: A reflection of normal development. *Journal of Pediatric Psychology*, 22, 541-561.
World Health Organization (2002). Innovative Care for Chronic Conditions: Building Blocks for Action, Geneva, WHO.
Wright, M., & Nolan, T. (1994). Impact of cyanotic heart disease on school performance. *Archives of*

Diseases of Children, 71, 64-69.
Wysocki, T., Greco, P., & Buckloh, L. M. (2003). Childhood diabetes in a psychological context. In M. C. Roberts (Ed.), *Handbook of pediatric psychology*. New York: Guilford Press.

第17章

Chapman, E., Parameshwar, J., Jenkins, D., Large, S., & Tsui, S. (2007, Jan). Psychosocial issues for patients with ventricular assist devices: a qualitative pilot study. *Am J Crit Care*, 16(1), 72-81.
Davidson, K. W., Rieckmann, N., Clemow, L. et al. (2010). Enhanced depression care for patients with acute coronary syndrome and persistent depressive symptoms: coronary psychosocial evaluation studies randomized controlled trial. *Arch Intern Med*, 170, 600-608.
Huffman, J. C., Mastromauro, C. A., Sowden, G. L. et al. (2011). A collaborative care depression management program for cardiac inpatients: depression characteristics and in-hospital outcomes. *Psychosomatics*, 52, 26-33.
Hunkeler, E. M., Katon, W., Tang, L. et al. (2006). Long term outcomes from the IMPACT randomised trial for depressed elderly patients in primary care. *BMJ*, 332(7536), 259-263.
Kato, N., Kinugawa, K., Yao, A., Hatano, M., Shiga, T., & Kazuma, K. (2009). Relationship of depressive symptoms with hospitalization and death in Japanese patients with heart failure. *J Card Fail*, 15(10), 912-919.
Katon, W. J., & Seelig, M. (2008). Population-based care of depression: Team care approaches to improving outcomes. *J Occup Environ Med*, 50, 459-467.
Katon, W., Lin, E. H., Von Korff, M. et al. (2010). Collaborative care for patients with depression and chronic illnesses. *N Engl J Med*, 363, 2611-2620.
小林清香 (2009). チーム医療における認知行動療法の可能性―医療スタッフへの認知行動療法を用いたコンサルテーション― 認知療法研究, 2, 34-37.
小林清香 (2014). 身体疾患のメンタルケアに活かす認知行動療法の発想とテクニック―コンサルテーションに活かす認知行動療法― 認知療法研究, 7(2), 128-131.
小林清香・西村勝治・加茂登志子・谷崎剛平・松田直樹・笠 貫宏・堀川直史 (2005). 循環器疾患領域における認知行動療法の実践―重症不整脈患者とのかかわりを通して― 総合病院精神医学, 17(1), 20-26.
Kobayashi, S., Nishimura, K., Suzuki, T., Shiga, T., & Ishigooka, J. (2014). Post-traumatic stress disorder and its risk factors in Japanese patients living with implantable cardioverter defibrillators: A preliminary examination. *J Arrhythmia*, 30, 105-110.
Lichtman, J. H., Bigger, J. T. Jr., Blumenthal, J. A. et al. (2008). Depression and coronary heart disease: Recommendations for screening, referral, and treatment: A Science Advisory From the American Heart Association Prevention Committee of the Council on Cardiovascular Nursing, Council on Clinical Cardiology, Council on Epidemiology and Prevention, and Interdisciplinary Council on Quality of Care and Outcomes Research. *Circulation*, 118, 1768-1775.
National Institute for Clinical Excellence；Guidance on Cancer Services. (2004). Improving Supportive and Palliative Care for Adults with Cancer. *The Mannual*, 78-81.
日本移植学会　臓器移植ファクトブック (2014). http://www.asas.or.jp/jst/pdf/factbook/factbook2014.pdf (2014年12月20日閲覧)
日本循環器学会 (2010). 循環器疾患における末期医療に関する提言　http://www.j-circ.or.jp/guideline/pdf/JCS2010_nonogi_h.pdf (2014年12月20日閲覧)
西村勝治 (2013). 協同ケア (collaborative care.) 樋口輝彦 (監) 桑原和江・伊藤弘人 (編) 内科患者のメンタルケアアプローチ―循環器疾患編― 新興医学出版社 pp.177-181.
Rutledge, T., Reis, V. A., Linke, S. E., Greenberg, B. H., & Mills, P. J. (2006, Oct). Depression in heart failure a meta-analytic review of prevalence, intervention effects, and associations with clinical outcomes. *J Am Coll Cardiol*, 48(8), 1527-1537. Epub 2006 Sep 26.
Suzuki, T., Shiga, T., Kuwahara, K., Kobayashi, S., Suzuki, S., Nishimura, K., Suzuki, A., Minami, Y., Ishigooka, J., Kasanuki, H., & Hagiwara, N. (2014). Impact of clustered depression and anxiety on

mortality and rehospitalization in patients with heart failure. *J Cardiol*, **64**(6), 456-462.

筒井順子・小林清香・山内典子・鈴木伸一・西村勝治・石郷岡純（2015）．コンサルテーション・リエゾン精神医療における心理的介入―段階的ケア・モデル導入の可能性― 総合病院精神医学，**27**(2), 131-138.

山内典子（2014）．循環器科と精神科リエゾンチームの連携活動を通した「循環器心身ケア」の現状と今後の課題 第71回日本循環器心身医学会総会

山内典子・安田妙子・小林清香・異儀田はづき・筒井順子・西村勝治・田中美恵子（2013）．精神科コンサルテーション・リエゾンチームにおける各職種の役割構築に向けたパイロットスタディ―リエゾンナースと臨床心理士に焦点をあてて― 総合病院精神医学，**25**(1), 23-32.

若林留美・古城敦子・三村千弦・山内典子・小林清香・筒井順子・鈴木 豪・西村勝治・川崎敬子（2014）．循環器疾患患者の抱える精神的な問題の検討―循環器内科リエゾンカンファレンスを通して― 第71回日本循環器心身医学会総会

◆ 第18章

Blumenthal, J. A. (1997). Stress management and exercise training in cardiac patients with myocardial ischemia: Effects on prognosis and evaluation of mechanisms. *Archives of Internal Medicine*, **157**(19), 2213-2223.

Blumenthal, J. A. (2002). Usefulness of psychosocial treatment of mental stress-induced myocardial ischemia in men. *Am J Cardiol* (Jan 15), **89**(2), 164-168.

Burell, G. (1996). Group psychotherapy in Project New Life: treatment of coronary-prone behaviors for patients who have had coronary artery bypass graft surgery. In R. Allen, & S. Scheidt (Eds.), *Heart and mind: The practice of cardiac psychology*. Washington, DC: American Psychological Association. pp.291-310.

Burg, M. M., Barefoot, J., Berkman, L. et al. (2005). Low perceived social support and post-myocardial infarction prognosis in the enhancing recovery in coronary heart disease clinical trial: The effects of treatment. *Psychosom Med*, **67**, 879-888, 925, 947.

Denollet, J. (2005). DS14: Standard assessment of negative affectivity, social inhibition, and Type D personality. *Psychosomatic Medicine*, **67**, 89-97.

FDA Drug Safety Communication (2011). Revised recommendations for Celexa (citalopram hydrobromide) related to a potential risk of abnormal heart rhythms with high doses. (posted 8/24/2011)

Japanese Circulation Society (2012). 循環器病の診断と治療に関するガイドライン（2011年度合同研究班報告）

長谷川恵美子・長山雅俊（2013）．心臓リハビリテーションにおける心身医学的アプローチ―臨床心理士の視点から― 心臓リハビリテーション，**18**(1), 27-30.

長谷川恵美子・長山雅俊ほか（2015）．包括的心臓リハビリテーションにおけるストレス対策情報提供パンフレットの有用性 心臓リハビリテーション，**20**(1), 211-216.

長谷川恵美子・石井典子・笠田 舞・山田陽代・齊藤正和・諸冨伸夫・長山雅俊・伊東春樹（2013）．心臓リハビリテーションにおける心身医学的アプローチ―臨床心理士の視点から― The psychosomatic approach for cardiac rehabilitation-clinical psychology for cardiac rehabilitation- 心臓リハビリテーション，**18**(1), 27-30.

Herridge, M. L., & Linton, J. C. (2005). Psychosocial Issues and Strategies. In American Association of Cardiovascular & Pulmonary Rehabilitation (Eds.), *AACVPR Cardiac Rehabilitation Resource Manual: Promoting Health and Preventing Disease*. Champaign: Human Kinetics. pp.43-50.

Karasek, R. A. (1979). Job demand, job decision latitude, and mental strain: Implications for job redesign. *Administrative Science Quarterly*, **24**(2), 285-308.

上月正博（編著）（2014）．心臓リハビリテーション 医歯薬出版

厚生労働省（2013）．平成25年の厚生労働省のホームページ 白書データ

Lichtman, J. H., Bigger, J. T., Blumenthal, J. A. et al. (2008). Depression and coronary heart disease: Recommendations for screening, referral, and treatment. *Circulation*, **118**, 1768-1775.

◆ 第19章

安藤美華代（2006）．健康行動学的アプローチに基づいた包括的糖尿病カウンセリング　健康的なライフスタイルをめざして　石井　均・久保克彦（編）実践　糖尿病の心理臨床　医歯薬出版　Pp.49-58.
Gregg, J. A., Callaghan, G. M., Hayes, S. C., & Glenn-Lawson, J. L. (2007). Improving diabetes self-management through acceptance, mindfulness, and values: A randomized controlled trial. *Journal of Consulting and Clinical Psychology*, **75**(2), 336-343.
Ishii, H., Welch, G. W., Jacobson, A., Goto, M., Okazaki, K., Yamamoto, T., & Tsujii, S. (1999). The Japanese version of the Problem Area in Diabetes Scale: a clinical and research tool for the assessment of emotional functioning among diabetic patients. *Diabetes*, **48**(Suppl), A319.
金　外淑・坂野雄二（1996）．慢性疾患患者に対する認知行動的介入　心身医学, **36**(1), 28-32.
木村　穣（2007）．メタボリックシンドロームに対する具体的介入方法　Medicina, **44**(11), 2033-2035.
久保克彦（2004）．糖尿病教育入院へのグループ療法導入の試み　心理臨床学研究, **22**(4), 337-346.
日本糖尿病学会（編著）（2014）．糖尿病治療ガイド2014-2015　文光堂
Peyrot, M., & Rubin, R. R. (1994). Structure and correlates of diabetes-specific locus of control. *Diabetes Care*, **17**, 994-1001.
Prochaska, J. O., Norcross, J. C., & DiClemente, C. C. (1994). *Change for Good*. William Morrow & Co. 中村正和（訳）（2005）．チェンジング・フォー・グッド―ステージ変化理論で上手に行動を変える―法研
Rollnick, S., Mason, P., & Butler, C. (1999). *Health Behavior Change*. Harcourt Health Sciences.（社）地域医療振興協会公衆衛生委員会PMPC研究グループ（訳）（2001）．健康のための行動変容　保健医療従事者のためのガイド　法研
Ryan, R. M., & Deci, E. L. (2000). Self-determination theory and facilitation of intrinsic motivation, social development, and well-being. *American Psychologist*, **55**, 68-78.
巣黒慎太郎（2011）．糖尿病への認知行動療法　*Monthly Book Medical Rehabilitation*, **138**, 59-64.
巣黒慎太郎・椋本義子・兵頭幸子・馬殿　恵・細川吉弥・最所賢二・山本浩司・山田祐也・松澤佑次（2011）．糖尿病教育入院における集団認知行動療法的アプローチ―行動変容への準備性に応じた動機づけ介入効果の検討―　糖尿, **54**(Supplement1), S-133.
巣黒慎太郎（2013）．糖尿病セルフケアにおける認知行動療法とチーム医療　藤澤大介・鈴木伸一・巣黒慎太郎・新明一星・中島恵子・上田（能坂）淳子　第12回日本認知療法学会シンポジウム一般身体医療における認知行動療法とチーム医療　認知療法研究, **6**(2), 123-126.
巣黒慎太郎・椋本義子・塩見眞琴・高比康充・小幡佳也・馬殿　恵・最所賢二・丹羽祥子・山本浩司・山田祐也・松澤佑次（2014）．糖尿病代謝センターにおける心理職の連携の在り方：学会報告　第52回日本心身医学会近畿地方会演題抄録　心身医学, **54**(11), 1051.
鈴木伸一（2008）．チーム医療を基盤としたメンタルケアの展開　鈴木伸一（編）医療心理学の新展開　チーム医療に活かす心理学の最前線　北大路書房　pp.7-18.

◆ 第20章

馬場天信・木村　穣・佐藤　豪（2004）．減量を目的とした治療的介入に有効な心理的サポートのあり方　日本臨床スポーツ医学会誌, **12**, 207-214.
馬場天信・木村　穣・田嶋佐和子・佐藤　豪・中井吉英（2004）．チーム医療における心身医学の役割　肥満外来におけるチーム医療の効果，および減量効果からみた心理特性の差異　日本心療内科学会誌, **8**, 213-219.
馬場天信・佐藤　豪・木村　穣（2005）．肥満治療と心理的サポート　体育の科学, **55**, 222-226.
馬場天信・佐藤　豪・斎藤　瞳・木村　穣・中川明仁（2012）．肥満症患者の心理的特徴とチーム医療介入の実際　日本心身医学会誌, **52**, 937-944.
木村　穣（2009a）．保健指導のための認知行動療法　保健の科学, **51**, 606-610.
木村　穣（2009b）．保健指導における認知行動療法の具体的手順　臨床スポーツ医学, **26**, 447-451.
木村　穣（2011a）．高度肥満のチーム医療とは？　肥満と糖尿病, **10**, 674-676.
木村　穣（2011b）．肥満，糖尿病を有する患者のための認知行動療法　総合病院精神医学, **23**, 348-354.
齋藤　瞳・馬場天信・木村　穣ほか（2007）．肥満外来におけるチーム医療の効果の検討―心理特性と減

量効果との関係について— 肥満研究, **13**, 68-73.
Saito, H., Kimura, Y., Tashima, S. et al. (2009). Psychological factors that promote behavior modification by obesity patients. *BioPsychoSocial Med*, **3**, 9.
生活習慣病認知行動療法研究会 HP URL; http://www.kmuhsc.net/cbm/（2015年11月10日閲覧）
Sutin, A. R., Costa, P. T. Jr, Uda, M., Ferrucci, L., Schlessinger, D., Terracciano, A. (2010). Personality and obesity across the adult life span. *Age*, **32**, 513-519.
田嶋佐和子・馬場天信・有川愼子・木村　穣（2005）．栄養指導が守れない背景分析と食行動指導の工夫　臨床心理士を含めたチーム医療による栄養指導　*New Diet Therapy*, **2**, 38-42.

第21章

Ando, M., & Ando, S. (2007). A combined approach of individual psychological counseling with psychological group work for patients with diabetes mellitus. 心身医, **47**, 273-282.
Fegrana, L., Hallb, E. O. C., Uhrenfeldtb, L., Aagaardb, H., & Ludvigsen, M. S. (2014). Adolescents' and young adults' transition experiences when transferring from paediatric to adult care: A qualitative metasynthesis. *International Journal of Nursing Studies*, **51**, 123-135.
Furukawa, T. A. et al. (2008). The performance of the Japanese version of the K6 and K10 in the World Mental Health Survey Japan. *International Journal of Methods in Psychiatric Research*, **17**, 152-158.
Gill, P., & Lowes, L. (2014). Renal transplant failure and disenfranchised grief: Participants' experiences in the first year post-graft failure–a qualitative longitudinal study–. *International Journal of Nursing Studies*, **51**, 1271-1280.
春木繁一（2010）．サイコネフロロジーの臨床—透析患者のこころを受けとめる・支える—　メディカ出版
久田　満（2009）．「同意」から「合意」，そして「協働」へ　日本小児循環器学会雑誌, **25**, 590-593.
本多雅亮・佐伯博子・中原葉子・有元克彦・重井文博（2012）．血液浄化療法センターにおける臨床心理士の活動報告—1年を振り返って—　中国腎不全研究会誌, **21**, 185-186.
堀川直史（2014）．腎不全の課題：地域として行うサイコネフロロジー　腎と透析, **76**(増刊), 456-458.
堀川直史・西村勝治・松村　治・松倉泰世（2012）．データからみる透析患者さんの不眠について　腎不全を生きる, **46**, 13-23.
稲田　扇（2010）．2型糖尿病の医療経済—医療費とQOL—　日本女性科学者の会学術誌, **11**, 51-56.
井上幸紀・岩崎進一・引地克仁・中尾剛久・出口裕彦・室矢正代・小林由実・切池信夫（2010）．総合病院における精神科医—その立場や役割の多様性—　総合病院精神医学, **22**, 14-9.
一般社団法人日本臨床心理士会第2期後期医療保健領域委員会（2014）．2014年度医療保健領域に関わる会員を対象としたウェブ調査（2013年度状況）結果報告書　一般社団法人日本臨床心理士会
Janssen, D. J. A., Spruit, M. A., Schols, J. M. G. A., van der Sande, F. M., Frenken L. A., & Wouters, E. F. M. (2013). Insight into advance care planning for patients on dialysis. *Journal of Pain and Symptom Management*, **45**, 104-113.
腎疾患対策委員会（2008）．今後の腎疾患対策のあり方について　厚生労働省
「緩和医療に携わる医療従事者の育成と技術向上に関する研究」班（2014）．がん医療で心理士と一緒に働く医療者へ（がん医療で働く心理士へ）　http://jpos-society.org/ activities/jpos_for_oncology.pdf （2014年12月31日閲覧）
窪田由紀（2009）．臨床実践としてのコミュニティ・アプローチ　金剛出版
黒川　清（監修）秋澤忠男・斎藤　明・秋葉　隆・福原俊一（編集）（2013）．DOPPS-透析臨床にもたらしたimpact　日本メディカルセンター
加澤佳奈・中村菜々子・森山美知子（2013）．透析療法選択支援ツールの作成　第16回日本腎不全看護学会学術集会　JO089.
Lopes, A. A., Albert, J. M., Young, E. W., Satayathum, S., Pisoni, R. L., & Andreucci, V. E. (2004). Screening for depression in hemodialysis patients: Associations with diagnosis, treatment, and outcomes in the DOPPS. *Kidney International*, **66**, 2047-2053.
Lieber, S. R., Helcer, J., & Shemesh, E. (2014). Monitoring drug adherence. *Transplantation Reviews*, in

press.
槇野博史（2009）．糖尿病の血管合併症とトータルケア―早期診断，そして予防へ（2）糖尿病性腎症― 日本内科学会雑誌，**98**, 2216-2222.
Murray, M. A., Brunier, G., Chung, J. O., Craig, L. A., Mills, C., Thomas, A., & Stacey, D. (2009). A systematic review of factors influencing decision-making in adults living with chronic kidney disease. *Patient Education and Counseling*, **76**, 149-158.
Nakamura-Taira, N., Muranaka, Y., Miwa, M., Kin, S., & Hirai, K. (2013). Views of Japanese patients on the advantages and disadvantages of hemodialysis and peritoneal dialysis. *International Urology and Nephrology*, **45**, 1145-1158.
中村菜々子（2009）．透析療法の恩恵と負担：心理学の立場から　中国腎不全研究会誌，**18**, 1-2.
中村菜々子（2014）．腎疾患・透析患者へのCBT　第14回日本認知療法学会・第18回日本摂食障害学会学術集会合同学会プログラム・抄録集，71.
中村菜々子・加澤佳奈（2014）．腎代替療法の意思決定に役立つ教材の開発と評価：患者の生活や価値観を整理するワークシートの作成　日本心理学会第78回大会発表論文集，1243.
中村菜々子・多木純子（2015）．内科診療所での糖尿病腎症患者に対する行動医学チーム医療に臨床心理士を加える試み　行動医学研究，**21**, 31-88.
中村菜々子・三輪雅子・平井啓・谷向仁・佐々木淳・五十嵐友里・堀川直史（2014）．医療従事者が人工透析患者の心理的ケアにおいて必要なスキルのニーズ調査　第9回生活習慣病認知行動療法研究会プログラム・抄録集，14.
日本サイコネフロロジー研究会　http://www.jspn-ndt.com（2015年11月20日閲覧）
日本透析医学会血液透析療法ガイドライン作成ワーキンググループ　透析非導入と継続中止を検討するサブグループ（2014）．維持血液透析の開始と継続に関する意思決定プロセスについての提言　日本透析医学会誌，**47**, 269-285.
NPO法人腎臓サポート協会「そろそろ透析が必要です」といわれたら　http://www.kidneydirections.ne.jp/sheet/index.html（2014年12月31日閲覧）
埼玉サイコネフロロジー研究会　http://www.saitama-med.ac.jp/kawagoe/04departments/dep09psy/file/saitamasaikonefuroroji.pdf（2014年12月31日閲覧）
Schoenthaler, A., Chaplin, W. F., Allegrante, J. P., Fernandez, S., Diaz-Gloster, M., Tobin, J. N., & Ogedegbe, G. (2009). Provider communication effects medication adherence in hypertensive African Americans. *Patient Education and Counseling*, **75**, 185-191.
Traino, H. M. (2014). Communication self-efficacy, perceived conversational difficulty, and renal patients' discussions about transplantation. *Patient Education and Counseling*, **94**, 180-186.

◆ 第22章

阿部順子（2010）．高次脳機能障害　総合リハビリテーション，**38**(8)，723-728.
Alderman, N., & Burgess, P. W. (1990). 認知と行動の統合：脳損傷リハビリテーションの実用的アプローチ　*Cognitive rehabilitation in perspective.* London, Bristol: Taylor & Francis.（清水　一・千島　亮・原　寛美・宮森孝史・綿森淑子（訳）（1998）．認知障害のリハビリテーション　医歯薬出版　pp.238-265.）
Baddeley, A. D. & Wilson, B. A. (1994). When implicit learning fails: Amnesia and the problem of error elimination. *Neuropsychologia*, **32**, 53-68.
Chapman, S. B. (2007). Neurocognitive stall: A paradox in long term recovery from pediatric brain injury. *Brain Injury Professional*, **3**(4), 10-13.
橋本優花里・近藤武夫・柴崎光世（2001）．認知障害とリハビリテーション－認知リハビリテーションのコンピュータ活用研究の方向と将来性－　心理学評論，**44**(2)，233-246.
国立身体障害者リハビリテーションセンター（2003）．高次脳機能障害支援モデル事業中間報告
栗原まな（2011）．「後天性高次脳機能障害」への対応に応用できる「発達障害」対応プログラム　写真と症例でわかる小児の高次脳機能障害リハビリテーション実践ガイドブック　診断と治療社　pp.41-57.
中島恵子（監訳）（2010）．子どもたちの高次脳機能障害―理解と対応―　三輪書店　（the Ontario Brain

Injury Association (2003). *Educating Educators About ABI : Resource Binder.*)
中島八十一 (2006). 高次脳機能障害の現状と診断基準　中島八十一・寺島　彰（編）高次脳機能障害ハンドブック　医学書院　pp.1-20.
澤田　梢・丸石正治・鈴木伸一 (2007). 脳外傷後の記憶障害に対する補償行動に影響を及ぼす認知的要因の検討　日本行動療法学会第33回大会発表論文集　400-401.
澤田　梢・橋本優花里・近藤啓太・丸石正治 (2010). 高次脳機能障害者の就労と神経心理学的検査成績との関係―判別分析を用いた検討―　高次脳機能研究, **30**(3), 439-447.
白山靖彦 (2010). 高次脳機能障害者家族の介護負担　高次脳機能障害者に対する医療・福祉連携モデルに関する研究　風間書房　pp.167-184.

◆ 第23章

Gwendoline, M., Sharon, I., Omar, K., Bobby, D., Adriana, C. D., Anika, A., William, D., Jerald, Z., Tamika, W. D., Eve, S., & Robert, Q. (2014). Fibromyalgia: Can online cognitive behavioral therapy help? *The Ochsner Journal,* **14**, 343-349.
金　外淑 (2013). リウマチ患者の心理的支援―心理的支援につなげる心理アセスメントシートを用いて―　臨床看護, **39**, 1974-1978.
金　外淑・松野俊夫・村上正人 (2014). 大人の"困った痛み"の心理学的検討　心身医学, **54**, 407-413.
金　外淑・村上正人・松野俊夫 (2015). 臨床心理の視点から―こころの痛みから始まる身体の痛み―　日本心療内科学会誌, **19**, 105-109.
Murakami, M., & Kim, W. (2013). Somatization and psychosomatic symptoms. In B. K. Kyung (Ed.), *Psychosomatic aspects of fibromyalgia.* New York: Springer Science. pp.165-174.
村上正人・松野俊夫・金　外淑・三浦勝浩 (2010). 線維筋痛症と否定的感情　心身医学, **50**, 1157-1163.
村上正人・金　外淑・松野俊夫・持丸純一郎 (2013). 線維筋痛症の心理社会的ストレス　関節外科, **32**, 32-38.
村上正人・金　外淑・松野俊夫・小池一喜・三浦勝浩・丸岡秀一郎・江花昭一 (2013). 線維筋痛症と精神疾患の comorbidity について　心身医学, **54**, 407-413.
Nielson, J. R., Walker, C., & Maccain, G. A. (1992). Cognitive behavioral treatment of fibromyalgia syndrome: Preliminary findings. *Journal of Rheumatology,* **19**, 98-103.
日本線維筋痛症学会 (2013). 線維筋痛症診療ガイドライン　日本医事新報　pp.1-11.
Thieme, K., Gromnica-Ihle, E., & Flor, H. (2003). Operant behavioral treatment of fibromyalgia: A controlled study. *Arthritis Rheumatology,* **49**, 314-320.
Thieme, K., Spies, C., Sinha, P., Turk, D. C., & Flor, H. (2005). Predictors of pain behaviors in fibromyalgia syndrome. *Arthritis Rheumatology,* **53**, 343-350.

索引

●あ
ICD → 植え込み型除細動器
ICU 207
愛着 40, 41, 43, 45, 181
Acceptance & Commitment Therapy（ACT） 229
アタッチメント → 愛着
アドヒアランス 3, 11, 193, 194, 202
アナムネーゼ 68

●い
医教連携 200
意識障害 23, 25, 57, 139
意思決定 2, 4, 14, 54-56-60, 62, 86, 104-106, 250, 251
意思決定支援 105
移植コーディネーター 60
遺族 13, 153-167, 174, 284
インフォームド・コンセント 2, 14, 15, 34, 106

●う
植え込み型除細動器 203, 207
うつ病 4, 7, 9, 23, 25, 79, 154, 156, 157, 161, 162, 202-204, 211, 213, 217, 250

●え
STAI 254
円環モデル 94
エンパワーメント 217, 222

●お
親子関係 43, 93, 136, 181

●か
介護保険 24, 25, 82, 83
外傷後成長 111, 131
回想法 145
化学療法 20, 105, 114, 148, 168, 169, 176
家族機能 44, 90-92, 94, 96, 125, 150, 193, 219
家族支援 39, 41, 48, 49, 120, 210, 271, 280
家族システム論 92
がん（悪性腫瘍） 18-29, 55, 82, 100-143, 153-167, 284, 287
がん患者を親に持つ子どものサポートプログラム（CLIMB®） 133, 138
がん情報サービス 103
がん対策基本法 5, 26
がん対策推進基本計画 26, 111, 168, 178
緩和ケアチーム 26, 27, 142, 148, 149

●き
QOL 2, 3, 52, 60, 78, 79, 85, 129, 148, 150, 171, 175, 177, 204, 208, 215, 220
急性疾患 3, 22, 41
協働ケア（collaborative care） 204
禁煙外来 107, 108

●く
CLIMB® → がん患者を親に持つ子どものサポートプログラム
クリニカルパス 27

●け
ケースマネジメント 27
血糖コントロール 31, 221

309

索 引

●こ
高額療養費制度　82
高血圧　22, 30, 31, 33, 55, 90, 154, 202, 239
高次脳機能障害　171, 257-271
公的制度　80, 81, 85
行動活性化療法　147, 148
行動変容ステージモデル　109
コンサルテーション　28, 29, 66-77, 81, 200, 204-210, 222, 287

●し
CCU　205, 209
自己効力感　34, 37, 49, 108, 175, 222, 226, 235, 237, 238, 240, 241, 254, 261, 262
自殺　41, 103, 154, 164, 172, 215
脂質異常症　30, 31
死別　155, 156, 173
社会的リソース　78-89
終末期ケア　142, 173, 210
障害年金　82
小児がん　43, 45, 47, 49, 111, 168-178, 193, 195
神経心理学的検査　259, 260, 261, 266
人工透析　244, 245, 250
心臓リハビリテーション　211-220
身体障害者手帳　84
心理教育　216, 229, 271, 273, 274, 276, 277-282

●す
スピリチュアルペイン　136, 144

●せ
生活習慣病　30, 222, 234, 240, 243
生活保護　82
精神科リエゾンチーム加算　66, 206
精神的健康度（K6）　247
生命予後　2, 3, 40, 41, 43, 52, 202-204
セルフケア行動　11, 221-223, 225, 227, 229-231
セルフコントロール　207, 221, 274, 277-279, 281-283
セルフ・ヘルプ・グループ　84
セルフモニタリング　11, 36, 37, 207, 232, 236, 237
全人的医療　3, 4, 5, 286
漸進的筋弛緩法　103
先天性疾患　39, 40, 41, 43, 48
せん妄　9, 13, 20, 23, 25, 79, 86, 156, 159, 165, 206, 249

●そ
臓器移植　2, 52-63, 203, 284
ソーシャルワーカー　13, 40, 45, 48, 49, 81, 87, 88, 109, 132, 177
ソーシャルスキルトレーニング　173

●た
Type D　218
多職種連携　49, 78, 87, 88
段階的（stepped care）モデル　204

●ち
チーム医療　4, 5, 9,10, 13, 15, 16, 33, 34, 38, 90, 93, 95, 176, 177, 222, 230, 232, 239-243, 247, 250, 255, 287
チャイルド・ライフ・スペシャリスト　132, 177

●つ
つらさと支障の寒暖計　104

●て
ディグニティセラピー　144, 145, 150
ディストラクション　169
TEG　236, 238

310

●と
透析　56-58, 193, 244-256, 284
糖尿病　3, 30, 31, 33, 43, 47, 55, 82, 90, 193, 194, 196, 202, 221-233, 245, 253-255
糖尿病療養指導　221, 233
動脈硬化　30, 31, 221
トークンエコノミー条件　264
ドナー　52-63, 245, 287
トラウマ　39, 42, 49, 132, 172

●な
NICE　14, 204

●に
認知行動療法　4, 5, 10, 15, 89, 147, 172, 175, 222, 226, 237, 239-242, 250, 272, 277-282
認知再構成法　207, 281
認知の歪み　234-237, 241, 242
認知リハビリテーション　173, 259-271

●ね
NEO-PI-R　236

●は
晩期合併症　44, 46-48, 50, 171, 193

●ひ
ピア・サポート　84
PHQ-9　208, 209, 215
BMI　32, 224
PTG　→　外傷後成長
悲嘆　153, 156, 160

●ふ
夫婦関係　93, 279
フェイディング　269, 270
復学　111, 177, 192-200, 260, 264, 267
復学支援　198, 266
復職　21, 111, 213, 214, 220, 246

服薬管理　214, 261
プレパレーション　169
プロンプト　11, 269

●へ
PAID　222, 224
ヘルスビリーフモデル理論　34

●ほ
包括的アセスメント　9, 10, 13, 113, 115, 118
放射線治療　2, 20, 168
訪問看護　24, 81, 88, 89
訪問診療　81
Hope Tree　134
補助人工心臓　203
Post Traumatic Growth　→　外傷後成長
Hospital Anxiety and Depression Scale (HADS)　103

●ま
マインドフルネス　229
マクマスター・モデル　94
慢性疾患　3, 5, 10, 16, 22, 43, 46, 47, 90, 142, 179, 192-200, 204, 221, 227
慢性疼痛　272

●め
メタボリックシンドローム　30, 31, 32, 33, 222, 223

●も
問題解決療法　175

●よ
予期性嘔吐　169

●ら
ライフステージ　112, 192

索 引

● り

リエゾン　45, 66-77, 89, 132, 204-209, 223, 231, 249, 255
リスクマネジメント　3, 6
リバウンド　11, 34, 234, 241, 242
リラクセーション　13, 24, 89, 103, 169, 207, 266

● れ

レシピエント　52-63, 245
レスポンスコスト法　263, 264

◆執筆者一覧（＊は編者）

鈴木　伸一＊	早稲田大学人間科学学術院	第1章，第24章	
小川　朝生	国立がん研究センター東病院精神腫瘍科	第2章	
木村　穣	関西医科大学健康科学センター	第3章，第20章	
小澤　美和	聖路加国際病院小児総合医療センター	第4章，第11章	
西村　勝治	東京女子医科大学神経精神科	第5章	
筒井　順子	東京女子医科大学病院神経精神科	第6章	
上田　淳子	国立がん研究センター東病院	第7章	
佐伯　俊成	市立三次中央病院緩和ケア内科	第8章	
堂谷　知香子	国立がん研究センター中央病院	第9章	
古賀　晴美	千葉県がんセンター精神腫瘍科	第10章	
久野　美智子	聖路加国際病院こども医療支援室	第11章2節	
五十嵐　友里	埼玉医科大学総合医療センターメンタルクリニック	第12章	
石田　真弓	埼玉医科大学国際医療センター精神腫瘍科	第13章	
大西　秀樹	埼玉医科大学国際医療センター精神腫瘍科	第13章	
尾形　明子	広島大学大学院教育学研究科	第14章	
藤原　彩	広島大学病院小児科	第15章	
武井　優子	宮崎大学医学部付属病院小児科	第16章	
小林　清香	国立精神・神経医療研究センター精神保健研究所	第17章	
長谷川　恵美子	聖学院大学人間福祉学部	第18章	
巣黒　慎太郎	住友病院臨床心理科	第19章	
中村　菜々子	兵庫教育大学発達心理臨床研究センター	第21章	
澤田　梢	広島県立障害者リハビリテーションセンター	第22章	
金　外淑	兵庫県立大学看護学部心理学系	第23章	

◆編者紹介

鈴木　伸一（すずき　しんいち）

東京に生まれる
2000 年　早稲田大学大学院人間科学研究科博士後期課程修了
2000 年　岡山県立大学保健福祉学部　専任講師
2003 年　広島大学大学院心理臨床教育研究センター　准教授
現　在　早稲田大学人間科学学術院　教授　博士（人間科学）

専門領域：臨床心理学（認知行動療法），医療心理学，行動医学
　これまで，東京女子医科大学，綾瀬駅前診療所心療内科，広島大学病院，赤坂クリニックなどにおいて，チーム医療におけるメンタルケアを実践。最近は，がんや心疾患をはじめとする重症身体疾患患者のメンタルケアシステムの構築や，医療現場で働くリエゾン心理師の養成などに積極的に取り組んでいる。

＜主著・論文＞
『レベルアップしたい実践家のための事例で学ぶ認知行動療法テクニックガイド』（共著）北大路書房　2013 年
『行動活性化療法』（共監訳）日本評論社　2011 年
『医療心理学の新展開』（編著）北大路書房　2008 年
『実践家のための認知行動療法テクニックガイド』（編著）北大路書房　2005 年
『慢性うつ病の精神療法』（共監訳）医学書院　2005 年
『学校，職場，地域におけるストレスマネジメント実践マニュアル』（共編著）北大路書房　2004 年

からだの病気のこころのケア
―― チーム医療に活かす心理職の専門性 ――

2016年3月20日　初版第1刷印刷　　定価はカバーに表示
2016年3月30日　初版第1刷発行　　してあります。

編著者　鈴　木　伸　一
発行所　（株）北大路書房
〒 603-8303　京都市北区紫野十二坊町 12-8
電　話　（075）431-0361（代）
Ｆ Ａ Ｘ　（075）431-9393
振　替　01050-4-2083

©2016　　　　印刷／製本　モリモト印刷（株）
検印省略　落丁・乱丁はお取り替えいたします。
　　　　　ISBN978-4-7628-2931-4　Printed in Japan

・ JCOPY 〈(社)出版者著作権管理機構　委託出版物〉
本書の無断複写は著作権法上での例外を除き禁じられています。
複写される場合は，そのつど事前に，(社)出版者著作権管理機構
（電話 03-3513-6969, FAX03-3513-6979, e-mail info@jcopy.or.jp）
の許諾を得てください。